医院统计与 DRG 应用

刘新奎/主编

河南科学技术出版社

·郑州·

图书在版编目（CIP）数据

医院统计与 DRG 应用／刘新奎主编．—郑州：河南科学技术出版社，2020.9
ISBN 978-7-5725-0172-2

Ⅰ.①医…　Ⅱ.①刘…　Ⅲ.①医学统计 ②医疗费用-支付方式-研究
Ⅳ.①R195.1 ②R197.1

中国版本图书馆 CIP 数据核字（2020）第 184698 号

出版发行：河南科学技术出版社
　　　　　地址：郑州市郑东新区祥盛街 27 号　　邮编：450016
　　　　　电话：（0371）65737028　65788629
　　　　　网址：www.hnstp.cn
责任编辑：任燕利
责任校对：董静云
封面设计：中文天地
责任印制：朱　飞
印　　刷：河南博雅彩印有限公司
经　　销：全国新华书店
开　　本：787 mm×1 092 mm　1/16　印张：18　字数：340 千字
版　　次：2020 年 9 月第 1 版　　2020 年 9 月第 1 次印刷
定　　价：68.00 元

如发现印、装质量问题，影响阅读，请与出版社联系并调换。

《医院统计与DRG应用》
编 委 会

主　编　刘新奎
副主编　杨林朋　王　琳
编　委　李建华　王春杰　刘福荣　吴梦凡
　　　　赵　敏　宁传英

前 言

PREFACE

2019 年，国务院办公厅、国家卫生健康委员会陆续下发《关于加强三级公立医院绩效考核工作的意见》《关于加强二级公立医院绩效考核工作的通知》，我国二级以上公立医院绩效考核工作全面启动。同时，随着国家医保局《关于印发疾病诊断相关分组（DRG）付费国家试点技术规范和分组方案的通知》下发，医保支付改革也逐渐深入。全国 3 万余家医疗机构将面临绩效考核和医保支付改革，绩效考核如何上报、DRG 医保支付改革如何开展、病案首页数据质量如何提高等，这些问题摆在全国各级医疗机构面前。医院统计部门和病案部门是组织实施绩效考核、DRG 支付改革的重要部门，医院管理人员尤其是医院统计、病案、医务、医保、质控、财务及其他临床医务人员急需一本系统介绍医院统计、DRG 应用、疾病分类、病案首页数据质控等方面知识的实用型专著。

本书结合当前国家政策性热点问题展开，主要分为三篇，共十章内容：上篇包含绪论、医院统计工作程序及指标、医院统计常用的分析方法、统计报表制度和统计报表等四章内容，主要介绍医院统计的基本情况、基本方法和基本制度，突出解决医院统计工作者常见问题；中篇包含 DRG 概述、DRG 在医疗服务绩效评价中的应用、DRG 在医疗保险管理中的应用等三章内容，主要介绍 DRG 的基本概念、绩效应用、医保应用，此部分加入最新的国内外动态和案例分析，供各级医院在运用过程中参考，具有很强的实用性和针对性；下篇包含国际疾病分类介绍、手术操作分类介绍、病案首页数据采集与质量控制等三章内容，主要介绍国际疾病分类（ICD）-11 的国内外最新进展、我国 ICD 发展历史和疾病及手术操作各部分内容，病案首页数据采集与质量控制章节增加河南省病案首页质控情况分析，有一定实践性，可供国内同行借鉴。本书中的三篇内容环环相扣，互相依托。医院统计与 DRG 应用的数据主要来自病案，尤其是病案首页，在医院统计和 DRG 的开展中，病案首页是其制作统计报表的基础条件，是 DRG 应用实施的数据来源，病案首页资料是否准确、真实、完整等，对于医院统计工作和 DRG 分组有直接的影响。因此，确保病案首页质量是提高医院统计工作质量和 DRG 应用的关键因素。本书附录部分以统计报表为主，包括医疗卫生机构年报表、三级公立医院绩效考核表、二级公立医院绩效考核表、卫健统 1-8 表（医疗服务月报）、卫健统 2-1 表（卫生人力）、卫健统 3 表（医用设备）、河南省三级医院"十大指标"运行月报表等，供医院统计工作者参考。

参加本书编写人员在医院统计、DRG 支付改革、病案首页数据质控等方面均有着丰富的理论和实践经验，他们将理论和实践相结合，在书中贡献了相关研究的第一手经验与实践案例，这对于读者尤其是二级以上医院应用实践有着莫大的裨益，也是本书区别于其他相关书籍的特点。

本书是在多年理论、实践创新的基础上编写而成的，凝集了编者大量的心血和经验。但由于编者水平有限，书中如有不足之处，恳请读者提出宝贵意见，以便再版时修订，使之臻于完善！

编者

2020 年 3 月 24 日

目 录

CONTENTS

上篇

第一章 绪论 ································· (1)

第一节 统计学与医院统计学 ················· (1)

第二节 医院统计学概况 ····················· (3)

第三节 医院统计的基本任务和职能 ··········· (6)

第四节 医院统计工作的制度和特点 ··········· (8)

第五节 医院统计、病案首页及DRG ············ (10)

第二章 医院统计工作程序及指标 ··············· (14)

第一节 统计设计与统计调查 ················· (14)

第二节 统计整理与统计分析 ················· (17)

第三节 医院常用统计指标 ··················· (19)

第四节 医院常用统计指标的计算公式 ········· (27)

第三章 医院统计常用的分析方法 ··············· (30)

第一节 基本概念 ··························· (30)

第二节 相对指标 ··························· (32)

第三节 平均指标 ··························· (38)

第四节 动态数列 ··························· (40)

第五节 统计指数 ··························· (45)

第六节 差异性检验统计分析 ················· (50)

第七节 直线相关分析 ······················· (58)

第八节 一元线性回归分析 ··················· (61)

　　第九节　统计估算和预测 ·· (64)

第四章　统计报表制度和统计报表 ·· (71)
　　第一节　统计报表制度 ·· (71)
　　第二节　统计报表 ··· (74)
　　第三节　现行卫生统计报表制度 ·· (74)
　　第四节　常见的医院统计报表 ·· (77)

中篇

第五章　DRG 概述 ··· (82)
　　第一节　DRG 简介 ·· (82)
　　第二节　DRG 分组原理 ··· (90)
　　第三节　我国 DRG 分组器 ··· (97)

第六章　DRG 在医疗服务绩效评价中的应用 ······································ (103)
　　第一节　医疗服务绩效评价的特点 ·· (103)
　　第二节　基于 DRG 评价医疗服务绩效的常用指标 ························· (107)
　　第三节　基于 DRG 进行医疗服务绩效评价的应用举例 ··················· (118)
　　第四节　应用 DRG 评估医疗服务绩效的展望 ······························· (122)

第七章　DRG 在医疗保险管理的应用 ·· (127)
　　第一节　医疗保险支付方式 ··· (128)
　　第二节　DRG 预定额支付制度 ·· (136)
　　第三节　DRG 在医疗保险管理中的应用 ·· (143)
　　第四节　应用 DRG 进行医疗保险管理的展望 ································ (152)

下篇

第八章　国际疾病分类介绍 ··· (157)
　　第一节　国际疾病分类概述 ··· (157)
　　第二节　国际疾病分类在中国的发展与应用 ··································· (161)
　　第三节　国际疾病分类各章的指导内容 ·· (163)
　　第四节　国际疾病分类常见问题 ··· (187)

第九章 手术操作分类介绍 ·· (190)

第一节 手术操作概述 ·· (190)

第二节 我国手术操作分类的发展史 ·························· (191)

第三节 手术操作分类 ICD-9-CM-3 基础知识 ·················· (192)

第四节 ICD-9-CM-3 各章的指导内容 ························ (194)

第五节 手术操作编码有关的其他问题 ······················ (210)

第十章 病案首页数据采集与质量控制 ·························· (213)

第一节 病案首页数据采集 ···································· (213)

第二节 病案首页质量控制 ···································· (217)

第三节 《住院病案首页数据填写质量规范（暂行）》内容及解读 ····· (227)

附 河南省病案首页质控情况分析 ·························· (232)

附表 ·· (241)

附表1 医疗卫生机构年报表 ································ (241)

附表2 三级公立医院绩效考核表 ·························· (253)

附表3 二级公立医院绩效考核表 ·························· (261)

附表4 卫健统1-8表（医疗服务月报） ···················· (265)

附表5 卫健统2-1表（卫生人力） ························ (269)

附表6 卫健统3表（医用设备） ·························· (270)

附表7 河南省三级医院"十大指标"运行月报表 ············ (271)

第一章
绪　论

随着社会的发展和经济全球化程度的不断提高，信息化正在不断地深入我们的日常生活当中。一个医院是否可以生存，很大程度上取决于管理者的决策，以及管理者抓取信息的能力。而管理者想要做出正确的决策，必须依赖于有关部门对信息的收集，良好的信息收集系统，对管理者做出正确的决定至关重要。经过对相关信息的仔细研究和调研，管理者可以根据情况来改善医院的管理方式，改进医院的经营规划，提高医院的抗风险能力。近几年，我国医疗卫生体系在不断地进行尝试性改革，随着改革的进一步深化，医院的统计信息越来越得到社会的重视和认可。这种统计信息具有信息反馈和监督、预测等多项功能，在具体的医疗实践中发挥了巨大的作用。因此，医院的统计工作是否完善和健全，与医院的发展前途和市场竞争力有着紧密的联系。在现代化市场经济条件下，医院必须提高对统计工作的认识，依靠信息化增强自身的竞争力。

第一节　统计学与医院统计学

统计学是运用概率论和数理统计的原理、方法，研究数字资料的收集、整理、分析、推断，从而掌握事物的客观规律的一门学科。它是一门方法论的学科，是认识社会和自然现象数量特征的重要工具。正确的统计分析能够帮助人们正确认识客观事物的规律性，做到胸中有数，有的放矢地开展工作，提高工作质量。统计学也是处理数据中变异和不确定性的一门科学和艺术，它透过具有偶然性的现象来探知和揭示那些令人困惑的医学问题的规律性，对不确定性的数据做出科学推断。因此，统计学是认识客观世界和人类社会的重要手段和强大工具。但毋庸置疑，现实中布满陷阱，因此在学习和运用统计学时应该十分谨慎小心，否则结论可能是误导性的。

从统计学的产生和发展过程来看，其大致可以分为古典统计学、近代统计学和现代统计学三个时期。统计学在西方国家比较发达，旧中国的统计学十分落后，为数不多的统计学者也主要受英美数理统计学派的影响。新中国成立后，我国输入了苏联的社会经济统计学，并基本上照搬了他们的一套组织体制，在先前高度集中的计划经济体制下发挥了重要作用，取得了很大成绩。但由于受苏联 1954 年统计科学会议的影响，我国统计学的发展缺乏生机，进步迟缓。进入 20 世纪 80 年代之后，随着中国由原先的高度集中的计划经济体制向社会主义市场经济体制转轨，我国统计学也进入了全面改革的现代化新时代。统计科学工作者总结我国丰富的历史经验，同时努力兼收并蓄世界各国统计科学发展的先进成果，努力建设了一门既符合世界统计科学总趋势，又服务于中国特色社会主义建设事业的现代统计学。马克思指出：一种科学只有当它达到了能够成功地运用数学时，才算真正发展了。

医院统计是统计学在医院统计工作中的具体运用，它是卫生统计的重要组成部分。其主要工作是围绕着一系列相互联系的统计指标构成的整体开展信息管理，这个指标体系说明和研究了医院医疗活动的各个方面及全过程。完整的医疗统计指标反映了医院总体医疗水平，对加强医院管理、促进医疗质量的提高有着重要意义。

医院统计是科学管理医院的一项重要基础工作。它是为指导工作实践、改进医院管理服务的。在医院宏观调控和监督体系中，医院统计具有非常重要的地位和作用，它可为医院管理者制订工作计划、合理分配和利用医疗资源、分析和评价医疗服务质量及效益、深入开展医院教学和科研工作提供统计依据，并起到信息服务、咨询和监督的作用。长期的工作实践证明：医院只有依靠统计手段，才能真正实现管理的科学化与定量化。

随着我国医疗制度改革的不断深入，医院管理模式正在从传统的粗放型向科学化、精细化管理转变，医院对统计的需求也发生了深刻的改变。随着统计信息管理理论的不断发展，医院统计工作已经贯穿整个医院管理的全流程、全环节，大数据时代的医院统计工作要为医院提供更多有价值的信息。医院各级管理者对统计信息的需求越来越迫切，并且统计需求的指标和标准都大幅度提升。要加快创建高效、便捷、全面、准确的医院统计服务体系，实现将数据转化为信息、将信息提炼为知识的医院统计服务新模式。

改革开放给统计工作带来了机遇和活力，医院的统计工作由封闭型转向开放型，并由单一的统计职能逐步发展成统计与管理相结合的综合职能，统计的内容和服务范围有了很大的拓展和延伸，统计工作在医院管理工作中的地位更为重要，作用更加突出。医院的改革与发展离不开统计信息。21 世纪，统计信息将伴随医院前进的步伐，在医院管理中发挥更为重要的作用。

第二节　医院统计学概况

一、国外研究现状

目前欧美发达国家信息化的发展十分健全，医院能否建立一个相对独立、科学、先进的信息系统，进行科学的管理，已经成为一个十分重要的分水岭，只有建立了高效的统计系统，才能使这个医院具有良好的未来。20 世纪 60 年代初期，医院统计信息管理最早起源于美国，美国统计学家约翰·琼斯在《统计学》中归纳了统计学在社会管理中的作用，创新性地提出了医院进行信息统计的理念；美国管理学家梅森在《医院公共管理》中首次提出了医院信息统计管理的概念。自此以后，世界关于医院信息统计的研究越来越多。英国的托瓦斯在《医院信息统计进程》里总结了世界医院特别是英国医院的信息统计总体发展的进程，总结了英国医院信息统计的特点；美国的 Karl E. Siegers 在《软件需求》一书里阐述了医院信息统计系统软件设计的需求；德国的 Astrid. van Ginhouse 在其文章《德国医院管理与信息统计》中总结了德国医院管理的特点与德国医院信息统计的现状并预计了其未来的发展趋势。60 年代后期，美国开发的医院统计信息系统已包含了病人的详细信息，在此基础上，医院已经初步完善了病人的病案管理。可是由于在这个阶段中，信息系统的功能不健全，医疗服务还是以护理和收费为主。直到 20 世纪 70~80 年代，医院开始研发能够借助在线数据通信技术的比较完备的统计信息体系，在医疗事业上是一个较大的突破。这个时候，一个医院已经拥有一个基本完整的信息管理系统，可以延伸到各个方面信息的管理上。比如在门诊，我们可以运用这个系统来进行挂号管理等。当然，除此之外，我们还可以进行医疗信息的管理，可以充分考虑医院所需要的各个方面，尽可能满足医院所要求的各项内容，加强医院的行政管理能力。与此同时，在世界范围内，关于很多普通的或疑难的疾病，病历信息系统也建成了，尽管这个系统还不是很完善，但是也给了我们一个相对比较合理的信息统计标准。例如，临床上的某些信息表达，我们可以从一个规定的编码中得到，这是有科学依据的。大概从 20 世纪 90 年代开始，到目前为止，有关医院管理方面的系统开发方向发生了重大变化，出现了电子病历系统，由此开始了医院信息化建设的步伐。通过计算机的辅助决策功能，能够直接对系统的应用效率做出判断。这个时期美国多数医院统计信息管理开始走向高效化与规模化，同时通过在其他医院的联网实践，成功地建立了集系统化和网络化等特点于一体的全面的开发路线，而且还使病人的病案信息管理体系得到了改善和健全。医院的网络化管理已经实现了由院内向院际的转变，而不仅仅是局限在院内的发展，这样医院就可以成功地开展远程医疗卫生服务。当前，在英、法、意、德等西方国家，在网络的帮助下，医院已经实现了资源共享。

二、国内研究现状

20 世纪 70~80 年代，上海的一家肿瘤医院就已经开始了信息化的建设，是最开始使用计算机进行相关管理的医院。该医院运用计算机来进行日常的管理运行，主要进行资料的查询及一些简单的计算等。虽然那个时候系统还十分简单，但是也对医院的发展起了很重要的作用。1986 年国家颁发了关于医院管理办法的任务委托书，并且建立了覆盖全国的医院计算机应用小组。委托书中提出大力支持医院构建统计信息管理系统，呼吁全国医院加大对统计信息管理的重视。在这个时期研制出的系统主要以 DOS 为主，因为是单机操作，容易造成系统中数据库存量大，加上系统兼容性能较差，导致数据无法流通等问题频发。20 世纪 90 年代，国家加大了对医院建立统计信息系统的重视，并把"医院综合信息系统研究"作为改进医院管理水平的重中之重，同时规定由解放军总后勤卫生部负责医院信息系统网络版的研发，成功后在全军的医院进行实践应用。这个时期研发的系统相比较之前有很大的进步，系统在硬件上使用的是 486 和 586 微机，同时在系统兼容性和数据库性能方面都采用先进的技术，促进了医院信息系统的完善，也拉近了与西方国家的距离。可是由于在这一时期统计系统的发展存在一定的盲目性，国内医院信息系统泛滥，而在实际应用中发挥的作用小。由于缺乏对医院信息系统的整体认识，这一时期的医院信息系统反而比预期差得远。幸运的是，我国军队医院在这方面进行了有效的研究和创新，而且对于国内医院的信息建设大有裨益。

最近 5~10 年，计算机在医院各个方面的应用都得到了很大的扩展和进步。比如在医疗病历的管理方面，我们可以运用科学的管理应用软件来更加有效地管理每个患者所对应的症状。这个软件已经在国内很多医院广泛应用，产生的效果得到了很多人的认可。然而，这个软件仍然存在缺陷，比如缺乏有效的拓展，系统质量有待提高，最重要的一条是，可能没有医疗专业相关人员参与整个系统的研发，这使这个系统并不能很好地符合人机关系，使大部分医生不能很好地去使用这个系统，不能很好地满足医院的各种要求，很容易出现质量问题，而且售后也没有有效的解决办法，造成在有些方面医院的效率更加低下，系统的封闭性也导致用户不能够自主地进行有效的改善。另外，该软件不能做到长期稳定有效的更新，缺乏连续性和完善的售后，所以我们不能只是依赖这个软件，还要充分发挥主观能动性去改进这个软件，这就是目前这套系统所面临的问题。

2020年2月，新冠肺炎疫情蔓延全国，国家卫生健康委员会（简称卫健委）规划发展与信息化司发出通知，要求加强信息化，支持新冠肺炎疫情防控工作。通知中第一条就提到了疾控信息网络直报工作。这个从2004年开始建设的传染病指标网络（俗称大疫情网络），建成之初就成为全球覆盖人口最多、数据实施性最强的疾控网络，在历次鼠疫、霍乱等疫情小规模发生等时候都起到了关键作用。但是依据《中华人民共和国传染病防治法》，这个网络只对纳入法定传染病的疾病做快速直报。对于新冠肺炎这样的新病种只有在2020年1月20日国家卫健委确定其为乙类传染病，依照甲类传染病防控之后才能进入大疫情系统。这显然低于公众和相关部门对疾控信息网络的预期。其实，大疫情网络建成后不久，国家疾控中心就提出过进一步升级系统实现主动监测的设想。时任中国疾病预防控制中心信息中心主任马家奇于2011年8月在《中国数字医学》杂志上发文《基于EMR、EHR公共卫生数据统一采集交换平台开发与应用》，提出基于区域电子病历数据建立公共卫生监测数据采集管理模式的构想，并且详细阐述了技术可能性和现实意义。遗憾的是，由于种种原因，这个模式的落地遥遥无期。对于大部分医疗机构来说，疾控数据上报和医疗业务数据采集是两条互不交叉的平行业务线，而对于区县级卫健委来说，虽然能够掌握本区域内翔实的医疗卫生数据，却无缘获得本区域内上报的疾控数据，更不要说在两个数据之间建立监测预测联系了。

2014年宁波鄞州区卫计委率先通过对辖区内医院的医院信息系统（HIS）和区卫生信息平台进行改造，实现HIS将疾控信息直报发给卫计委信息平台，区卫计委平台上报给国家平台的路径，初步解决了上述问题。

2018年3月国家卫健委疾控局发布的《疾病预防控制信息系统建设指导方案》（以下简称《方案》）中，在宁波鄞州区方案的基础上，进一步要求省市卫健委在区域卫生平台上打通疾控上报数据和区域电子病历系统，实现疾控病历库在本地的完整数据采集和沉淀。各地市基于本地疾病数据库的疾病监测预警能力，也是《方案》要求的重点内容之一。至此，疾控卫生数据的融通已经有了纸面上的方案。然而，这个疾控系统以年为单位的发展步伐，显然赶不上人口的流动速度和疾病的传播速度。目前要解决的已经不仅仅是卫生和疾控数据融通的问题，而是卫生系统内卫生和疾控数据融合形成公共卫生响应体系，政府范围内卫生疾控和交通、公安、社区、通信等的数据融合形成政府的综合疾控反应机制，社会范围内政府整体疾控机制和在线居民健康教育、社区服务、物资保障、出行引导的社会服务数据融通能力的问题。

对于医院的信息统计工作，我国不仅在实践上有所突破，在理论研究上也颇有成就。王平根在《试论医院统计方法与模式》中对医院信息统计常用的集中方法与模式进行了总结。张玉敏在《加强医院统计信息的有效途径》中从信息统计的意识、统计人员的素质及统计的硬件设备的角度提出了改善当前医院信息统计的对策与建议。苏景萍在《医院统计服务的内涵与创新》中重点阐述了医院信息统计的具体内涵，指出医院统计是医院管理工作中的重要组成部分，医院管理人员应该正视并重视医院信息统计工作。陈亦新首先在其文章《新形势下医院统计工作的拓展目标与发展方向》中分析了当前医院信息统计的工作目标与未来发展方向，后又在其硕士毕业论文《病案统计信息管理系统的设计与实现》里专门探讨了医院病案信息统计的问题，从信息工程学的角度分析了我国医院当前对病案信息统计的需求与要求，并设计了医院病案信息统计系统。

第三节 医院统计的基本任务和职能

一、医院统计的基本任务

医院统计是医院管理科学化必不可少的重要工作，它为医院上级行政部门、医院领导和医院管理职能部门从事组织、计划、协调、指挥、监控、决策提供了重要依据。《中华人民共和国统计法》规定：统计的基本任务是对国民经济和社会发展情况进行统计调查、统计分析，提供统计资料，实行统计监督。

医院的发展、医疗资源的利用、医疗护理质量的提高、医院的经济效益和社会效益的评价等都离不开医院统计。根据该统计法的规定，结合医院管理工作的实际和需要，医院统计的基本任务有以下几个方面。

（1）认真学习、贯彻党的卫生工作方针政策，严格执行《中华人民共和国统计法》、卫生统计工作制度和卫生统计报表制度。准确、及时、全面地执行上级卫生行政部门布置的医院统计调查任务，为上级卫生行政部门掌握医疗服务和卫生资源利用情况，了解医疗服务的社会效益和经济效益，提高医院宏观管理水平，提供科学的依据。

（2）为医院领导总结和检查工作，掌握各科室工作进度，制订医疗工作计划，提高医疗质量和效益，改善医院管理，提供以医疗服务为主的各项工作的综合统计信息。

（3）运用统计理论和方法，观察和研究人群中各类疾病的发生、发展、变化及分布规律，为医疗、预防、保健、教学和科研工作提供数据。

（4）利用现成医院统计资料，开展统计分析，进行定期或不定期的专题调查，写出专题调查报告，进行统计咨询与统计监督。

（5）将收集到的各科室工作数量指标，经过整理分析，定期或不定期、系统地反馈到科室，使科室既能了解自己完成工作的情况，又可横向对比。

（6）逐年编制《统计资料汇编》，确保医院统计资料的完整性和连续性。

二、医院统计的职能

1. 为提高医疗质量提供保障

临床医学是一门经验科学。在很多情况下，医疗诊断和治疗依靠的是丰富的临床经验。在医疗大数据时代，对医疗大数据信息进行科学的收集、处理、检索和分析，为临床医生提供科学、准确、及时的辅助诊疗信息，不但可以让医生的诊疗有迹可循，同时还可以探寻最有效的临床路径，为医生提供最佳的诊疗建议，大大提高诊断准确率，给广大患者带来福音。应构建以临床需求为核心的统计指标体系，切实为临床医生服务，充分发挥统计信息的价值。主要的临床质量指标体系包括医疗质量指标、诊断质量指标、治疗质量指标、工作效率指标。

2. 为医院精细化管理提供支撑

当前医院要提升运营管理水平，提高工作效率，提升服务质量，节约经营成本，就必须实行精细化管理，使医院的管理更加标准化、规范化和全面化。精细化管理强调数据管理，主张以数据为依据进行管理，医疗大数据时代为此提供了更多的基础数据，加强医院信息统计工作，将为医院实现精细化管理提供强有力的支撑。医院统计工作应重点加强如下统计职能：①收入统计，包括时间、执行科室、患者费别、费用类别、患者费用等；②成本统计，主要包括医疗药品和医用消耗品、办公用品等的出入库统计，科室使用和消耗情况统计，库存统计等；③科室管理分析统计，提供全院各科室工作量统计分析数据，为各科室和医护人员工绩效考核提供依据。加强医院统计工作，有助于提供强大的查询统计功能和清晰直观的图形分析，提升医院精细化管理水平，推动医院科学发展，打造医院品牌，确保医院战略目标的实现。

3. 助力医院科研能力提升

医院承担着医疗、教学、科研和预防保健四大职能，其中临床科研能力是衡量一所现代化医院学术水平的重要标志。医疗大数据时代，建立医院统一数据中心，利用信息化手段将各类医疗数据及诊断信息呈现给医生，可以便捷地为临床科研提供大样本、多中心的统计数据，帮助提升高级医疗人才科研能力和科研效率。加强医院统计工作，利用先进的数据挖掘和分析技术，可加速实验数据的采集速度，原需要几个月的数据收集周期可以缩短为几个小时。统计信息可支持医院更深层次的临床学术研究，国际 Cochrane 协作网为临床循证医学的开展提供了有力支撑，可通过医疗大数据解决更多未知的医学难题。

4. 为医院管理决策提供科学依据

医院领导层做出的各种管理决策都关系到医院的发展方向、医院的医疗模式、病患的就医感受、医护人员的工作方式等。传统管理决策模式，通常以管理者的经验为主导，具有很大的主观性。随着医院规模的扩增，面对错综复杂的医院实际情况，主观经验往往是不够准确、不够全面的。医院统计信息可以展示出医院管理活动中出现的指标变化趋势及发展进程，是医院制订质量管理指标和计划，实施监控方案，对工作进行总结的权威数据资源保证。医疗大数据时代，加强医院统计工作，以全面的统计数据为基础，通过大数据统计分析，可找出医院医疗质量欠缺的环节，找出医疗资源分配不够合理的方面。科学、准确、全面、快速的统计信息可以指引医院管理者开展管理决策工作，为管理者思维层次和领导能力再上新台阶提供了有力的保障，从而帮助管理者做出更科学、准确的管理决策。

第四节　医院统计工作的制度和特点

一、医院统计工作制度

《中华人民共和国统计法》规定，为了保障统计资料的准确性、客观性和科学性，各级统计部门、各行各业必须认真贯彻执行统计法规，对虚报、瞒报、伪造、篡改统计数字者，一定要依法严肃处理。医院统计工作人员必须遵循实事求是的原则，如实反映客观实际，保证统计数字准确、可靠；要主动地为领导提供统计资料，根据医院改革、中心工作、领导意图、存在的主要问题，以及出现的新问题、新情况及时进行调查研究和分析预测，为医院领导进行科学决策提供有用的信息。另外，统计资料不仅要求完整，还要求必须配套，也就是说一份有价值的统计资料，必须既有宏观信息，又有微观信息；既有纵向信息，又有横向信息；既有定量信息，又有定性信息；既有定期信息，又有典型、专题信息。

为了保证医院统计工作任务的完成，医院统计部门必须要有严格的工作制度：

（1）要准确、及时地向各级行政机构报送各类法定统计报表。上报的各类法定报表的统计数据必须真实。统计信息的时间性很强，信息提供得越快，它的价值就越高。统计的生命在于真实、准确可靠的信息，便于决策者和管理者正确地把握形势、客观地剖析问题，从而做出科学的决策。

（2）及时向医院领导和有关职能部门报送统计报表，向院内各临床科室及其他相关科室提供有关统计信息。

（3）相关职能部门要在规定时间内向统计部门报送有关统计数据，统计部门要负责催报。

（4）做好信息咨询服务，配合医院领导、各职能部门、各临床科室及其他相关科室查询统计数据。

（5）妥善保存好各类统计资料。统计资料是医院宝贵的信息资产，统计部门必须对其实行专人管理，确保医院统计资料的完整性和连续性。

二、医院统计特点

医院应为患者提供优质、高效、低耗的医疗服务。在保证社会效益的前提下，实现应有的经济效益是医院工作的根本目的。通过对大量数字资料进行分析研究，以反映事物的本质和规律性，这是医院统计工作的基本特点。但由于医院服务对象的社会性和医院事业工作的自身复杂性，使得医院统计具有以下特点。

1. 差异性和模糊性

各类疾病存在诊病中的差异和个体差异，使统计对象的品质存在较大差异，且具有一定的模糊性。这就要求医院统计人员熟练掌握统计口径，根据事物和现实的实质，严格按照统计口径进行分类。

2. 积累性和连续性

对综合性医院来说，所收治的病人在病种上千差万别，分科设置也很细，有它的专业特点，因此使得经统计分类后各统计总体所包含的总体单位数相对较少。因此，医院的统计人员必须十分重视通过积累而获得大量资料，从数量上的变化来说明事物质量上的差别。由于资料需长期积累，所以每个时期的资料都有承前启后的作用，不能中断，只有连续不断地积累才会有系统全面的资料。专科性医院虽然有它的专业特点，但在医院统计上与综合性医院没有两样。

3. 广泛性和全面性

医院中的绝大多数部门是要用数据来反映他们的工作量、工作质量、工作效率和经济效益的，这就离不开统计。医院统计贯穿于医院的各项业务工作和各个工作部门，是医院管理的重要工作。因此，医院必须建立和健全完整的统计工作网络，医院的统计人员除了必须具备统计学专业知识外，还应具备医学基础知识、医院管理等方面的基础知识。若缺乏相关知识，会给工作带来缺陷和困难；只有具备这些知识，才能适应医院统计的广泛性和全面性。

第五节　医院统计、病案首页及 DRG

一、医院统计与病案首页

在医院统计工作的开展中，病案首页数据是其制作统计报表的基础条件，病案首页资料是否准确、真实、完整等对于医院统计工作的质量具有直接的影响。因此，确保病案首页质量是提高医院统计工作质量的关键因素。而在临床实际工作中，因病案收集、记录比较烦琐，相关工作人员在记录病案信息时往往会出现病案资料记录不完整或者信息记录错误等，从而对疾病类型及住院情况等的统计造成影响；并且在病案中患者年龄、性别等隐私信息的记录也常常会出现错填及漏填等现象，造成相关统计报表的完整性及准确性受到影响，从而影响医院统计工作的质量。故在医院中需加强临床病案的管理，记录病案时严格按照相关要求执行，确保病案记录的真实性、客观性及完整性等，提高病案首页质量；且在医院统计工作中需严格对病案的完整性及规范性进行检查，对于检查不合格的病案不予回收，从而提高医院统计工作质量。病案首页信息在医疗统计中的重要作用主要体现在以下几个方面：

1. 原始资料

病案首页是医院住院工作、疾病分类等统计报表的原始资料，病案首页质量水平的高低直接反映医院的总体医疗水平，是关系到医院生存与发展的头等大事。因此，医院应加强对病案首页书写工作的重视，提高对统计工作的重视，以发挥统计工作在医院管理中的作用。

2. 书写诊断信息

医生应该准确地填写诊断信息，尤其是病人出院的疾病诊断书，要进行详细的记录，提高疾病诊断数据分类的准确性。在实际工作中，很多医生没有按照相关规定填写诊断书，对数据的统计产生一定的影响，导致在疾病发生的时候不能及时查找相关数据信息。在实际工作中，还会出现很多医生填写的病例与病案不符的情况。例如，医生看到病人的病情好转，要求病人出院，并在诊断书上写自主出院，导致疾病治疗的方式得不到真实的体现。因此，医院要重视病案首页信息的填写，确保真实性和准确性。加强病案的信息化管理，必须提高临床医生的书写水平。

3. 疾病编码

国际疾病编码作为疾病和有关健康问题的国际统计分类标准，是对疾病与许多征兆、症状、异常、不适及外伤等所做的分类，是卫生信息标准体系的重要构成部分。疾病编码主要应用于卫生领域的统计分类中，向卫生行政部门上报患者的诊疗信息，涉及医疗、教学、科研、质量管理，以及疫情、死因、肿瘤及慢性疾病统计等方面。病案首页疾病编码应正确地填写，这样可以帮助医生有效分析疾病的情况。医生要结合我国的相关标准填写疾病代码，对疾病的管理进行统一和规划。在实际工作中，会出现填写马虎的问题，还有把儿童的疾病编码写成成人的疾病编码的情况，导致严重的后果。因此，在填写案例的时候，医生需要对疾病编码进行准确的填写，填写之后再进行核对，提高医院统计的准确性。

4. 手术和操作编码

手术操作分类的目的是根据手术操作分类的原则，将医生对同一手术的不同称谓进行标准化，翻译成标准的编码，可用于统计、数据交流等工作中。这就要求医生在填写病案首页时，不仅要填写手术名称，还要填写操作名称。编码员的编码工作是一个严谨的过程，编码的结果应能准确无误地反映整个手术操作的过程，这就要求编码员不仅要掌握分类原则，还要掌握解剖知识及临床知识，通过医生填写的手术名称、阅读手术记录和病历，确定合理的手术操作名称，给予正确编码。

二、病案首页与 DRG

疾病诊断相关分组（diagnosis-related group，DRG）可概括为按照国际疾病诊断分类标准（ICD-10），将疾病根据病案首页中的诊断、年龄、性别等分为若干组，每组又根据病情轻重程度，有无并发症、合并症及是否手术等确定疾病诊断相关分类标准，最终将住院病人分类和分组的方法。疾病诊断相关分组预付费制（prospective payment system，PPS），即对各 DRG 诊断组制定支付标准、预付医疗费用的管理机制。DRG-PPS 在医疗保险部门和医院之间实现了风险的分担；实现了真正意义上的"总量控制"，并激励医院自觉地进行"结构调整"；有效控制费用的过快增长，明显缩短住院时间，实现医疗成本的降低及医疗资源的合理配置和高效应用，提升医院的医疗服务质量，为病患带来更大的实惠。因此，在 DRG 实施的过程中，必须要对疾病进行正确的诊断和编码，因为针对不同的疾病分组，其支付结果也会存在一定的差异性。病案首页数据是 DRG 统计数据的重要依据，对于 DRG 的高效实施影响重大，因此必须对病案首页的填写质量进行有效的控制。

2019 年国家医疗保障局（以下简称国家医保局）下发《关于印发疾病诊断相关分组（DRG）付费国家试点技术规范和分组方案的通知》（医保办发〔2019〕36号），同时公布《国家医疗保障 DRG 分组与付费技术规范》（以下简称《技术规范》）和《国家医疗保障 DRG（CHS-DRG）分组方案》，为医保支付方式改革立柱架梁。CHS-DRG 推出后，目前各地主流的 DRG"群雄争霸"的局面被打破。CHS-DRG 是在国家医保版 ICD-10 编码（包含疾病诊断 2 048 个类目、10 172 个亚目、33 392 个条目）、ICD-9-CM3 编码（包含手术和操作 890 个亚目、3 666 个细目、13 002 个条目）的基础上制定的，可覆盖所有危急重短期（60 天以内）住院病例。传统按单病种付费，一旦遇到复杂病例，医疗机构为不超出付费标准，可能会转移住院费用，否则就会陷入越治疗疑难杂症病例越赔钱的境地。而 CHS-DRG 付费方式则可基本实现住院费用全覆盖，实现疾病治疗全覆盖。CHS-DRG 主要针对住院患者的支付结算，所期望达到的目标是实现医、保、患三方共赢。随着我国老龄化时代的到来，医疗保险短期收支平衡和长期收支平衡难以维持，引进 DRG 这一管理工具，开始 DRG 支付方式改革，替代目前使用的按项目付费，能够使医、保、患三方达成共识，使各自利益最大化，从而以患者为中心，使医保管理部门和医疗机构实现医保购买谈判、财务收支平衡，调动广大医务人员的积极性，优化临床路径，规范诊疗行为，提高服务效率，促进医疗卫生事业可持续发展。

参考文献

[1] 王平根，罗文龙，韩丽珍，等. 新时代三级综合医院的医疗统计 [J]. 中国卫生统计，2019，36（4）：598-600.

[2] 张志彬，吴倩. 大数据对医院统计的影响研究 [J]. 医学信息，2019，32（10）：6-8.

［3］王芳，宋蓉．医院统计分析要抓好五方面工作［J］．中国医院统计，2017，24（2）：159-160.

［4］宋蓉，王芳．中小型医院统计工作存在的问题与解决对策［J］．中国医院统计，2016，23（6）：466-468.

［5］岳卫萍，孙兆泉．医院统计信息工作的转变及量化管理对策［J］．中国医院统计，2016，23（4）：244-246.

［6］陈哲，肖利，谭春蕾，等．医院统计服务能力建设［J］．中国病案，2014，15（7）：8-9.

［7］陈科．统计分析在医院信息化管理中的功能和作用［J］．中国卫生统计，2014，31（1）：181.

［8］俞斌，许健，邹丽萍，等．医疗卫生统计在数字化医院环境下的应用与探讨［J］．中国医院管理，2012，32（7）：8-9.

［9］朱琳．探讨改进医院统计工作模式［J］．中国病案，2011，12（11）：38-39.

［10］麦玉冰．目前医院卫生统计工作存在问题浅析［J］．广州医科大学学报，2016，44（4）：104-106.

［11］杨业春，陈楚玉，钟玉霖．现代化医院统计工作模式的思考［J］．医学信息（上旬刊），2010，23（11）：3954-3955.

［12］毛红．浅谈如何做好新时期医院统计工作［J］．中国卫生统计，2009，26（3）：236.

［13］刘忆梅，刘艳梅，李则河．网络环境下医院统计工作的深化和拓展［J］．中国医院管理，2004（5）：48.

［14］陆艳杰，李淑红．简析医院统计分析工作［J］．辽宁经济，2019（2）：84-85.

［15］孙志华．浅谈医院统计工作存在的问题与对策［J］．中国国际财经（中英文），2018（5）：202.

［16］单玉姣．服务视角下医院统计工作面临的困境及对策初探［J］．统计与管理，2017（3）：21-22.

［17］刘俊纯．医院统计与病历首页书写质量浅析［J］．中国卫生统计，2016，33（6）：1097.

［18］苏荣耀，杨英，吴勇，等．C-DRG收付费改革试点中的病案首页质量控制［J］．现代医院管理，2019，17（6）：79-82.

［19］常欢欢，杨兴宇，于丽华，等．C-DRG病案首页管理和质量控制［J］．中国医院，2018，22（6）：68-70.

［20］朱晖，毛英，杨淑梅．基于DRG住院病案首页数据质量的持续改进［J］．中国病案，2018，19（2）：17-20.

第二章

医院统计工作程序及指标

"统计"一词包括统计工作、统计资料和统计学三层含义。统计工作是采用科学的方法，对统计设计、统计调查、统计整理和统计分析等一系列工作过程的总称。统计资料是在统计过程中所取得的各种数字资料及与之相关的其他资料的总称。统计学是一门认识社会现象和自然现象数量特征的方法论学科。医院统计工作是研究和分析医院内各项工作的具体数量关系的，而这具体的数量关系有其本质的规律性。与其他统计工作一样，医院统计也具有信息、咨询、服务的功能，这三者是相互联系的有机整体，缺一不可。只有科学合理地开展医院统计工作，才能为医院管理提供科学可靠的统计数据，这也是现代医院可持续发展的制胜法宝。与其他统计工作一样，医院统计工作大致可分为统计设计、统计调查、统计整理和统计分析等几个阶段。

第一节 统计设计与统计调查

一、统计设计

统计设计是指根据统计研究对象的性质和研究目的，对统计的各方面和各个环节进行总体考虑和安排。统计设计的结果表现为各种标准、规定、制度、方案和办法，如统计分类标准、统计目录、统计指标体系、统计报表制度、统计调查方案、统计整理和汇总方案等。在统计设计时，首先要明确设计的主要内容，也就是要明确统计指标和统计指标体系，而上级卫生行政部门确定的医院上报统计指标是医院统计指标体系的主体。同时，医院统计部门还应根据本院的实际情况和管理工作的需要，自行设计一部分供医院内部评价工作质量使用的统计指标，就是通常的内部报表。统计设计是做好统计工作的前提，特别是在目前统计工作逐步实现计算机化的条件下，统计设计的作用显得尤其重要。

（一）统计设计的内容

统计设计的主要内容包括统计指标和统计指标体系设计，统计分类和分组设计，统计表格设计，原始资料收集方法设计，统计工作各部门、各阶段的协调和联系，统计力量组织、培训和任务安排，等等。其中统计指标和统计指标体系设计是统计设计工作的关键环节。

（二）统计指标和统计指标体系

1. 统计指标

统计指标是表明社会经济现象总体特征的数量名称和具体数值。统计指标一般由指标名称、计算方法、计量单位、时间限制、空间限制和指标数值六个要素构成，例如 2019 年年底某医院实有病床数达 3 000 张。统计指标这六个构成要素缺一不可，因为指标名称总是要通过数值来说明的，而数值离开指标名称就毫无意义，有数值就必须有计量单位，否则就无法计量，如果统计指标没有时间和空间限制，则该统计指标就没有任何意义。统计指标是制定政策，监督、检查工作，进行科学研究的依据，也是医院信息系统（hospital information system，HIS）、电子病历（electronic medical record，EMR）和病案管理系统设计的基本依据。

统计指标按其性质可分为数量指标和质量指标，如门诊人次数和出院病人治疗有效率等。按其表现形式分为绝对指标（absolute index）、平均指标和相对指标（relative index），如出院人数、出院者平均住院日和实际病床使用率等。

2. 统计指标体系

统计指标体系是指若干个相互联系的统计指标组成的一个有机整体。例如，反映病床工作效率的指标体系，由实际病床使用率、平均病床周转次数和出院者平均住院日等指标构成。单一的统计指标只反映社会经济总体及其运行的某个侧面，统计指标体系则从各个方面相互联系地反映整个总体的状况。因此，对医院运行情况进行了解、研究、评价和判断时，要使用配套的、范围和口径一致的、互相衔接的统计指标体系。医院管理统计指标体系是以系统论的观点，结合医院管理的需要制定的，是以总量指标为主，辅以意义简明、易于计算、确定性较强的相对指标和平均指标。医院统计指标体系具体分为人员管理、设备物资管理、医疗业务管理、教学科研管理、财务管理、信息管理指标体系等方面。

3. 统计指标体系制定的原则

统计指标系统制定必须按照一定的原则，这样设计出来的指标和指标体系才能符合统计的要求：①以反映医疗数量和质量的指标为主，兼顾其他方面的指标；②统计指标的含义和计算公式明确、统计口径一致，保证统计信息的系统性和可比性；③统计指标体系必须与医院管理紧密结合，适应医院现代化、科学化管理的需要，全面、完整、准确、及时地反映医院的医疗、教学、科研、保健、人才信息、设备经费、后勤保障等方面的情况。

二、统计调查

统计调查是统计工作过程中有计划、有组织地向调查对象收集资料的一个工作阶段。它是根据统计的任务和目的，运用科学的调查方法，有组织地收集资料的全过程。统计调查是整个统计工作的基础，通过统计资料的收集可以获得丰富的而不是零碎的、准确的而不是错误的原始资料。它分两种类型：一种是对调查对象的情况直接进行调查登记；另一种是对已经加工的资料进行收集。医院统计调查一般采用第二种类型。

（一）统计资料的来源

医院统计资料的主要来源有以下三种。

1. 统计报表

统计报表是指在医院各临床科室建立的日报表和月报表。医院统计部门应根据各科室的具体情况，协助各科室建立相应的原始登记制度。在设计登记表格时，应将各科室的业务工作需要与统计工作需要相结合，以免烦琐或重复的劳动。同时，统计部门应将设计的各种内部统计报表发至各科室，或利用医院的 HIS 从网上传送给各科室，由各科室指定专人负责，准确填写后，在规定的时间内报送统计部门。

2. 病案

医院工作原始记录主要指的是住院病案，门急诊、观察室和医技科室的诊疗记录等，这是重要的原始资料。因此，对涉及这部分资料内容的使用和保管方法，统计部门应提出意见，以满足医疗质量检查、统计资料收集和索引编目的需要。住院病案首页的设计应根据原卫生部《三级综合医院评审标准实施细则》（2011 版）第七章日常统计学评价的要求增加附页，满足统计信息上报的要求，还可以根据医院管理的要求增加相关项目，如肿瘤等级、病案分级等。

3. 专题调查

为了使医院管理人员了解医院管理中的某些问题，适应医院管理工作的需要，对医院工作中暴露的一些问题，统计部门可以根据不同的情况分别采用抽样调查、重点调查、典型调查的方式就某一问题进行专题调查，涉及专题调查的对象都应实事求是地提供信息。

（二）原始资料质量要求

统计调查中的原始资料也必须满足一定的要求：

1. 准确性

对原始资料要严格按照规定格式和标准做好登记或录入医院信息系统，不能更改事实，更不能弄虚作假。

2. 完整性

凡是统计设计方案中要求收集的资料，必须完整无缺地进行收集，不遗漏、重复或缺项。

3. 及时性

原始资料的登记和报告要及时，不得延误，这样才能反映在特定时间、地点条件下的实际情况。

第二节　统计整理与统计分析

一、统计整理

统计整理是根据统计设计方案，对统计调查阶段收集来的大量分散的原始资料，按照一定标准，选择科学的方法进行分组和汇总，使之条理化、系统化，将反映各单位个别特征的资料转化为反映总体及各组数量特征的综合资料的工作过程。原始资料只是表明各调查对象的具体情况，不系统、零星分散，它是事物错综纷乱的表面现象，是事物的某个侧面，甚至存在与事物的主流或本质完全相悖的假象。只有经过科学的统计整理，才能得出正确的分析结论。统计资料整理的内容主要包括：原始资料审核、统计分组和统计汇总。

（一）原始资料审核

统计资料整理，必须有严密的审核程序和严格的检查制度。对原始资料的审核主要包括资料的准确性、完整性和及时性等方面的内容。

1. 准确性审核

准确性审核是通过逻辑检查和计算检查两方面进行的。逻辑检查主要是审核原始资料是否合理，有无相互矛盾或不符合客观实际的地方。例如，疾病诊断与病人的年龄、性别有无矛盾；诊断与疗效是否合理等。计算检查是复核统计表中的各项数字有无错误，有无不合理现象，各项指标的统计口径、计算方法和计量单位是否正确，各种报表的平衡关系是否正确等。例如，护士站上报病房日报，全院的转入与转出是否有矛盾。发现错误应立即纠正。

2. 完整性审查

资料的完整性审查要求总体中每个被调查单位的资料必须齐全，不得重复和遗漏。

3. 及时性审查

资料的及时性审查是审查原始资料是否符合调查的规定时间，统计报表的报送是否及时等。

（二）统计分组

统计分组是根据统计研究的目的及原始资料的特征，按照事物的某一标志将统计总体划分为若干个组成部分的一种统计方法，统计资料分组的主要内容是区别事物之间客观存在的质的差别，把同质的资料归纳在一起，使统计资料系统化，以利于从数量方面揭示事物的本质特征。统计资料分组是基本统计方法之一，在整个统计工作中具有重要意义，分组是否科学对统计的正确性有直接的影响。因此，在分组时必须熟练掌握统计口径，坚持同质者合并、不同质者分开的原则。

1. 按资料类型分组

资料类型包括计数资料、等级资料和计量资料。计数资料是将观察对象按不同标志分组后，清点各组例数所得到的定性资料，在比较时一般要计算相对数，如出院病人的治愈率、好转率，某项检查的阳性率等。等级资料又称半计量资料，是将观察对象按某种属性进行分组所得到的各组观察例数，如对出院病人按治疗效果或病情严重程度进行分组得到的观察例数。计量资料是指用度量衡或仪器测量所得到的有计量单位的资料，如身高、体重、血压、出院病人住院天数和住院费用等，在比较时一般应计算平均数，如出院者平均住院日、每住院人次平均费用等。

2. 按分组标志的多少分组

按分组标志的多少分组包括简单分组和复合分组。简单分组是将研究对象按一个标志进行分组，如将出院病人按科别分组或按性别分组等。复合分组是将研究对象按两个或两个以上标志进行分组，如将出院病人按病种和年龄两个标志进行分组。

（三）统计汇总

统计汇总是按预先设计好的汇总方案，对分组资料进行综合、叠加得出各调查单位的分组数据和总体数据的过程。统计汇总的方法主要有手工汇总和计算机汇总两大类。目前县级及县级以上医院在医院信息系统的支撑下已基本上由计算机来完成统计汇总工作。当资料较少时可以采用手工汇总方法。

1. 手工汇总

常用的方法有划记法、分卡法和过录表法等。根据原始资料的记录形式和数量，可分别采用适当的手工汇总方法。其中过录表法是手工汇总最基本的形式。

2. 计算机汇总

分组后的统计资料即可分别输入事先在计算机中设计好的整理表中，以便汇总计算各项统计指标，对统计资料进行处理，包括原始数据的收集、审核、录入、修改、排序、检索、存储、计算、传输、制表和输出等工作。

二、统计分析

统计分析是继统计设计、统计调查、统计整理之后的一项十分重要的工作，是在前几个阶段工作的基础上通过分析从而达到对研究对象更为深刻的认识。它需要应用各种统计分析方法，从静态和动态两方面进行数量分析，是认识和揭示研究对象的本质及规律性，做出科学的结论，提出建议，以及进行统计预测活动的全过程。它又是在一定的选题下，基于分析方案的设计、资料的搜集和整理而展开的研究活动。系统、完善的资料是统计分析的必要条件。统计分析是统计工作的最后阶段，也是统计发挥服务、咨询和监督三大职能的关键阶段。统计分析的任务是应用唯物辩证的观点和方法，结合专业知识，对经整理得到的资料加以研究，做出合乎客观事实的分析，揭露事物的矛盾，发现问题，找出规律，提出符合实际情况的建议和意见。从一定意义上讲，提供高水平的统计分析报告是统计数据经过深加工的最终产品。由于统计分析涉及面较广，内容较多，将在本书其他章节中专门介绍。

第三节 医院常用统计指标

统计指标和统计指标体系经历了相当长的发展阶段，从具体的单项指标、复合指标到指标体系等阶段，至今仍然在完善之中。医院统计指标包括医疗业务、设备、物资、经费、人员、信息等。它是从整体上将医院的医疗业务、人员、设备、物资、经费等联系起来，综合反映医院的数量、质量和效率，为医院经营提供所需要的信息。其中医疗业务的统计量最大，是医院统计工作的重点。

一、医疗业务统计

（一）门急诊统计

（1）总诊疗人次数：指所有诊疗工作的总人次数，统计界定原则如下。①按挂号数统计，包括门诊、急诊、出诊、预约诊疗、单项健康检查、健康咨询指导（不含健康讲座）人次。患者一次就诊多次挂号，按实际诊疗次数统计，不包括根据医嘱进行的各项检查、治疗、处置工作量，以及免疫接种、健康管理服务人次数。②未挂号就诊、本单位职工就诊及外出诊（不含外出会诊）不收取挂号费的，按实际诊疗人次统计。

（2）预约诊疗人次数：包括网上、电话、院内登记、双向转诊、医联体内转诊等预约诊疗人次数之和，不包括体检人次数和接种人次数。

（3）门诊人次数：以门诊挂号室每天挂号的次数及优诊数为统计依据，包括 24 小时门诊制和夜门诊的诊疗人次数。门诊人次数按挂号类别可分为专家人次数和普通人次数。

（4）急诊人次数：以急诊挂号室每天挂号的次数为统计依据。

（5）出诊人次数：指医生赴病人家庭或工作地点进行诊疗的人次数，以及医生定期或临时安排到所属社区进行巡回医疗的诊疗人次数。

（6）其他诊疗人次数：除上述类别外的诊疗人次数。

（7）特需门诊人次数：指医院所开设的特需门诊的诊疗人次数，以挂号的次数为统计依据。医院特需门诊的开设须有上级行政部门的审批文件。

（8）专家门诊人次数：指看（接）诊医生具有副主任医生及以上技术职称，挂号数量有一定限制的诊疗人次数。以挂号的次数为统计依据。

（9）夜门诊人次数：指延长门诊就诊时间的非急诊挂号人次数。以挂号的次数为统计依据。

（10）医保（普通医保）病人：包括有城镇职工基本医疗保险、居民基本医疗保险（包括大学生）或少儿基金等的病人；上述 3 类以外病人归入医保其他病人。

（11）干部保健病人：指持干部保健证就诊的病人。

（12）健康检查人次数：指在院内进行的全身性健康检查的人次数。包括本院职工的全身健康检查人次数。

（13）急诊室死亡人数：指未收入观察室，在急诊室治疗过程中死亡的人数。

（14）来院时已死亡人数：指来院时已无呼吸、心跳、脉搏等生命现象的人数。

（15）急诊抢救人次数：指由于各种原因病人疾病的发展将危及生命，而医院为挽回病人的生命组织人力、物力进行紧急救治的人次数。

（16）抢救成功人次数：指急重危病人经抢救病情得到缓解的人次数。病人若有数次抢救，最后一次抢救无效而死亡的，则前几次抢救记为抢救成功，最后一次记为抢救无效。不包括慢性消耗性疾病患者的临终前抢救及无抢救特别记录和病程记录者，亦不包括抢救过程中病人家属要求放弃或自动出院者。

（二）观察室统计

（1）入院人数：指由急诊科（室）医生签准收入观察室治疗并收取留观费的病人，包括收入留观而观察时间不足 24 小时的病人，不包括虽收取留观费但属单纯补液的病人。以观察室报表为依据。

（2）留观人数：指进观察室治疗，有留观病案记录的人数。

（3）出观人数：指进观察室治疗，病情好转出观回家，或病情不稳定收入院继续治疗，以及转院治疗的人数。

（4）观察室死亡人数：指收入观察室后医治无效而死亡的人数，包括收入观察室不足 24 小时即死亡的人数。

（5）期末留观人数：指报告期末晚零点时实有的留观病人数。

（6）期初留观人数：指报告期初晚零点时实有的留观病人数。应与上年或上季度、上月的期末留观人数相一致。

（7）观察床位数：指医院为留观病人设置的固定床位，包括肠道观察床，不包括抢救床及为急诊病人临时增设的简易观察床及补液床。

（三）住院统计

1．工作量指标

（1）入院人数：指由门急诊医生签准入院并办理入院手续者，包括已办理手续尚未入病房即死亡的人数，以及虽未办理住院手续但已收入病房救治无效而死亡的人数。

（2）出院人数：指所有入院后出院或死亡的人数。

（3）手术人数：指出院者中施行过手术或操作的人数。同一病人在本次住院期间施行过多次手术或操作的，选择其中花费医疗精力最大、最主要的一次手术或操作统计。

（4）手术人次数：指出院者中施行过手术或操作的次数。同一病人在本次住院期间施行过多次手术或操作的，均按其次数统计。

（5）无菌手术人数：指出院者中施行无菌手术的人数。同一病人在本次住院期间因同一疾病或不同疾病而施行两次及以上无菌手术者，选择其中花费医疗精力最大、最主要的一次无菌手术统计。

（6）无菌手术人次数：指出院者中施行无菌手术的次数，同一病人在本次住院期间因同一疾病或不同疾病而施行两次及以上无菌手术者，均按其次数统计。

（7）其他科室转入、转往他科人次数：指科与科之间的转入、转出人次数，不包括同一科内各病区之间的转入、转出人次数。

（8）期末留院人数：指报告期末晚零点时实有的留院人数。

（9）期初留院人数：指报告期初晚零点时实有的留院人数。应与上年或上季、上月的期末留院人数相一致。

2. 工作质量指标

（1）治愈、好转、未愈人数：指对于出院病人，按收治住院的主病，由医生根据治疗后病情变化来判定治疗效果（治愈、好转、未愈）并进行分类所得到的人数。疗效的判定按原卫生部印发的《住院病人治疗效果评定标准》来执行。

（2）死亡人数：指入院后经医治无效死亡的病人，包括尚未办理入院手续但实际已收入病房救治无效而死亡的人数，以及虽已办理住院手续但还未进入病房已死亡的人数。

（3）其他人数：指正常分娩、未产出院、入院未治疗、入院经检查无病、无并发症的人工流产、做绝育手术、骨髓和器官捐献（供体）、持续性化疗及放疗等的出院人数。

（4）三日内确诊人数：指病人入院后在 3 日内由医生做出明确诊断的人数（确诊日期–入院日期<3）。

（5）手术并发症人数：指在手术过程中或手术后引起另一种疾病或症状的人数。

（6）无菌手术（Ⅰ类切口）甲级愈合人次数：指在住院期间施行了Ⅰ类（无菌）切口手术后切口愈合良好的人次数，不包括无菌手术后伤口未愈合即出院、转院或死亡而无法观察其切口愈合情况的人次数。以住院病案首页为统计依据。

（7）门诊与出院诊断符合人数、入院与出院诊断符合人数、手术前后诊断符合人数、临床与病理诊断符合人数：指主要诊断完全符合或基本符合的人数。以住院病案首页为统计依据。具体按下列原则统计：①病变部位相同而病因不同，做诊断对照不符合统计；②病因相同而病变部位不同，做诊断对照不符合统计；③门诊与出院、入院与出院、手术前后诊断纯属无关者，做诊断对照不符合统计；④病因完全相同，病变部位亦基本相同，做诊断符合统计；⑤病人因某病住院治疗，前后诊断也相符，但因并发其他更严重的疾病或原有的其他更严重的疾病复发而转科、转院医治或医治无效而死亡者。按照主要诊断的选择原则，入院时的疾病虽不能作为第一诊断，亦应做诊断符合统计。

（8）待查人数：

1）门诊待查人数：指在门急诊医生签准住院时未给予明确诊断的人数；

2）入院待查人数：指入院后主治医生首次查房未给予明确诊断的人数；

3）出院待查人数：指出院时主治医生仍未给予明确诊断的人数。

具体按下列原则统计：①以体征代替诊断者；②以症状代替诊断者；③以实验室检查异常代替诊断者；④诊断后面写有"疑似""待排""可疑"及诊断后面打"?"者，均做待查统计。

（9）医院内感染人数：指在住院期间发生感染的人数，包括在住院时获得而出院后发生感染的人数，不包括入院前已开始感染或入院时已处于潜伏期的感染人数。

3. 工作效率指标

（1）实际开放总床日数：指期内医院各科每晚零点开放床位数之和。无论该床是否被病人占用，都应计算在内，包括消毒、小修理而暂停使用的病床及超过半年的加床。不包括因扩建和大修理而停用的病床及临时（半年以内）增设的病床。

（2）平均开放床位数：指期内平均每天开放的床位数。如期内医院床位数无变动，则平均开放床位数应与期末实有床位数相一致。

（3）实际占用总床日数：指期内医院各科每晚零点病人实际占用的床位数（即住院人数）之总和，包括临时的加床。病人入院后于当晚零点前因故出院或死亡的，按实际占用床位1天进行统计，同时统计出院者占用总床日数1天，入院及出院或死亡各1人。

（4）出院者占用总床日数：指期内每一位出院病人住院天数之和。每一位出院病人的入院与出院并作一天计算，当天出入院作一天计算，故出院者占用总床日数不应出现半天数。

（5）平均病床工作日：指期内平均每张病床的工作天数。

（6）病床使用率：指期内平均每张病床的负荷状况。

（7）病床周转次数：指期内每张病床平均收治病人数。

（8）平均住院日：指期内每一位出院病人的平均住院天数。

（9）编制床位：指由卫生行政部门核定批准设立的床位数，以批文为准。

（10）实有床位：指期末固定实有床位数，包括正规床、简易床、监护床、超过半年的加床、正在消毒或修理的床位、因扩建和大修理而停用的床位。不包括新生儿床、库存床、观察床、病人家属陪护床、接产室的待产床、接产床及临时加床。

（11）全年开设家庭病床总数：指年内撤销的家庭病床总数（即撤床病人总数）。

（12）家庭病床病人住床总床日数：指建立家庭病床期间本期内住床天数，不管是否有医务人员服务，均应统计在内。

（13）撤床病人住床总床日数：指撤销家庭病床的病人在建床与撤床期间住床的总天数，包括死亡病人死亡前建床住床总天数。

（四）医技统计

医技科室是指运用专门诊疗技术或设备，协助临床科室诊断和治疗疾病的科室。医技科室根据是否对病人施行治疗手段分为医疗辅助科室和医疗技术科室两大类。医疗辅助科室一般包括：理疗科、药剂科、血库、综合治疗室（注射室）、体疗室、水疗室、同位素室、营养室等。医疗技术科室一般包括：检验科、病理科、放射科、超声科、CT 室、心电图室、胃镜（肠镜、支气管）室等。

由于医疗技术的不断发展，新疗法、新技术的相继应用，医技科室的检查和治疗水平得到了相应的提高。医技设备更新的步伐越来越快，诊疗手段也越来越先进，这有利于医疗质量的进一步提高。医技科室开展项目的多少、工作量负荷大小、技术水平和质量高低等，对能否满足临床医疗的需要及疾病的诊断和治疗都有直接影响。医技统计的主要任务是：①为加强医技科室管理服务；②为评价医技科室工作质量和工作效率提供统计数据；③为医技科室的发展提供信息。

医技科室统计的主要内容是工作数量统计。工作数量绝对指标主要包括各种检验、检查和治疗人次数等；主要相对指标和平均指标包括检验和检查人数占门诊人次的比重、日平均工作量、处方合格率、处方划价准确率、各类检验结果的阳性检出率、治疗有效率、X 线甲级片率、尸检率等，这些指标基本上能反映在一定时期内医技科室诊断和治疗水平的高低。

二、其他有关的统计

其他有关的统计包括人力资源、医疗设施、收入与支出、资产与负债等，包括医院运行的各方面指标，由所管辖的部门完成统计后汇总至医院统计部门，由统计部门统一上报至卫生行政部门。

（一）人力资源统计

（1）卫生人员：指在医疗卫生机构工作的职工，包括卫生技术人员、乡村医生和卫生员、其他技术人员、管理人员和工勤人员。一律按支付年底工资的在岗职工统计，包括各类聘任人员（含合同工）及返聘本单位半年以上人员，不包括临时工、离退休人员、退职人员、离开本单位仍保留劳动关系人员和返聘单位不足半年人员。

（2）卫生技术人员：包括执业医师、执业助理医师、注册护士、药师（士）、检验技师（士）、影像技师（士）、卫生监督员和见习医（药、护、技）师（士）等卫生专业人员。不包括从事管理工作的卫生技术人员（如院长、副院长、党委书记等）。

（3）执业医师：指具有医师执业证及其"级别"为"执业医师"且实际从事医疗、预防保健工作的人员，不包括实际从事管理工作的执业医师。执业医师类别分为临床、中医、口腔和公共卫生。

（4）执业助理医师：指具有医师执业证及其"级别"为"执业助理医师"且实际从事医疗、预防保健工作的人员，不包括实际从事管理工作的执业助理医师。执业助理医师类别分为临床、中医、口腔和公共卫生。

（5）见习医师：指毕业于高等院校医学专业，尚未取得医师执业证书的医师。

（6）注册护士：指具有注册护士证书且实际从事护理工作的人员，不包括从事管理工作的护士。

（7）药剂师（士）：包括主任药师、副主任药师、主管药师、药师、药士，不包括药剂员。

（8）技师（士）：指检验技师（士）和影像技师（士）。包括主任技师、副主任技师、主管技师、技师、技士。

（9）检验师（士）：包括主任检验技师、副主任检验技师、主管检验技师、检验技师、检验技士，不包括检验员。

（10）其他卫生技术人员：包括见习医（药、护、技）师（士）等卫生专业人员，不包括药剂员、检验员、护理员等。

（11）其他技术人员：指从事医疗器械修配、卫生宣传、科研、教学等技术工作的非卫生专业人员。

（12）管理人员：指担负领导职责或管理任务的工作人员。包括从事医疗保健、疾病控制、卫生监督、医学科研与教学等业务管理工作的人员，以及主要从事党政、人事、财务、信息、安全保卫等行政管理工作的人员。

（13）工勤技能人员：指承担技能操作和维护、后勤保障服务等职责的工作人员。工勤技能人员分为技术工和普通工。技术工包括护理员（工）、药剂员（工）、检验员、收费员、挂号员等，但不包括实验员、技术员、研究实习员（计入其他技术人员），也不包括经济员、会计员和统计员等（计入管理人员）。

（二）医疗设施统计

（1）设备台数：指实有设备数，即单位实际拥有的、可调配的设备，包括安装的和未安装的设备，不包括已经批准报废的设备和已订购尚未运抵单位的设备。

（2）房屋建筑面积：指单位购建且有产权证的房屋建筑面积，不包括租房面积。

（3）租房面积：卫生机构使用的、无产权证的房屋建筑面积，无论其是否缴纳租金，均计入租房面积。

（4）业务用房面积：包括医院门急诊、住院、医技科室、保障系统、行政管理和院内生活用房面积。

（三）医院经费统计

（1）总收入：指单位为开展业务及其他活动依法取得的非偿还性资金。总收入包括医疗收入、财政补助收入、科教项目收入/上级补助收入、其他收入。

（2）财政补助收入：指单位从主管部门或主办单位取得的财政性事业经费（包括定额和定项补助）。

（3）业务收入：包括医疗收入和其他收入。

（4）医疗收入：指医疗卫生机构在开展医疗服务活动中取得的收入。包括挂号收入、床位收入、诊察收入、检查收入、化验收入、治疗收入、手术收入、卫生材料收入、药品收入、药事服务费收入、护理收入和其他收入。

（5）总费用/支出：指单位在开展业务及其他活动中发生的资金耗费和损失。包括医疗业务成本/医疗卫生支出、财政项目补助支出/财政基建设备补助支出、科教项目支出、管理费用和其他支出。

（6）业务支出：医院业务支出包括医疗业务成本、管理费用和其他支出。基层医疗卫生机构业务支出包括医疗卫生支出和其他支出。

（7）医疗业务成本/医疗卫生支出：指医疗卫生机构开展医疗服务及其辅助活动发生的各项费用，包括人员经费、耗用的药品及卫生材料费、固定资产折旧费、无形资产摊销、提取医疗风险基金和其他费用。

（8）人员经费支出：包括人员的基本工资、绩效工资、津贴、社会保险缴费等，但不包括对个人家庭的补助支出。基本工资指事业单位工作人员的岗位工资和薪级工资。

（9）医疗服务性收入：主要包括挂号收入、床位收入、诊察收入、治疗收入、手术收入、药事服务收入、护理收入。

（10）门诊病人次均医药费用：又称每诊疗人次医药费用、次均门诊费用。

（11）住院病人人均医药费用：又称出院者人均医药费用、人均住院费用。

第四节 医院常用统计指标的计算公式

医院很多统计指标都是按照比率来计算的，很多指标按照字面理解就能计算，但也有一部分指标需要根据一定的公式来进行计算，本节仅列举一部分医院常用统计指标的计算公式。

平均每日门（急）诊人次＝门诊人次数/工作日数＋急诊人次数/工作日数；

医师日均诊疗人次＝［报告期内诊疗人次数/同期平均执业（助理）医师数］/同期工作日；

门急诊住院率＝报告期内入院人数/（同期门诊人次＋同期急诊人次）×100％；

抢救成功率＝（抢救成功人次/抢救总人次）×100％；

治愈率＝治愈人数/（出院人数−其他人数）×100％；

好转率＝好转人数/（出院人数−其他人数）×100％；

未愈率＝未愈人数/（出院人数−其他人数）×100％；

死亡率＝死亡人数/（出院人数−其他人数）×100％；

入院三日确诊率＝入院三日确诊人数/（出院人数−其他人数）×100％；

无菌切口丙级愈合率＝（无菌切口丙级愈合人数/无菌切口人数）×100％；

手术并发症发生率＝（手术并发症发生人数/手术总人数）×100％；

手术前后诊断符合率＝（手术前后诊断符合人数/手术总人数）×100％；

临床与病理诊断符合率＝（临床与病理诊断符合人数/病理检查总人数）×100％；

门诊与出院诊断符合率＝门诊与出院诊断符合人数/（门诊与出院诊断符合人数＋门诊与出院诊断不符合人数）×100％；

入院与出院诊断符合率＝入院与出院诊断符合人数/（入院与出院诊断符合人数＋入院与出院诊断不符合人数）×100％；

门诊待查率＝门诊待查人数/（出院人数−其他人数）×100％；

入院待查率＝入院待查人数/（出院人数−其他人数）×100％；

出院待查率＝出院待查人数/（出院人数−其他人数）×100％；

实际开放总床日数（张）＝开放床位数×报告期日历日数；

平均开放床位数（张）＝实际开放总床日数/报告期日历日数；

平均病床工作日＝实际占用总床日数/平均开放床位数；

病床使用率＝（实际占用总床日数/实际开放总床日数）×100%；

病床周转次数（次）＝出院人数/平均开放床位数；

分科病床周转次数（次）＝（本科出院人数+转往他科人数）/本科平均开放床位数；

平均住院日（天）＝出院者占用总床日数/出院人数；

出院病人平均医疗费用（元）＝出院病人医疗总费用/出院人数；

出院病人平均药费（元）＝出院病人药费总额/出院人数；

门急诊人均医疗费用（元）＝门急诊总收入/门急诊人次数；

处方书写合格率＝抽查处方的合格张数/抽查处方总张数×100%；

检查阳性率＝报告期内发现阳性结果的病例数/同期接受检查的病例总数×100%；

药占比＝药品收入/（药品收入+医疗收入+其他收入）×100%；

耗占比＝医用耗材支出/医疗收入×100%；

医疗服务性收入占比＝医疗服务收入（医疗收入–药品收入–耗材收入–检查检验收入）/医疗收入。

参考文献

[1] 中华人民共和国国家卫生和计划生育委员会. 全国卫生资源与医疗服务调查制度 [R]. 2013.

[2] 刘爱民. 病案信息学 [M]. 北京：人民卫生出版社，2014.

[3] 王美筠. 医院统计学 [M]. 上海：复旦大学出版社，2013.

[4] 徐天和，吴清平. 医院统计学 [M]. 北京：中国统计出版社，2014.

[5] 罗爱静. 卫生信息管理学 [M]. 北京：人民卫生出版社，2017.

[6] 国家卫生健康委. 2019 中国卫生健康统计年鉴 [M]. 北京：中国协和医科大学出版社，2017.

[7] 王平根，罗文龙，韩丽珍，等. 新时代三级综合医院的医疗统计 [J]. 中国卫生统计，2019，36（4）：598–600.

[8] 陆瑜，司梁宏，刘子修，等. 药占指数的概念及其应用研究 [J]. 中国药房，2014，25（13）：1242–1244.

[9] 张少博，吴军. 医院管理实践中降低耗占比的可行路径 [J]. 医疗装备，2019，32（13）：64–66.

[10] 祁旺，翟飞，方娟，等. 运用 PDCA 提高医院手术统计准确性 [J]. 安徽卫生职业技术学院学报，2018，17（5）：1–3.

[11] 李湘. 论医院管理中如何发挥病案统计信息功能 [J]. 养生保健指南，2019（1）：199.

［12］ 王静. 统计工作在医院管理中的意义 ［J］. 中外健康文摘, 2010, 7 (14)：350-351.

［13］ 杨方娟. 医院管理中病案统计的价值 ［J］. 特别健康, 2018 (20)：278.

［14］ 秦博. 论医院统计信息在医院管理中的作用 ［J］. 当代医学, 2016, 22 (9)：22-23.

［15］ 苏平. 试信息化条件下开展医院统计工作的思考 ［J］. 中国保健营养, 2018, 28 (20)：329-330.

［16］ 张少博, 吴军. 医院管理实践中降低耗占比的可行路径 ［J］. 医疗装备, 2019, 32 (13)：64-66.

［17］ 吉科一. 医药价格改革对县级公立医院经济运行情况的影响分析 ［D］. 南京医科大学, 2016：1-71.

第三章

医院统计常用的分析方法

第一节　基本概念

一、总体和样本

总体（population）是统计研究所确定的客观对象，它是由客观存在的具有共同性质的许多单位组成的整体。例如，要调查研究某市的医疗运行情况，该市所有的医疗单位就组成一个总体。这些医疗单位尽管规模、实力、隶属关系等各不相同，但都是从事医疗活动的单位，至少在这一方面具有共同性，这种共同性也称同质性，是总体赖以形成的客观基础，也是总体的基本属性或特征。总体按其包括范围的大小，可以分为无限总体和有限总体。无限总体是指包括的单位很多，以至于呈无限的总体。例如，要研究医院住院病人，医院住院病人就是无限总体。有限总体规模和范围相对较小，是包括有限个单位的总体。例如，某市医疗单位组成的总体。社会经济统计中，大多数总体属于有限总体。

总体单位就是组成总体的各个单位，是各项统计数据的原始承担者，简称单位（unit）。要了解总体的数量特征，就要从一个一个的统计单位调查登记开始。例如，要调查研究某医院的医疗运行情况，该医院的每一个科室就是总体单位，只有从这些单位取得有关统计资料，才能汇总整理得到该医院的总体情况。

总体中的个体往往比较多，对总体中的所有单位进行观察常常费时、费力，难以实现。科学的方法是从总体中抽取少量有代表性的个体进行观察，由这些个体组成的部分称为样本（sample）。利用统计学知识，通过样本数据可以对研究总体的规律进行推断。

二、变量及变量值

研究者对每个观察单位的某项特征进行观察和测量，这种特征称为变量（variable），变量的测得值叫变量值（也叫观察值），也称为资料。按变量值的性质可将资料分为计量资料、计数资料和等级资料。计量资料指通过度量衡的方法，测量每一个观察单位的某项研究指标的量的大小，得到的一系列数据资料。例如某医院各个病区的床位数、医师数。计数资料指将全体观测单位按照某种性质或特征分组，然后再分别清点各组观察单位的个数得到的资料。例如患者的性别可以分为男性和女性两类。等级资料指介于计量资料和计数资料之间的一种资料，通过半定量方法测量得到。例如医院的等级从低到高可以分为一级、二级、三级。有时为了数据分析的方便，可以将一种类型的变量转化为另一种类型，但是变量只能由"高级"向"低级"转化，即计量资料——等级资料——计数资料，不能做反向转化。

三、参数和统计量

同一总体的个体彼此之间的差异具有一定的规律性。通常用变量取值的分布来全面反映这种规律性。参数（parameter）是根据总体个体值统计计算出来的描述总体的特征量，一般用希腊字母表示，例如总体均数，采用希腊字母记为 μ。统计量（statistic）是根据样本个体值统计计算出来的描述样本的特征量，如样本均数，采用拉丁字母记为 $\overline{X}$。统计量是参数附近波动的随机变量。总体参数一般是未知的。统计学抽样研究的目的就是由样本统计量推断总体参数。

四、误差

统计上所说的误差（error）泛指测量值与真实值之差、样本指标与总体指标之差。主要有以下两种：系统误差和随机误差。

1. 系统误差

在数据搜集和测量过程中由于仪器不准确、标准不规范等原因，造成观察结果呈倾向性的偏大或偏小，这种误差称为系统误差。系统误差具有累加性。

2. 随机误差

由于一些非人为的偶然因素使得结果或大或小，是不确定、不可预知的。其特点是随测量次数增加而减小。随机误差分为随机测量误差和抽样误差。随机测量误差指在消除了系统误差的前提下，由于非人为的偶然因素，对于同一样本多次测定结果不完全一样，结果有时偏大有时偏小，没有倾向性。这类误差可以通过实验设计和技术措施来消除或使之减少。抽样误差指由于抽样原因造成的样本指标与总体指标之间的差别。有抽样，抽样误差就不可避免。统计学上可以计算并在一定范围内控制抽样误差。

五、统计推断和假设检验

如果调查方法为抽样调查，那么通过样本计算出来的统计量可能存在抽样误差。为了分辨是否存在抽样误差，需要由样本信息对总体的特征进行推断，即统计推断（statistical inference）和假设检验（hypothesis testing）。在假设检验中，对所估计的总体提出一个假设，然后通过样本数据推断是否拒绝这一假设。其中一个假设为零假设，又称原假设，记为 H_0；另一个称为对立假设，又称备择假设，记为 H_1。

第二节　相对指标

一、相对指标的概念和作用

相对指标是将两个有联系的指标进行对比所得的比值来反映现象数量特征和数量关系的综合指标，相对指标也称相对数。

相对指标的主要作用有以下几个方面。

（1）说明总体内在的结构特征，为深入分析事物的性质提供依据。例如，分析一个地区不同等级的医院的结构，可以说明该地区的医疗条件；分析一家医院的各类统计指标，可以说明该医院的医疗运行状况。

（2）将现象的绝对差异抽象化，使一些不能直接对比统计的指标有共同的比较基础。例如，不同的科室由于工作内容不同，各项条件不同，不能直接对比。但是以计划指标为依据，计算计划完成情况的相对指标，就使它有了共同的比较基础，建立了直接的对比关系。

（3）说明现象的相对水平，表明现象的发展过程和程度，反映事物发展变化的趋势。例如，计算各类诊断符合率、无菌切口感染率等相对指标，可以反映一家医院的医疗水平；用发展速度可以揭示医院的发展变化趋势和方向等。

二、相对指标的种类

比较一定要有比较的标准（或比较的基础），也就是以什么数字进行对比的问题。随着分析目的的不同，可以有不同的比较标准，从而得到不同的相对数。例如，与计划数字对比，得到计划完成相对数；与总体数字对比，得到结构相对数；与同类型数字对比，得到比较相对数；与总体内另一部分数字对比，得到比例相对数；与不同时期的同一类数字对比，得到动态相对数；与有联系的总体数字对比，得到强度相对数。

这些相对指标说明不同的相对水平、不同的结构性质、不同的普通程度等，并被广泛运用于各种统计分析中。

三、相对指标的计算与分析

（一）计划完成相对数

计划完成相对数是将某一时期的实际完成数与计划数进行对比，反映计划执行情况。计算计划完成情况相对指标的基数是计划数，由于基数的表现形式有绝对数、相对数和平均数三种，因而计划完成相对数在形式上有所不同，但在计算方法上仍然以计划指标作为对比的基础或标准，一般用百分数表示。分别说明如下：

（1）计划数为绝对数时，计划完成程度计算公式为：

$$计划完成相对数（\%）= \frac{实际完成数}{计划数} \times 100\%$$

例：某医院 2019 年门诊量计划数为 250000 人次数，实际门诊量为 270000 人次数，则门诊人次数计划完成程度：

$$计划完成相对数（\%）= \frac{270000}{250000} \times 100\% = 108.00\%$$

计算结果表明，实际门诊人次数超额完成了 8.00%。

（2）计划数是相对数时，计划完成程度计算公式为：

$$计划完成相对数（\%）= \frac{实际完成的百分数}{计划规定的百分数} \times 100\%$$

计划完成相对数有两类指标：正指标和逆指标。对于正指标而言，计划完成程度若>100%，说明超额完成计划；若<100%，说明没有完成计划。比值越大，表明计划越好。对于逆指标而言，计划完成程度若>100%，说明没有完成计划；若<

100%，说明超额完成计划。比值越小，说明计划完成越好。

例1：某医院计划出院人数比上年上升9%，实际出院人数比上年上升10%，则出院人数计划完成程度：

$$出院人数计划完成相对数（\%）=\frac{（100\%+10\%）}{（100\%+9\%）}\times100\%=100.92\%$$

此指标为正指标，出院人数计划完成程度大于100%，说明超额完成计划。

例2：某医院预计门诊病人人均医疗费用比上年降低6%，实际人均医疗费用降低了5%，则人均医疗费用计划降低程度：

$$人均费用计划完成相对数（\%）=\frac{（100\%-5\%）}{（100\%-6\%）}\times100\%=101.06\%$$

此指标为逆指标，人均费用计划完成程度大于100%，说明没有完成计划。

（3）计划数是平均数时计划完成程度计算公式为：

$$计划完成相对数（\%）=\frac{实际完成的平均数}{计划规定的平均数}\times100\%$$

例：某医院计划要求门诊患者次均药品费用控制在140元/人，实际为200元/人。该病种人均费用的计划完成程度为：

$$门诊患者次均药品费用计划完成相对数（\%）=\frac{200}{140}\times100\%=142.86\%$$

计算结果表明，门诊患者次均药品费用实际比计划上升了42.86%。

（二）结构相对数

结构相对数是总体内某一部分数值与总体总量对比的比值，即求各组总量占总体总量的比重，一般用百分数表示，各组比重的百分数总和等于100%。它是用来反映总体内部的构成和类型特征。计算公式如下：

$$结构相对数（\%）=\frac{总体内某组总量}{总体总量}\times100\%$$

最常用的结构分析有下列几个方面：

（1）分析总体内部的各组结构，说明现象总体的性质和特征。例如，2019年某医院实有病床10000张，其中内科有2700张，占27%；外科有3000张，占30%；妇产科有1000张，占10%；儿科有500张，占5%。这就清楚地表明各科床位的构成情况，医院领导可以根据各科的实际情况合理调配床位，提高病床使用率。

（2）分析总体内部的构成情况变化，显示现象发展的变化过程。表3-1为某医院消化内科各病区的出院人数及其构成资料。

表 3-1　某医院 2017—2019 年消化内科各病区出院人数及其构成

病区	2017 年		2018 年		2019 年	
	出院人数（人）	占比（%）	出院人数（人）	占比（%）	出院人数（人）	占比（%）
消化内科一	3977	25.60	4048	24.87	3866	22.36
消化内科二	3757	24.19	3768	23.15	4210	24.35
消化内科三	3493	22.49	4231	25.99	4710	27.25
消化内科五	4307	27.73	4232	26.00	4500	26.03
合计	15534	100.00	16279	100.00	17286	100.00

从上表出院总人数的构成变化来看，虽然大多数病区每年的出院人数都在上升，但上升的幅度不同，所以出院人数所占比重也在发生变化。

（三）比较相对数

比较相对数是由不同单位的同类指标对比而确定的相对数，说明某一种现象在同一时间内各单位发展的不平衡程度。一般用倍数或百分数表示。计算公式如下：

$$比较相对数 = \frac{某地区（单位）的指标数值}{另一地区（单位）同一指标的数值}，或$$

$$比较相对数（\%） = \frac{某地区（单位）的指标数值}{另一地区（单位）同一指标的数值} \times 100\%$$

例：A 病区实有医师数 50 人，B 病区实有医师数 25 人，两者之比为：

$$两者医师数之比 = \frac{50}{25} = 2（倍）$$

表明 A 病区的医师数是 B 病区医师数的 2 倍。

分子分母可以互换：

$$两者医师数之比 = \frac{25}{50} = 0.5（倍）$$

表明 B 病区的医师数是 A 病区医师数的 0.5 倍。

以上是利用总量指标进行对比分析。比较相对指标也可以计算不同单位的同类指标的绝对差距。例如，以我国 2019 年国内生产总值（GDP）与同时期其他国家对比，可以说明经济上的差距。对于医院之间及医院内部各科室的分析，由于总量指标受规模大小、工作条件不同的影响，多采用质量指标来比较。例如，用病床使用率、平均住院日等相对指标来进行不同科室之间的对比分析，也可以将质量指标与标准值或标杆数据进行对比分析，使各家医院或医院内各科室有相同的比较标准和奋斗目标，进一步达到提高医疗质量的目的。举例见表 3-2。

表 3-2　某医院 A 病区与 B 病区平均住院日比较

| 年份（年） | 平均住院日（天） | | 比较 |
	A 病区	B 病区	
2017	10	10.9	-0.9
2018	9	9.3	-0.3
2019	8.4	8.1	0.3

（四）比例相对数

比例相对数是将总体内某一部分数值与另一部分数值对比所得到的相对数，反映有关事物之间的实际比例关系。比例相对指标的数值一般用系数或倍数表示。计算公式如下：

$$比例相对数 = \frac{总体中的某一部分的数值}{总体中另一部分的数值}$$

例：某医院 2019 年 12 月门诊患者手术人次为 5000 人次，住院患者手术人次为 25000 人次，则门诊患者手术人次数与住院患者手术人次数的比例关系是 1 : 5。

比较相对数与比例相对数的区别在于前者是不同总体之间的比较，后者是同一总体内不同部分之间的比较。

（五）动态相对数

动态相对数是将总体不同时期的同一类指标进行对比而计算出的比值，说明事物发展变化的程度，一般用百分数表示。通常将作为比较基础的时期称为基期，与基期对比的时期称为报告期或计算期。计算公式如下：

$$动态相对数 = \frac{报告期数值}{基期数值} \times 100\%$$

例：某病区 2017 年出院人数为 8000 人，2018 年为 10000 人，则报告期的出院人数与基期之比为：

$$出院人数变动程度（\%）= \frac{10000}{8000} \times 100\% = 125.00\%$$

表明报告期的出院人数比基期上升了 25.00%。

（六）强度相对数

强度相对数就是在同一地区或单位内，两个性质不同而有一定联系的总量指标数值对比得出的相对数，用来分析不同事物之间的数量对比关系，表明现象的强度、密度和普遍程度的综合指标。强度相对指标是一种特殊形式的相对数，一般以双重单位表示，是一种复名数。强度相对数有正指标、逆指标之分。正指标比值的大小与其反映的强度、密度和普遍程度成正比。逆指标与正指标正好相反，逆指标比值的大小与其反映的强度、密度和普遍程度成反比。对有些强度相对数，将其比式的分子分母互换，就可以实现正指标与逆指标的转变，其评价判别的意义相同。计算公式如下：

$$强度相对数 = \frac{某一指标的数值}{另一有联系的不同指标的数值}$$

例：某地区 2018 年总人口为 12802 千人，医疗机构床位数有 94735 张，则该地区每千人拥有的床位数为：

$$该地区每千人拥有的床位数 = \frac{94735}{12802} = 7.40 （床/千人）$$

四、正确应用相对指标的原则

应用相对指标分析医院医疗运行中各种现象的各方面联系和对比关系，必须注意以下原则。

1. 要注意统计数据的可比性

即用于对比的指标在涵义及包括范围、计算方法、计量单位、时间跨度等方面要保持一致。如果各个时期的统计数字因行政区划、组织机构、隶属关系的变更，或因统计制度方法的改变而不能直接对比的，就应以报告期的口径为准，调整基期的数字。

2. 要在科学分组的基础上运用对比分析指标

统计分组的一个重要任务在于划分医院医疗运行中各种现象的不同类型。它不但用于确定研究现象的同质总体，而且在现象总体中进一步依据分析任务要求，划分不同的各组或各部分，提供深入的分析研究。结构分析指标就是在这样分组的基础上来分析现象结构及其变化情况的。

3. 要把相对指标与总量指标结合起来运用

与总量指标相比，相对指标可以更进一步揭示现象联系和对比关系，但在另一方面掩盖了现象间绝对量上的差别。因此，在许多场合，利用相对指标进行统计分析时必须考虑到这个相对指标背后的绝对水平，结合运用才能充分说明被研究的现象和过程。

4. 要把各种相对指标综合应用

各种相对指标的具体作用不同，都是从不同的侧面来说明所研究的问题。为了全面而深入地说明现象及其发展过程的规律性，应该根据统计研究的目的，综合应用各种相对指标。这样可以比较、分析现象变动中的相互关系，更好地阐明现象之间的发展变化情况。

第三节　平均指标

一、平均指标的概念和作用

平均指标又称平均数，是统计中常用综合指标之一，它表明同类现象在一定时间、地点、条件下所达到的一般水平，是总体内各单位参差不齐的标志值的代表值，用于描述数据的集中趋势。平均分析法是统计分析的一种重要方法。常用的平均数指标包括算术平均数、几何均数、中位数等。

平均指标的主要作用有以下两方面：

（1）用来比较同类现象在不同单位、不同地区发展的一般水平，以反映各单位、各地区的工作成绩和质量。例如，评价不同科室或医院的医疗工作，如果用总量指标进行对比，因为受到规模大小不同的影响，不能说明问题。如果用平均指标即人均医疗费用、平均住院日等指标来进行比较，就可以较好地评价不同科室或单位的医疗运行状况。

（2）用来比较同一单位的同类指标的时间趋势。例如，将医院或科室历年平均住院日、病床周转次数等指标进行比较，可以反映医院或科室不同时期的工作效率。

二、算术平均数

算术平均数是计算平均指标的最常用、最基本的方法。用于反映一组呈对称分布的同质观察值的平均水平，简称均数，常用 $\bar{X}$ 表示样本均数，用 μ 表示总体均数。算术平均数的基本算式是总体的标志总量与总体单位数之比。计算公式如下：

$$算术平均数 = \frac{总体标志总量}{总体单位数}$$

计算算术平均数时分两种情况：

（1）在已知这两个总量指标资料时，可直接利用这个基本算式计算平均数。

（2）在未直接给出总体标志总量和总体单位数时，需要先分别计算出分子和分母。

根据基本算式的要求，有两种计算算术平均数的方法，即直接法和频率表法。

1. 直接法

依据现象总体的各个单位具体资料计算算术平均数，标志总量由各单位标志值的简单加总而来。这种用算术和求得标志总量计算的算术平均数称为简单算术平均数。计算公式如下：

$$\overline{X} = \frac{X_1 + X_2 + X_3 + \cdots + X_n}{n}$$

2. 频率表法

主要用于处理经分组整理的数据。设原始数据为被分成 K 组，各组中的值为 X_1，X_2，$\cdots$，X_k，各组的频数分别为 f_1，f_2，$\cdots$，f_k，加权算术平均数的计算公式为：

$$\overline{X} = \frac{X_1 \times f_1 + X_2 \times f_2 + X_3 \times f_3 + \cdots + X_n \times f_n}{f_1 + f_2 + f_3 + \cdots + f_n}$$

表 3-3　2019 年某医院各科室人均医疗费用

科室	人均费用（元）	出院人数（人）	总费用（元）
内科	6500	4000	26000000
外科	15000	5000	75000000
儿科	5000	1000	5000000
妇科	8000	1200	9600000
合计	10321.4	11200	115600000

表 3-3 中各科的人均费用乘以对应的出院人数，便可得到总费用，加总后以此数除以总人数，就是出院病人的人均费用。由此可见，平均数的大小不仅决定于总体各单位的标志值，同时也决定于各标志值的频数，频数的多少对其在平均值中的影响有权衡轻重的作用，故称为权数。

三、几何平均数

几何平均数（geometric mean，G）适合于原始观察值分布不对称，但经转化后呈对称分布的资料。医学中常用的抗体滴度资料观察值间常呈倍数关系，一般用几何均数表示平均水平。几何均数的计算方法也有两种，即直接法和频率表法。

1. 直接法

依据现象总体的各个单位具体资料计算几何平均数，由 n 个标志值的连乘积求 n

次方根而来。计算公式为：

$$G = \sqrt[n]{X_1 X_2 \cdots X_n}$$

2. 频率表法

对于频率表资料，可以通过以下计算方式计算几何平均数。

$$G = \log^{-1}\left[\frac{\sum f \log X}{\sum f}\right] = \log^{-1}\left[\frac{\sum f \log X}{n}\right]$$

四、中位数

中位数（median，M）是将原始观察值从小到大排序后居中的那个数，用于反映一批观察值在位次上的平均水平。中位数的计算方法也有两种，即直接法和频率表法。

1. 直接法

分两种情况，当样本量 n 为奇数时，中位数为

$$M = X^*_{\frac{n+1}{2}}$$

当样本量 n 为偶数时，中位数为

$$M = \frac{1}{2}\left(X^*_{\frac{n}{2}} + X^*_{\frac{n}{2}+1}\right)$$

2. 频率表法

对频率表的资料，可通过百分位数法近似计算中位数。百分位数（percentile，P）是一个数值，它将原始观察值分成两部分，理论上有 $x\%$ 的观察值小于 P_x。中位数即 P_{50}。对于频率表资料，百分位数 P_x 的计算公式为：

$$P_x = L + \frac{i}{F_{L+i} - F_L}(n \times x\% - F_L)$$

第四节　动态数列

一、动态数列的概念和作用

动态数列（time series）是在规则的、连续的时间间隔内，对同一指标（包括绝对数、相对数或平均数）进行测量所得到的数据序列，又称为时间序列。动态序列

通常以日、周、月、季、年等时间度量为周期来构造,最常用的是月度、季度和年度时间序列。

动态数列具有以下作用:

(1) 通过动态数列的编制和分析,可以从事物在不同时间上的量变过程中,认识现象发展变化的方向、程度、趋势和规律,为制定政策、编制计划提供依据。

(2) 通过对动态数列资料的研究,可以对某些现象进行预测。

(3) 利用不同的动态数列对比,可以揭示各种现象的不同发展方向、发展规律及其相互之间的变化关系。

(4) 利用动态数列,可以在不同地区或国家之间进行对比分析。

二、动态数列的种类

按照不同的角度,动态数列的分类类型有所不同。

按照动态数列中指标的类型,可以将动态数列分为以下几种:①总量指标动态数列,由总量指标构成的动态数列,如医院各年的入出院人数等。②相对指标动态数列,由相对指标构成的,如急危重症抢救成功率等。③平均指标动态数列,由平均指标构成的,如平均住院日等。例如,表 3-4 中入院人数和出院人数 2017—2019 年的变化情况是总量指标分析;平均住院日三年间的变化情况是平均指标动态数列;急危重症抢救成功率的变化是相对指标动态数列。

表 3-4　某医院 2017—2019 年部分医疗指标同期对比

指标	2017 年	2018 年	2019 年
入院人数(人)	29889	49394	53911
出院人数(人)	35137	45794	57371
急危重症抢救成功率(%)	99.5	99.6	99.7
平均住院日(天)	9.4	9.1	8.8

根据观测指标的特性,可以将医院时间序列分为以下类型:①时点时间序列,即从相同的时间间隔点测量的观测值形成的序列。如住院病人每天的在院人数、每年年末职工人数等。②时期时间序列,即相同时期间隔内累计值形成的序列。如每年的出入院人数。医院统计主要是分析时期时间数列。

三、动态数列的编制原则

编制动态数列的基本原则就是要使数列各项指标具有可比性。具体体现在以下几方面。

1. 时间长短应该相等

在时期数列中，由于各指标数值大小与时期长短有直接关系，因此，各指标所属时间不等，就难以直接比较。但这一原则也不能绝对化，有时为了特殊研究的目的，还要求编制时期不等的动态数列。时点数列因其指标只反映一定时点的状况，一般不要求时间长短相等。还须指出，时期数列和时点数列都存在指标与指标间距离，即所谓"时间间隔"，如果这种时间间隔相等，则更便于分析。例如表 3-5 显示的不同时期间隔的指标比较，1995—2004 年 10 年间的出院人数超过了 1980—1994 年 15 年间的出院人数；2005—2009 年 5 年间的出院人数更是超过了以往各个时期；2010—2014年 5 年间的出院人数达到了 2005—2009 年的 2 倍多；2010—2014 年 5 年间的出院人数也比同期增加了很多。这是由于 1995 年卫生部要求各级公立医疗机构要"优化医疗服务，缩短平均住院日，为患者提供优质、高效的医疗服务"，各级公立医院的平均住院日逐年缩短，加快了病床周转次数，使出院人数不断上升，提高了社会效益和经济效益。

表 3-5　某医院各时期的出院人数

年份（年）	1980—1994	1995—2004	2005—2009	2010—2014	2015—2019
出院人数（人）	22900	31860	35070	72000	150200

2. 总体范围应该一致

总体范围与指标数值有直接关系，如果总体范围有了变化，则指标数值须经过调整，使前后时间的数值能够进行比较。

3. 指标经济内容应该相同

不能就数量论数量，要对所要研究的经济内容进行质的分析，不同质的指标不能编制动态数列。

4. 指标计算方法、计算价格和计算单位应该一致

指标的计算方法有时也称为计算口径，如指标计算口径前后不一致，则难以进行比较；只有统一了计算口径，才能在指标的对比中正确反映实际情况。

四、动态分析指标

常用的动态分析指标主要有绝对增长量、发展速度与增长速度、平均发展速度和平均增长速度三类指标。

1. 绝对增长量

绝对增长量是把不同时期的数量加以比较，求得增长水平的绝对变动指标，说明事物在一定时期增长的绝对值。根据选择的基期不同，绝对增长量分为累计增长量和逐年增长量两类。累计增长量是报告期指标与基期指标之差，说明一定时期内的总增长量。逐年增长量是报告期与前一期指标之差。以出院人数为例，累计增长量是报告期出院人数和某一固定期出院人数相减的差额，说明一定时期内的总增长量；逐年增长量是报告期出院人数减去前一期出院人数的差值，说明出院人数逐年增加的数量。计算公式如下：

$$累计增长量：a_1 - a_0；a_2 - a_0；\cdots a_n - a_0$$

$$逐年增长量：a_1 - a_0；a_2 - a_1；\cdots a_n - a_{n-1}$$

2. 发展速度与增长速度

两者均为相对比，说明事物在一定时期内的变化情况。发展速度表示报告期指标的水平相当于基期（或前一期）指标的百分之多少或若干倍。增长速度表示的是净增长速度，为发展速度-1。根据选择的基期不同，可计算定基比和环比两种。定基比即报告期指标与基期指标之比。环比即报告期指标与前一期指标之比。计算公式如下：

$$定基比发展速度：\frac{a_1}{a_0}；\frac{a_2}{a_0}；\cdots \frac{a_n}{a_0}$$

$$环比发展速度：\frac{a_1}{a_0}；\frac{a_2}{a_1}；\cdots \frac{a_n}{a_{n-1}}$$

$$定基增长速度：\frac{a_1}{a_0} - 1；\frac{a_2}{a_0} - 1；\cdots \frac{a_n}{a_0} - 1$$

$$环比增长速度：\frac{a_1}{a_0} - 1；\frac{a_2}{a_1} - 1；\cdots \frac{a_n}{a_{n-1}} - 1$$

例：表 3-6 为某医院 2017—2019 年出院人数的变化情况，根据上述的计算公式，可以计算出发展速度和增长速度。

表 3-6　某医院 2017—2019 年出院人数动态数列分析

年份（年）	出院人数（人）	发展速度（%）		增长速度（%）	
		定基比	环比	定基比	环比
2017	52846	—	—	—	—
2018	57394	108.61	108.61	8.61	8.61
2019	59533	112.65	103.73	12.65	3.73

3. 平均发展速度和平均增长速度

这两个指标用于描述某现象在一个时期的平均变化。平均发展速度是发展速度的几何平均数。平均增长速度为平均发展速度−1。计算公式如下：

$$平均发展速度 = \sqrt[n]{\frac{a_1}{a_0} \times \frac{a_2}{a_1} \cdots \frac{a_n}{a_{n-1}}}$$

$$平均增长速度 = \sqrt[n]{\frac{a_1}{a_0} \times \frac{a_2}{a_1} \cdots \frac{a_n}{a_{n-1}}} - 1$$

根据计算公式，以表 3-6 为例，可以计算出 2017—2019 年某医院的平均发展速度 $= \sqrt[2]{\frac{57394}{52846} \times \frac{59533}{57394}} \times 100\% = 106.1\%$，平均增长速度为 6.1%。

五、动态序列分析方法

动态序列分析方法包括描述性时序分析和统计时序分析。

1. 描述性时序分析

描述性时序分析是通过直观的数据比较或绘图观测，寻找序列中蕴含的发展规律。描述性时序分析是人们在认识自然、改造自然的过程中发现的实用方法，具有操作简单、直观有效的特点，它通常是人们进行时间序列分析的第一步。

2. 统计时序分析

单纯的描述性时序分析具有很大的局限性，时间序列的复杂变化和随机性仅通过简单观察和描述往往无法总结其规律并进行预测和估计。从 20 世纪 20 年代开始，学术界利用数理统计学原理进行时间序列分析，分析时间序列内在的相关关系，即为统计时序分析。统计时序分析包括频域分析方法和时域分析方法两大类。

（1）频域分析方法：也称为"频谱分析"或"谱分析"方法，主要运用于物理学、天文学、海洋学、气象科学、电力工程和信息工程等领域。由于谱分析过程一般都比较复杂，不易掌握，分析结果比较抽象，不易直观解释，具有局限性，因此应用并不广泛。

（2）时域分析方法：主要是从序列自相关的角度揭示时间序列的发展规律，其具有理论完善、易操作、分析结果易于解释等优点，因此广泛应用于自然科学和社会科学的各个领域，成为时间序列分析的主流方法。

六、医院动态序列分析的应用领域

从医院管理的实际需求来看，医院动态序列分析至少可以应用于如下领域：

1. 预测与预报

预测是对事物未来发展趋势的预先推测或测定。根据过去和当前的数据对未来的数据进行预测预报，是统计分析的一项基本工作，也是管理与决策中执行目标计划的重要内容。

2. 季节调整

医院的经营活动和发展通常受到季节性的影响。为了正确评估季节性的影响，我们可以采用季节调整方法对动态序列进行调整，得到季节因子和调整后的序列，从而进一步展开统计分析与评价。

3. 重大事件或异常干预事件的影响分析

一些重大事件或异常干预事件可能会对动态序列产生影响。通常可以通过建立数学模型来对此进行研究。

第五节　统计指数

一、统计指数的概念

统计指数（Statistical index）又称指数法（Method of index number）。指数可以分为广义的和狭义的两种。从广义上说，凡是能说明同类现象在不同空间、不同时间，实际与计划对比变动的相对数等都称为指数。从狭义上说，指数是用来表明不能直接相加和不能直接对比的现象在不同时期的变动程度。例如，人们在生活中每天都要接触到许多商品的价格，不同商品的价格变化情况并不一致，有的上涨，有的下跌，就需要计算价格指数来反映这些商品价格的变动程度；同样，不同疾病的诊疗难度不同，指数法原理也能分析医院整体诊疗难度的变动程度。统计指数具有相对性、综合性、平均性三个特性。应用统计指数可以反映复杂的社会经济现象总体的综合变动程度，分析社会经济现象总变动中各个因素的影响，对多指标复杂社会经济现象的长时间变化趋势进行综合分析。本节讨论的是狭义的统计指数。

二、指数的种类

从不同的角度对指数进行分类，可以划分为不同的种类。

（1）按反映对象的不同，分为个体指数和总指数。个体指数是说明个别现象变动的相对数，如某病种的人均费用指数。总指数是说明总体范围内某种现象变动的相对数，如某医院出院病人人均费用指数等。

（2）按指数表明的现象性质不同，分为数量指标指数和质量指标指数。数量指标指数是反映数量指标变动程度的相对数，如门诊人次数指数。质量指标指数是反映质量指标变动的相对数，如病例组合指数（case mix index，CMI）等。

（3）按比较对象的不同，可以分为时间性指数、地区性指数和计划完成性指数。时间性指数反映的是现象在时间上的动态变化情况，即本章第四节所说的动态指数。地区性指数用于表示同一时间条件下不同地区、不同单位同一指标的对比情况，如同一年度河南省不同医院的出院人数指数。计划完成性指数用于比较同一地区、同一单位实际指标与计划指标对比的相对数，如某医院的实际住院患者人均费用与计划值之间的对比。

（4）按照计算方式的不同，可以分为简单指数和加权指数。简单指数各个项目的重要性即权数是一致的，又称不加权指数。加权指数则对各个项目赋予不同的权数，我们常用的疾病诊断相关分组（DRGs）分析方法中的各项指标就是典型的加权指数。

（5）按照采取基期的不同，可以分为定基指数和环比指数。

三、综合指数

统计研究的对象是总体。因此，从研究对象的范围来看，编制指数主要是指总指数，综合指数是总指数的基本形式。综合指数是将多种不能同度量现象的数值分别改变为能同度量的数值，然后进行对比，表明事物综合变动的指标。其主要特点是先综合而后对比。所谓同度量因素是指若干由于度量单位不同，不能直接相加的指标，过渡到可以加总和比较而使用的媒介因素，它能起到权数的作用。

关于同度量因素的时期固定问题，有众多观点，以拉氏指数公式和帕氏指数公式最具有代表性。拉氏指数公式的特点是将同度量因素固定在基期，帕氏指数公式是将同度量因素固定在报告期。对于同一资料，将同度量因素固定在报告期或基期内，计算结果并不一致。拉氏指数公式和帕氏指数公式如下：

拉氏指数公式：$\dfrac{\sum q_1 p_0}{\sum q_0 p_0}$（数量指标指数） 和 $\dfrac{\sum p_1 q_0}{\sum p_0 q_0}$（质量指标指数）

帕氏指数公式：$\dfrac{\sum q_1 p_1}{\sum q_0 p_1}$（数量指标指数） 和 $\dfrac{\sum p_1 q_1}{\sum p_0 q_1}$（质量指标指数）

下面分别按数量指标指数和质量指标指数阐明编制的具体方法。

1. 数量指标的综合指数

数量指标的综合指数是说明总体数量变量的指数。如某医院肾内科三个病种基期和报告期的出院人数与人均费用资料，见表3-7。

表3-7 某医院肾内科三个病种出院人数与人均费用资料

病种	出院人数（人）		人均费用（元）		医疗总费用（元）			
	基期 （q_0）	报告期 （q_1）	基期 （p_0）	报告期 （p_1）	基期 （$q_0 p_0$）	报告期 （$q_1 p_1$）	按基期费用计算的报告期总费用（$q_1 p_0$）	按报告期费用计算的基期总费用（$q_0 p_1$）
慢性肾脏病5期	881	1483	15473.3	16179.5	13631977.3	23994198.5	22946903.9	14254139.5
肾病综合征	708	767	13725.0	13206.3	9717300.0	10129232.1	10527075.0	9350060.4
肾炎综合征	490	546	12693.4	12778.9	6219766.0	6977279.4	6930596.4	6261661.0

三个病种的出院人数均有所升高，它们各自的升高程度可用个体指数表示。以 k_q 表示个体数量指数，则三个病种的个体数量指数依次为：

$$慢性肾脏病5期：k_q = \frac{q_1}{q_0} = \frac{1483}{881} = 168.3\%$$

$$肾病综合征：k_q = \frac{q_1}{q_0} = \frac{767}{708} = 108.3\%$$

$$肾炎综合征：k_q = \frac{q_1}{q_0} = \frac{546}{490} = 111.4\%$$

为了概括说明三个病种的出院人数的总体变动情况，就要计算出院人数总指数。由于这三个病种的诊疗方法不一样，因此不能直接相加计算出院总人数。但是从人均费用来衡量，它们都是同质的，只有量的差别，可以直接相加。如果将各病种的出院人数分别乘以它们的人均费用，成为总费用，就使各病种的衡量指标由不同的情况转化为同质异量的医疗总费用。按照拉氏指数公式和帕氏指数公式，计算公式如下：

拉氏指数：$\overline{k_q} = \dfrac{\sum q_1 p_0}{\sum q_0 p_0} = \dfrac{1483 \times 15473.3 + 767 \times 13725.0 + 546 \times 12693.4}{881 \times 15473.3 + 708 \times 13725.0 + 490 \times 12693.4}$

$= \dfrac{40404575.3}{29569043.3} = 136.6\%$

帕氏指数：$\overline{k_q} = \dfrac{\sum q_1 p_1}{\sum q_0 p_1} = \dfrac{1483 \times 16179.5 + 767 \times 13206.3 + 546 \times 12778.9}{881 \times 16179.5 + 708 \times 13206.3 + 490 \times 12778.9}$

$= \dfrac{41100710.0}{29865860.9} = 137.6\%$

按照拉氏指数，以基期的人均费用作为参考，三个病种的出院人数报告期比基期总上升了 36.6%，上升幅度介于三个病种的个体指数之间。按照帕氏指数，以报告期的人均费用作为参考，三个病种的出院人数报告期比基期总上升了 37.6%。上述两式计算结果由于采用了不同时期的同度量因素而各不相同，从理论上讲都有一定的经济意义。在实际应用中一般来讲，研究数量指标时，将同度量因素固定在基期质量指标上，这样计算结果能单纯反映数量的变动程度。因此，实际工作中通常采用拉氏指数来测定数量的综合变动。

2. 质量指标的综合指数

质量指标的综合指数医疗费用属于质量指标。医疗费用指数是最常见的质量指标指数。如某医院心内科三个病种基期和报告期的出院人数与人均费用资料，见表3-8。

表 3-8　某医院心内科三个病种出院人数与人均费用资料

病种	出院人数（人）		人均费用（元）		医疗总费用（元）			
	基期（q_0）	报告期（q_1）	基期（p_0）	报告期（p_1）	基期（$q_0 p_0$）	报告期（$q_1 p_1$）	按基期人数计算的报告期总费用（$q_1 p_0$）	按报告人数计算的基期总费用（$q_0 p_1$）
不稳定型心绞痛	532	471	35094.6	42483.0	18670327.2	20009493.0	22600956.0	16529556.6
心律失常	413	414	45145.9	42591.8	18645256.7	17633005.2	17590413.4	18690402.6
扩张型心肌病	134	126	32767.6	33714.1	4390858.4	4247976.6	4517689.4	4128717.6

三个病种的出院人数均有所增加，它们各自的增加程度可用个体指数表示。以k_p表示个体费用指数，则三个病种的个体费用指数依次为：

$$不稳定型心绞痛：k_p = \frac{p_1}{p_0} = \frac{42483.0}{35094.6} = 121.1\%$$

$$心律失常：k_p = \frac{p_1}{p_0} = \frac{42591.8}{45145.9} = 94.3\%$$

$$扩张型心肌病：k_p = \frac{p_1}{p_0} = \frac{33714.1}{32767.6} = 102.9\%$$

从个体指数而言，三个病种的人均费用变化程度并不一致，有的升高，有的降低。为了说明三个病种医疗费用的变动情况，就要编制价格总指数。不同病种的人均费用虽然都以货币单位计量，似乎可以直接相加，但由于这三个病种的病情和治疗方法不同，它们的人均费用相加也是无意义的。因此，也要通过同度量因素使之转化为可以相加的医疗费用指标。这里同度量因素是出院人数，并且要使同度量因素固定在某一时期，才能通过医疗总费用的对比说明人均费用的变动，类似于数量综合指数，即：

$$拉氏指数：\overline{k_p} = \frac{\sum q_0 p_1}{\sum q_0 p_0} = \frac{532 \times 42483.0 + 413 \times 42591.8 + 134 \times 33714.1}{532 \times 35094.6 + 413 \times 45145.9 + 134 \times 32767.6}$$

$$= \frac{44709058.8}{41706442.3} = 107.2\%$$

$$帕氏指数：\overline{k_p} = \frac{\sum q_1 p_1}{\sum q_1 p_0} = \frac{471 \times 42483.0 + 414 \times 42591.8 + 126 \times 33714.1}{471 \times 35094.6 + 414 \times 45145.9 + 126 \times 32767.6}$$

$$= \frac{41890474.8}{39348676.8} = 106.5\%$$

按照拉氏指数，以基期的出院人数作为参考，三个病种的人均费用报告期比基期总上升了 7.2%，上升幅度介于三个病种的个体指数之间。按照帕氏指数，以报告期的出院人数作为参考，三个病种的人均费用报告期比基期总上升了 6.5%。上述两式的计算结果由于采用了不同时期的同度量因素而各不相同。一般来讲，编制质量指标综合指数，要把作为同度量因素的数量指标固定在报告期数量指标上。

四、指数的因素分析

统计依据现象的因素联系来编制综合指数，同时也依据现象因素联系的关系编制出具有相互关系的若干指数组成指数体系，亦即若干个指数由于数量上的联系而形成一个整体，称为指数体系。例如，医疗总费用＝出院人数×人均费用，如果按指数形式表现，乘积关系仍然成立，即医疗总费用指数＝出院人数指数×人均费用指数，表明总量指标指数是由数量指标指数和质量指标指数这两个因素组成的。这些相互关联的指数体系，在数学上表现为相乘关系，反映客观现象的固有联系。因此，我们利用指数体系来分析现象因素的变动关系，分析现象总变动中的各个因素作用的方向和程度，从而探寻现象变动的具体原因。

第六节　差异性检验统计分析

在统计学中，差异性检验是假设检验的一种，用于检测组间是否有差异及差异是否显著的办法。目前常用的用于差异性检验的统计分析方法有 t 检验、方差分析、χ^2 检验、非参数检验共 4 种统计分析方法。其中 t 检验、方差分析、χ^2 检验是参数检验分析方法。

一、t 检验

t 检验亦称 Student t 检验。t 检验用于两组间计量资料的比较，应用条件：①当样本例数较小时，要求样本取自正态总体；②做两样本均数比较时，还要求两样本的总体方差相等。

t 检验分为以下三种类型：单样本 t 检验、配对样本 t 检验、两独立样本 t 检验。单样本 t 检验，即已知样本均数 $\overline{X}$（代表未知总体 μ）与已知总体均数 μ_0 的比较。配对样本 t 检验，简称成对 t 检验，适合于配对设计的计量资料。配对设计是将受试对象按一定条件配成对子，再随机分配每对中的两个受试对象到不同处理组。配对设计资料分三种情况：①对配成对子的受试对象分别给予两种不同的处理，其目的是推断两种处理的效果有无差别；②同一受试对象分别接受两种不同处理，其目的是推断两种处理的效果有无差别；③同一受试对象处理前后的比较，其目的是推断某种处理有无作用。配对样本 t 检验实质上等同于单样本 t 检验，配对设计的 t 检验研究的是差值的样本均数与理论上的差值总体均数的比较。两独立样本 t 检验又称成组 t 检验，适用于两独立样本均数的比较。这三类 t 检验的区别见表 3-9。

表 3-9　三类 t 检验比较

类型	已知条件	统计推断	检验条件	检验公式	自由度	设计形式
单样本 t 检验	$\overline{X} \neq \mu_0$	μ 与 μ_0 是否相等	样本来自正态分布	$\dfrac{\overline{X}-\mu}{S_X}$	$n-1$	单样本资料
配对样本 t 检验	$\overline{d} \neq 0$	μ_d 是否等于 0	差值来自正态分布	$\dfrac{\overline{d}-\mu_d}{S_d}$	对子数−1	配对设计
两样本 t 检验	$\overline{X_1} \neq \overline{X_2}$	μ_1 与 μ_2 是否相等	正态总体方差齐性	$\dfrac{\overline{X_1}-\overline{X_2}}{S_{X_1-X_2}}$	n_1+n_2-2	两独立样本资料

进行两小样本均数比较时，如果两总体方差不等，可使用数据变化或近似 t 检验（t' 检验）或非参数检验。

例：随机抽取某省 20 家三级医院和 20 家二级医院对 2019 年的病案首页质量进行评价（经正态性检验两组均符合正态分布且方差相等），三级医院和二级医院的病案首页评分（满分 100 分）结果见表 3-10。

表 3-10　2019 年某省三级医院和二级医院病案首页质量评分情况统计

医院	n	$\overline{X}$	S
三级医院	20	95.12	1.96
二级医院	20	93.47	2.05

按照两独立样本 t 检验统计量计算公式，计算可得：

$$t=\frac{\overline{X_1}-\overline{X_2}}{S_{\overline{X_1}-\overline{X_2}}}=\frac{95.12-93.47}{\sqrt{\dfrac{1.96^2+2.05^2}{20}}}=2.60$$

$$v=n_1+n_2-2=38$$

根据 t 值界值表，可得 $P<0.05$，故拒绝 H_0 检验。计算结果表明，某省三级医院的病案首页质量高于二级医院，差异有统计学意义。

二、方差分析

（一）方差分析的概念及应用条件

方差分析（analysis of variance，简称 ANOVA），是 R. A. Fisher 发明的，用于 3 个及以上总体均数差别的显著性检验。在方差分析中，人们关心的试验结果称为指标；

所要检验的对象称为因素或因子；因子的不同表现称为水平；每个因子水平下得到的样本数据称为观察值。例如，欲分析不同级别医院收治患者住院费用的差异，那么医院级别为因子，医院级别的一级、二级、三级是因子的 3 个取值，称为水平；每个因子水平下所得到的住院患者费用为样本的观测值。方差分析应用的条件为：①各样本是相互独立的随机样本，均来自正态分布总体；②相互比较的各样本的总体方差相等。方差分析的用途很广，按照因素个数的多少，方差分析可以分为单因素方差分析或多因素方差分析，常用的是基于完全随机设计资料的方差分析。

（二）方差分析的基本思路

根据变异的来源，将全部观察值总的离均差平方和及自由度分解为两个或多个部分，除随机误差外，其余每个部分的变异可由某些特定因素的作用加以解释。通过比较不同来源变异的方差，借助 F 分布做出统计推断，从而判断某因素对观察指标有无影响。

1. 总变异

全部观测值大小变异不同，这种变异称为总变异。总变异的大小可以用离均差平方和（sum of squares of deviations from mean，SS）表示，即各观测值 X_{ij} 与总均数 $\overline{X}$ 差值的平方和，记为 $SS_{总}$。总变异 $SS_{总}$ 反映了所有观测值之间总的变异程度。计算公式为：

$$SS_{总} = \sum_{i=1}^{g} \sum_{j=1}^{n_i} (X_{ij} - \overline{X})^2 = \sum_{i=1}^{g} \sum_{j=1}^{n_i} X_{ij}^2 - (\sum_{i=1}^{g} \sum_{j=1}^{n_i} - X_{ij})^2/N$$

自由度 $v_{总} = N-1$

2. 组间变异

各组由于水平不同，各组的样本均数 $\overline{X}_i$（$i = 1，2，3\cdots，g$）大小也不等，这种变异称为组间变异。其大小用各组均数与总均数的离均差平方和表示，记为 $SS_{组间}$，反映处理因素的作用和随机误差的影响，计算公式为：

$$SS_{组间} = \sum_{i=1}^{g} n_i (\overline{X}_i - \overline{X})^2 = \sum_{i=1}^{g} \frac{(\sum_{j=1}^{n_i} X_{ij})^2}{n_i} - (\sum_{i=1}^{g} \sum_{j=1}^{n_i} - X_{ij})^2/N$$

自由度 $v_{组间} = g-1$，g 表示组数

3. 组内变异

在同一组内，虽然每个对象所处的水平相同，但观测值仍各不相同，这种变异称为组内变异。组内变异各组均数与总均数的离均差平方和，记为 $SS_{组内}$，反映处理因素的作用和随机误差的影响，计算公式为：

$$SS_{组内} = \sum_{i=1}^{g} \sum_{j=1}^{n_i} (X_{ij} - \overline{X}_i)^2$$

$$自由度 \ v_{组内} = N - g$$

这三类变异的关系为 $SS_{总} = SS_{组间} + SS_{组内}$ ；$v_{总} = v_{组间} + v_{组内}$

4. 检验统计量

方差分析的统计量为 F 统计量，即组内均方与组间均方的比值。其中组内均方 $MS_{组内} = SS_{组内} / v_{组内}$ ，组间均方为 $MS_{组间} = SS_{组间} / v_{组间}$

$$F = \frac{MS_{组间}}{MS_{组内}}$$

$$v_1 = v_{组间}, \quad v_2 = v_{组内}$$

如果各组样本的总体均数相等，无处理效应，则组间变异应该同组内变异一样，只反映随机误差作用的大小，F 值接近 1。如果各组样本的总体均数不等，有处理效应，F 值明显大于 1。用 F 界值（单侧界值）确定 P 值。

例：随机抽取某机构不同年龄组男性受试者各 8 名，检测他们血糖水平含量（mmol/L），其结果如下：青年组为 5.00、4.85、4.93、5.07、4.95、4.78、5.18、4.89，中年组为 5.12、5.13、4.89、5.20、4.99、5.14、5.16、4.98，老年组为 5.70、5.76、5.60、5.70、5.55、5.40、5.53、5.50。比较不同组别血糖水平是否有差异。结果见表3-11。

表3-11　某机构不同年龄组男性受试者血糖水平统计

组别	n	$\overline{X}$	S
青年组	8	4.956	0.127
中年组	8	5.081	0.104
老年组	8	5.592	0.121

按照方差分析统计量计算公式，计算可得：

$$\overline{X} = 5.210$$

$$SS_{总} = 2.109$$

$$SS_{组间} = \sum_{i=1}^{g} n_i (\overline{X}_i - \overline{X})^2 = 8 \times (4.96 - 5.21)^2 + 8 \times (5.08 - 5.21)^2 + 8 \times (5.60 - 5.21)^2 = 1.818$$

$$SS_{组内} = \sum_{i=1}^{g} \sum_{j=1}^{n_i} (X_{ij} - \overline{X}_i)^2 = 0.291$$

$$F = \frac{MS_{\text{组间}}}{MS_{\text{组内}}} = \frac{1.818/2}{0.291/21} = 65.55$$

根据 F 值界值表，可得 $P<0.05$，故拒绝 H_0 检验。计算结果表明，该机构不同年龄组男性血糖水平，差异有统计学意义。

三、χ^2 检验

χ^2 检验是以 χ^2 分布为理论依据，用途颇广的假设检验方法。χ^2 检验主要用于计数资料之间的比较，主要有四个方面的用途：①检验频数分布的拟合优度；②比较两个或两个以上总体率的差异；③比较两个或两个以上总体构成比的差异；④分析交叉分类资料两属性间有无相关关系。

（一）χ^2 检验的相关概念和统计量基本公式

（1）实际频数（actual frequency）：是指各分类实际发生或未发生计数值，记为 A。

（2）理论频数（theoretical frequency）：是指按 H_0 假设计算各分类理论上的发生或未发生计数值，记为 T。

（3）设 A 代表某个类别的观察频数，T 代表基于 H_0 计算出的期望频数，A 与 T 之差（$A-T$）被称为残差。残差可以表示某一个类别观察值和理论值的偏离程度，但残差有正有负，相加后会彼此抵消，总和仍然为 0。为此可以将残差平方后求和，以表示样本总的偏离无效假设的程度，类似于方差的计算思想。残差大小是一个相对的概念，因此又将残差平方除以期望频数再求和，以标准化观察频数与期望频数的差别。

（4）χ^2 统计量：1900 年由英国统计学家 K. Pearson 首次提出，即 $\chi^2 = \sum \frac{(A-T)^2}{T}$。从 χ^2 的计算公式可见，χ^2 与以下两方面有关：① 观察频数与期望频数之间的接近程度。当观察频数与期望频数完全一致时，χ^2 为 0；观察频数与期望频数越接近，两者之间的差异越小，χ^2 值越小；观察频数与期望频数差别越大，两者之间的差异越大，χ^2 值越大。②自由度。自由度指取值不受限制的变量个数，而不是样本含量。例如，在两个变量的独立性检验中，若列联表为 h 行 k 列，则自由度为 $(h-1) \times (k-1)$。

（二）χ^2 检验的常见类型

χ^2 检验主要分为单个样本分布的拟合优度检验、独立样本 2×2 列联表资料的 χ^2 检验、$R \times C$ 列联表资料的 χ^2 检验、配对设计资料的 χ^2 检验四种类型。χ^2 检验拟合优度检验是根据样本的频率分布检验其总体分布是否等于其给定的理论分布。独立样本 2×2 列联表资料的 χ^2 检验用于检验两个相互独立的样本的总体分布是否相同。$R \times C$ 列联表资料的 χ^2 检验主要用于对多个样本的总体的频率或频率分布进行比较。配对设计资料的 χ^2 检验常用于检验配对设计下两种检验方法或两种培养基的阳性率是否有差别。四种类型的 χ^2 检验统计量都有专用的计算公式，具体如下：

1. 单个样本分布的拟合优度检验

$$\chi^2 = \sum_{i=1}^{k} \frac{(A_i - T_i)^2}{T_i}$$

若观察个数 n 足够大，χ^2 统计量近似服从自由度为 $k-1$ 的 χ^2 分布，如果计算 T_i 有 s 个总体参数是用样本估计量代替的，则自由度 $v = k - 1 - s$。

2. 独立样本 2×2 列联表资料的 χ^2 检验

（1）$n \geq 40$，$T \geq 5$ 时

$$\chi^2 = \frac{(ad - bc)^2 n}{(a+b)(c+d)(a+c)(b+d)}$$

a、b、c、d 代表四格表中每个格子中的实际频数。

自由度 $v = 1$

（2）$n \geq 40$，如果某个格子出现 $1 \leq T < 5$ 时，需进行校正。

$$\chi^2 = \frac{(|ad - bc| - n/2)^2 n}{(a+b)(c+d)(a+c)(b+d)}$$

（3）$n < 40$，理论频数 $T < 1$，采用 Fisher 确切概率法。

3. $R \times C$ 列联表资料的 χ^2 检验

$$\chi^2 = n\left(\sum_{i=1}^{R} \sum_{j=1}^{C} \frac{A_{ij}^2}{n_i m_j} - 1 \right)$$

A_{ij} 为每个格子的实际频数，n_i 和 m_j 分别与 A_{ij} 对应的第 i 行合计数与第 j 列合计数。

自由度 $v = $（行数 -1）$\times$（列数 -1）

如果有20%以上的格子的理论频数小于1或任一个格子的理论频数小于1，则应改用 $R \times C$ 表的 Fisher 确切概率法。

4. 配对设计资料的 χ^2 检验

（1）$b + c \geq 40$ 时

$$\chi^2 = \frac{(b - c)^2}{b + c}$$

$$自由度\ v = 1$$

b、c 为两种检验方法中结果不一致的部分。

（2）b + c < 40 时

$$\chi^2 = \frac{(|b - c| - 1)^2}{b + c}$$

四、非参数检验

（一）非参数检验的概念及应用条件

非参数检验（nonparametric test），简称非参检验，又称为任意分布检验（distribution-free test），这类方法并不依赖总体分布的具体形式，应用时可以不考虑研究变量为何种分布及分布是否已知，进行的是分布之间而不是参数之间的检验。非参数检验方法很多，本节主要介绍基于秩次的非参数检验。非参数检验适用于以下几种情况：①不满足正态和方差齐性条件的小样本资料；②总体分布类型不明的小样本资料；③一端或二端是不确定数值的资料；④单向（双向）有序列联表资料；⑤各种资料的初步分析。非参数检验的优点：①适用范围广；②受限条件少；③具有稳健性。缺点：①符合用参数检验的资料，如用非参数检验，会丢失部分信息；②虽然非参数检验计算简便，但有些问题的计算仍显烦冗。

（二）非参数检验的类型

1. 配对样本比较的 Wilcoxon 符号秩检验

配对样本比较的 Wilcoxon 符号秩检验（Wilcoxon signed rank test），亦称符号秩和检验，用于配对样本差值的中位数和 0 比较；还可用于单个样本中位数和总体中位数的比较。其统计量 T 值的计算步骤：依差值的绝对值从小到大编正秩和负秩，遇差值的绝对值相等值取平均秩，T_+ 为正秩和，T_- 为负秩和，取 T_+ 或 T_- 为 T 值，$T_+ + T_- = \frac{n(n+1)}{2}$。根据样本量 n 的大小，P 值的计算方法分两种：

（1）当 n≤50 时，查 T 界值表；当 n≤50 时，查 T 界值表。若 T 值在界值范围内，其 P 值大于表上方相应的概率水平；若 T 值在界值范围外，其 P 值小于表上方相应的概率水平；若 T 值恰好等于界值，其 P 值等于或者近似等于相应的概率水平。

（2）当 n>50 时，可采用正态近似法，计算 μ 值：

$$\mu = \frac{T - n(n+1)/4}{\sqrt{\dfrac{n(n+1)(2n+1)}{24} - \dfrac{\sum(t_j^3 - t_j)}{48}}}$$

t_j 为第 j 个相同秩的个数。

2. 两独立样本比较 Wilcoxon 符号秩检验

Wilcoxon 符号秩检验用于推断计量资料或等级资料的两个独立样本所来自的两个总体分布是否有差别。其统计量 T 值的计算步骤为：将两样本数据混在一起按数值由小到大编秩，若有相同数据，取平均秩；如果两个样本的样本量（样本例数小者为 n_1，样本例数大者为 n_2）不相等，取样本例数小者的秩次和为 T 值；若两个样本的样本量相等，可任取一个样本的秩和作为 T 值。根据样本量的大小，P 值的计算方法分两种：

（1）若 $n_1 \leqslant 10$ 和 $n_2 - n_1 \leqslant 10$ 时，查 T 界值表。

（2）当 $n_1 > 10$ 和 $n_2 - n_1 > 10$ 时，可采用正态近似法，计算 μ 值：

$$\mu = \frac{T - n_1(N + 1)/2}{\sqrt{\dfrac{n_1 n_2(N + 1)}{12} - \dfrac{\sum (t_j^3 - t_j)}{N^3 - N}}}$$

3. 完全随机设计多样本比较 Kruskal-Wallis H 秩检验

Kruskal-Wallis H 秩检验（Kruskal-Wallis H test）用于推断计量资料或等级资料的多个独立样本所来自的多个总体分布是否有差别。其统计量 H 值的计算步骤为：将多样本数据混在一起按数值由小到大编秩，若有相同数据，取平均秩；设各样本例数为 n_i，秩和为 R。

根据各样本是否存在相同秩，H 值的计算方法有两种：

（1）各样本数据不存在相同秩：

$$H = \frac{12}{N(N + 1)} \left(\sum \frac{R_i^2}{n_i} \right) - 3(N + 1)$$

（2）各样本数据存在相同秩：

$$H_C = H/C$$

$$C = 1 - \sum (t_j^3 - t_j)/(N^3 - N)$$

根据组数的多少，P 值的计算方法分为两种：

（1）样本组数为 3 且 $n_i \leqslant 5$ 时，查 H 界值表。

（2）若样本组数 >3 或 $n_i > 5$ 时，H 值的分布近似于自由度为组数-1 的 χ^2 分布。

第七节　直线相关分析

一、直线相关关系的概念

在自然界和社会中，如果用变量来代表不同的事物，则变量与变量之间有着各种各样的关系，概括起来可以分为两类：一类是确定性关系，也称为函数关系，给定一个自变量数值时便有一个相应的因变量数值。如圆的半径与面积的关系、出租车费用与里程的关系等。另一类是非确定性关系，也称为相关关系，指变量之间的不确定的相互依存关系。与通常的函数关系不同，相关变量间相互对应，不分主与从或因与果，对应于一个变量的某个数值，另一个变量可能有几个甚至许多个数值。如人的身高和体重，一般来说，身高者体重也大，但是具有同一身高的人体重却有差异。相关关系按照相关的表现形式，分为直线相关（或线性相关）和曲线相关（或非线性相关）。当一个变量每增（减）一个单位，另一个相关变量按一个大致固定的增（减）量变化时，称为直线相关，用于双变量正态分布资料；反之，相关变量不按固定增（减）量变化时，变量之间的关系可近似表现为曲线状（如抛物线、指数曲线、双曲线等），称为曲线相关。目前直线相关的应用较多。

二、直线相关的分类

由于客观事物的联系和变化复杂多样，变量之间的相关关系也有多种形式。

（1）按相关变量的多少，分为一元相关（也称单相关）和多元相关（也称复相关）。两个变量的相关关系称为一元相关，如医院门诊开放时间长短与门诊量的关系等。分析三个及以上变量之间的相关关系称为多元相关，如自费贵重药品的销售量、价格和病人及家庭成员收入之间的相关关系等。

（2）按变量变化的方向，分为正相关和负相关。相关的变量按同一方向变化，即一个变量由小到大或由大到小变化时，相关变量随之由小到大或由大到小变化，为正相关；相关变量按反方向变化，即一个变量由小到大变化，而另一个变量却由大到小变化，为负相关。

（3）按变量之间关系的密切程度，分为完全相关、不完全相关和不相关。当变量之间的依存关系密切到近乎函数关系时，称为完全相关（变量间变化趋势相同，则为完全正相关，变量间变化趋势相反则为完全负相关）。当变量之间不是一一对应的确定关系时，则为不完全相关。当变量间不存在依存关系，如当一个变量发生变动时，另一个变量不发生变动，或者发生不规则变动，就称为不相关或零相关。

将两个相关变量的取值在平面坐标图上标示出来，在统计上称为散点图，可以直观地显示出它们相关的形式。图 3-1 种体现了几种相关关系。

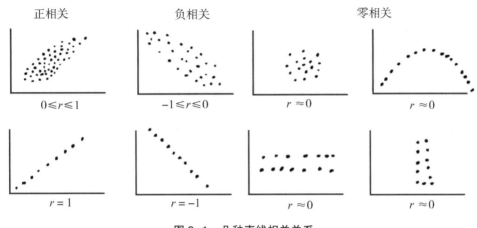

图 3-1　几种直线相关关系

三、直线相关系数

在统计上是以相关系数（correlation coefficient）作为反映变量之间相关关系的综合分析指标。直线相关系数又称积差相关系数（coefficient of product moment correlation）或 Pearson 相关系数，是用于说明相关的密切程度和方向的指标。

1. 相关系数的计算公式

$$r = \frac{\sum (X - \overline{X})(Y - \overline{Y})}{\sqrt{\sum (X - \overline{X})^2}\sqrt{\sum (Y - \overline{Y})^2}} = \frac{l_{XY}}{\sqrt{l_{XX} l_{YY}}}$$

该相关系数具有下列两个优点：

（1）它是一个系数，不受变量值水平和计量单位的影响，便于在不同资料之间对相关程度进行比较。

（2）相关系数 r 的数值有一定范围，即 $|r| \leq 1$。当 $|r| = 1$ 时，表示 x 与 y 变量为完全线性相关，也即为确定的函数关系；$r = 0$ 时，表示两变量不存在线性关系；当 $0<|r|<1$ 时，表示两变量存在不同程度的线性关系。由此，可以确定一个对相关程度评价的标准。通常认为：$0<|r| \leq 0.3$ 为微弱相关；$0.3 <|r| \leq 0.5$ 为低

度相关；0.5<｜r｜≤0.8 为显著相关；0.8<｜r｜≤1 为高度相关。

2. 相关系数的统计推断

调查方法为抽样调查时，通过样本计算出来的相关系数不为 0，可能存在抽样误差（即总体的相关系数 $\rho = 0$），也有可能实际上就真的存在相关关系（即 $\rho \neq 0$）。为了分辨是否为抽样误差，需要由样本信息对总体的特征进行推断，即统计推断和假设检验。相关系数检验方法最多见的为 t 检验，统计量为

$$t_r = \frac{|r - 0|}{S_r} = \frac{|r - 0|}{\sqrt{\dfrac{1 - r^2}{n - 2}}}$$

H_0 成立时，t_r 服从自由度为 $v = n-2$ 的 t 分布。

例：随机抽取某医院部分病区，并对所抽取病区 2019 年的病床周转次数和病床使用率进行统计（正态性检验结果显示两者均服从正态分布），统计结果见表 3-12。

表 3-12　某医院 2019 年部分病区的病床周转次数和病床使用率资料

病区	病床周转次数	病床使用率（%）
A 病区	85.9	167.9
B 病区	84.2	180.7
C 病区	95.1	157.2
D 病区	91.0	181.1
E 病区	58.6	126.5
F 病区	64.7	110.1
G 病区	54.8	135.3

按照相关系数的计算公式可得：

病床周转次数的平均数 $\overline{X} = \dfrac{85.9 + 84.2 + 95.1 + 91.0 + 58.6 + 64.7 + 54.8}{7}$

$$= 76.3$$

病床使用率的平均数

$$\overline{Y} = \frac{167.9+180.7+157.2+181.1+126.5+110.1+135.3}{7} = 151.3$$

$\sum (X - \overline{X})(Y - \overline{Y}) = (85.9 - 76.3) \times (167.9 - 151.3) + (84.2 - 76.3) \times (180.7 - 151.3) + (95.1 - 76.3) \times (157.2 - 151.3) + (91.0 - 76.3) \times (181.1 - 151.3) + (58.6 - 76.3) \times (126.5 - 151.3) + (64.7 - 76.3) \times$

$(110.1 - 151.3) + (54.8 - 76.3) \times (135.3 - 151.3) = 2201.5$

$\sum (X - \bar{X})^2 = (85.9 - 76.3)^2 + (84.2 - 76.3)^2 + (95.1 - 76.3)^2 + (91.0 - 76.3)^2 + (58.6 - 76.3)^2 + (64.7 - 76.3)^2 + (54.8 - 76.3)^2 = 1634.2$

$\sum (Y - \bar{Y})^2 = (167.9 - 151.3)^2 + (180.7 - 151.3)^2 + (157.2 - 151.3)^2 + (181.1 - 151.3)^2 + (126.5 - 151.3)^2 + (110.1 - 151.3)^2 + (135.3 - 151.3)^2 = 4631.5$

$$r = \frac{\sum (X - \bar{X})(Y - \bar{Y})}{\sqrt{\sum (X - \bar{X})^2} \sqrt{\sum (Y - \bar{Y})^2}} = \frac{2\,201.5}{\sqrt{1634.2} \sqrt{4631.5}} = 0.80$$

由于本次为随机抽样所得样本的数据，根据样本计算所得的 r 值需要进行 t 检验，以推断总体的 ρ 是否为0，按照 t 检验的计算公式可得：

$$t_r = \frac{|r - 0|}{\sqrt{\dfrac{1 - r^2}{n - 2}}} = \frac{0.80}{\sqrt{\dfrac{1 - 0.80^2}{7 - 2}}} = 2.98$$

根据 t 值界值表，可得 $P<0.05$，故拒绝 H_0 检验。计算结果表明，病床周转次数与病床使用率之间呈正相关，即病床周转次数越快，病床使用率就越高。

第八节　一元线性回归分析

回归（regression）分析是研究一个变量如何随另一些变量变化的常用方法。与相关关系不同，回归分析变量间分主与从或因与果。在回归分析中，我们把被估计或被预测的变量称为因变量或反应变量，常用 Y 表示。Y 所依存的变量称为自变量，或称解释变量，或称预测因子，常用 X 表示。回归分析根据实际资料建立的回归模型也有多种形式。按自变量的多少，可以分为一元回归模型和多元回归模型；按变量之间的具体变动形式，可以分为线性回归模型和非线性回归模型。把这两种分类标志结合起来，就有一元线性回归模型和一元非线性回归模型、多元线性回归模型和多元非线性回归模型。其中，一元线性回归模型是最基本的回归模型。

一、一元线性回归模型的形式

一元线性回归模型是用于分析一个自变量（x）与一个因变量（y）之间线性关

系的数学方程。其一般形式如下。

（1）总体数据的回归模型：$u_{y|x} = \alpha + \beta x$。其中 α 为截距（intercept），即直线与 Y 轴交点的纵坐标（$X=0$）。β 为斜率（slope），又称回归系数（regression coefficient）。$\beta > 0$，Y 随 X 的增大而增大（减小而减小）；$\beta < 0$，Y 随 X 的增大而减小（减小而增大）；$\beta = 0$，Y 与 X 无直线关系。$|\beta|$ 越大，表示 Y 随 X 变化越快，直线越陡峭。

（2）样本数据的回归模型：$\hat{Y} = a + bX$。其中 a 与 b 分别对应的 α、β 的估计值，$\hat{Y}$ 是与 X 对应的总体单位的估计值。

二、一元线性回归模型的适用条件

（1）线性（linear）：反映变量均数 u 与 X 间呈直线关系。

（2）独立（independent）：每一观察值之间彼此独立。

（3）正态（normal）：对于任何给定的 X、Y 服从正态分布。

（4）方差相等（equal variance）：对于任何 X 值，随机变量 Y 的方差相等。

三、一元线性回归模型回归参数的估计

一般只能通过样本数据得到回归模型中参数 α 和 β 的估计值 a 和 b，从而得到一个回归方程。a 和 b 的确定一般由最小二乘原则来确定。根据最小二乘原则，数学上可得到 a 与 b 的计算公式为：

$$a = \frac{\sum Y}{n} - b\frac{\sum X}{n}$$

$$b = \frac{n\sum XY - \sum X \sum Y}{n\sum X^2 - \left(\sum X\right)^2}$$

如果调查方法为抽样调查，通过样本计算出来的 b 不为 0，那么可能存在抽样误差（即 $\beta = 0$），也有可能实际上就真的存在回归关系（即 $\beta \neq 0$）。常用的对回归系数的检验方法为 t 检验，统计量为

$$t_b = \frac{|b - \beta|}{S_b} = \frac{|b - 0|}{S_b} = \frac{|b|}{S_b}$$

其中：S_b 为回归系数的标准误差。

$$S_b = \frac{s_{Y|X}}{\sqrt{\sum (X - \bar{X})^2}} = \frac{s_{Y|X}}{\sqrt{l_{XX}}}$$

$$S_{Y|X} = \sqrt{\frac{\sum (Y - \widehat{Y})^2}{n - 2}}$$

H_0 成立时，t_b 服从自由度 $v = n - 2$ 的 t 分布。

例：随机抽取某医院部分病区，并对所抽取病区的出院人数和重危病人抢救人数的资料进行统计，拟合回归模型，说明一元线性回归的分析方法，统计结果见表 3-13。

表 3-13　某医院部分病区出院人数和危重病人抢救人数统计

病区	出院人数（X）	危重病人抢救人数（Y）
A 病区	941	59
B 病区	976	53
C 病区	1332	51
D 病区	1251	43
E 病区	1348	87
F 病区	1494	144
G 病区	1559	138
H 病区	1684	128

按照 a 与 b 的计算公式：

$$b = \frac{n \sum XY - \sum X \sum Y}{n \sum X^2 - (\sum X)^2} = \frac{495369}{3899847} = 0.127$$

$$a = \frac{\sum Y}{n} - b \frac{\sum X}{n} = \frac{(59 + 53 + 51 + 43 + 87 + 144 + 138 + 128)}{8} - 0.127 \times$$

$$\frac{(941 \times 59 + 976 \times 53 + 1332 \times 51 + 1251 \times 43 + 1348 \times 87 + 1494 \times 144 + 1559 \times 138 + 1684 \times 128)}{8}$$

$$= -80$$

则以出院人数作为自变量，以危重病人抢救人数作为因变量，建立的一元线性回归模型为 $\widehat{Y} = -80 + 0.127X$，根据此回归方程可得 A、B、C、D、E、F、G、H 病区的危重病人抢救人数估计值依次为 39.5、44.0、89.2、78.9、91.2、109.7、118.0、133.9。

由于本次为随机抽样所得样本的数据，根据样本计算所得的 b 值需要进行 t 检验，以推断总体的 β 是否为 0，按照 t 检验的计算公式可得：

$$t_b = \frac{|b|}{S_b} = \frac{|b|\sqrt{\sum (X - \overline{X})^2}}{\sqrt{\dfrac{\sum (Y - \widehat{Y})^2}{n - 2}}} = \frac{0.127 \times 698.2}{28.4} = -3.125$$

根据 t 值界值表，可得 $P<0.05$，故拒绝 H_0 检验。计算结果表明，出院人数与危重病人抢救人数之间存在回归关系，如果增加 1000 个出院病人，由此推算出的重危病人抢救人数将增加 47 人。

第九节　统计估算和预测

一、估算和预测的意义

统计研究客观现象的数量表现，是以实际调查统计信息为基础的。但由于客观现象的复杂性，不可能也不必要都直接进行统计调查，这就需要运用统计方法进行科学的估算和预测，以完整地反映客观现象的多种数量关系。

医院统计的一个重要方面是对现象发展变化进行有科学根据的估算和预测。科学的统计估算和预测，就是以实际统计调查资料为基础，根据事物的联系及其发展规律，间接地推算和预计有关现象的数量关系与变化前景。科学的估算和预测既是统计搜集取得资料的方法，又是分析研究问题的方法，它是整个统计研究方法体系中的一个组成部分。从实际调查和科学估计的关系来看，估算和预测是建立在实际调查资料的基础上的，同时科学的估算方法又会使实际调查资料发挥更大的作用，说明更多的问题。所以两者是相互依赖、互为补充的，而不是互相对立的。

二、统计估算

在医院统计工作中，比较常用的统计估算方法有以下两种。

1. 预计分析法

预计分析法是指根据已实现的指标水平和预测期的时间长度，来推算这一时期即将实现的指标的一种短期预测方法，主要用于对计划完成程度进行预计分析。在使用此方法时需要注意，制订计划一般是基于往年的情况，没有考虑计划执行过程中可能产生的误差变化。

2. 比例推算法

一般方法是从某一时期实际资料中的一定比例关系来推算另一时期的有关资料。例如，某医院 2018 年 6 月的出院病人总费用为 500 万元，其中药费为 250 万元，占出院病人总费用的 50%，如果只有 2019 年 6 月出院病人的药费 260 万元，这时可以大略推算出该月出院病人总费用为：260/50% = 520（万元）。在应用比例推算法时，要特别注意推算依据的有关资料的同类性，也就是要考虑两个时期的医疗运行情况基本稳定，才能应用比例推算法。在某些场合，可以根据实际情况，经过周密的分析研究后做必要的订正调整。

三、趋势预测

趋势预测就是根据实际资料研究现象数量变化的规律，预测这些现象将来的发展趋势。

（一）时间数列影响因素的分解

时间数列中，各期水平是由错综复杂的多因素所决定的，这些因素一般可以分为两种类型。一种属于基本的因素，这些因素对于各个单位或各个科室起普遍的、长期的决定作用，而且它是沿着一个方向发生作用的。例如，要提高病床使用率、加快病床周转，其中加强医院管理、提高医疗质量等都属于基本的因素，它对所有单位或科室普遍发生作用，且作用的结果是使平均住院日逐渐缩短，工作效率不断提高。另一种属于偶然的因素，这些因素只起局部的、个别的、临时的、非决定性的作用，使事物的发展表现出不规则的变动。例如，受某些突发事件影响，这些作用是带有地区性的、时间性的，作用的结果是有的使病床爆满，有的又使病床使用率下降。当然这种因素分类也是相对的，从长期来看，这些偶然因素的个别影响将相互抵消，事物变化的总趋势是基本因素起作用的结果。因此，在变化纷繁的动态数列中隐存着一定的规律性。趋势预测的中心任务就是从这些表面杂乱的资料中探讨规律，作为预测未来的根据。

在具体的分析中，一般将时间序列的总变动分解为下列四种主要因素：长期趋势、季节变动、循环变动、不规则变动。长期趋势是指时间序列在一个长时期内的变动，若将其用图形表现，可得一长期趋势线。季节变动是时间序列由季节性原因而引起的周期性变动。循环变动是以年度记录的时间序列所表现出来的某种周期性变动。不规则变动是时间数列除去长期趋势、季节变动和循环变动之后留下来的变动。这四种因素的变化构成了事物在一定时期的变动。在对时间数列进行分析时，需要明确这四种类型因素变动的构成形式，即它们是如何结合及相互作用的。对此，通常有两种分解方式：加法模式和乘法模式。加法模式是假定四种变动因素是相互独立的，即时间数列各期发展水平是各个影响因素相加的总和。乘法模式是假定四种变动因素存在某种相互影响关系，互不独立。

（二）趋势预测分析方法

现象变化的规律性就其数量表现来说，总可以从其变化的增长量或增长速度显示出来。分析现象变化的特点，从动态数列中确定其数量增长的基本类型，再用合适的曲线对其变动的趋势加以描述，这样就能做到消除偶然因素的个别影响，呈现事物变化的规律性。因此，趋势预测又可以更具体地归结为这样两个问题：如何判断现象发展变化的基本类型，如何根据已有的资料配合合适的曲线来显示现象变动的趋势。目前趋势预测分析方法主要有 5 种。

1. 趋势外推法

趋势外推法是事物发展渐进过程的一种预测方法。常用的趋势外推法有：①直线曲线模型 $Y=a+bt$，时间与事物的发展呈线性关系；②指数曲线模型 $Y=ab^t$，时间与事物的发展呈指数增长关系。趋势外推法是根据历史资料的发展趋势，用时间序列中的 t 作为自变量，数列值 Y 作为因变量，按最小平方法原理，求出趋势模型中的 a、b 两参数，并用趋势模型进行外推预测。在用趋势外推法进行统计预测时，要注意续性原则和类推性原则。资料一般取 7 年或以上预测的结果更准确，在根据这两条原则预测时，还要注意两个方面：一是预测的现象本身要有较稳定的变动规律和较稳定的结构；二是要选择现象比较稳定的发展时期。趋势外推法的主要优点在于可以提示事物发展的未来，并定量地估计其功能特点。其存在的问题是：没有考虑到影响该数列变动的其他因素及其相互关系，也没有考虑到存在于时间数列中的季节变动特点。

2. 移动平均法

移动平均法（moving average method）是指根据时间序列资料逐项移动依次计算包含一定项数的序时平均数，形成一个序时平均数时间序列，据此进行预测的方法。移动平均法也叫滑动平均法，是一种最简单的适应模型，也是一种最古老的时间序列预测法。在利用移动平均法进行时间序列预测时，异常大和异常小的数据值将被修匀，异常数据将对移动平均值影响不大。移动平均法主要有一次移动平均法和二次移动平均法。设时间序列为 Y_1、Y_2、Y_t，一次移动平均数的计算公式为：

$$M_t^{(1)} = \frac{(Y_t + Y_{t-1} + \cdots + Y_{t-N+1})}{N} = M_{t-1}^{(1)} + (Y_t - Y_{t-N})/N$$

其中 $t \geqslant N$。二次移动平均法是在一次移动平均法的基础上，再进行一次移动平均。当时间序列没有明显的趋势变动时，可以采用一次移动平均法进行短期预测；当时间序列出现线性变动趋势时，可以采用二次移动平均法进行预测。移动平均法的主要优点是简便易行。其存在的问题是：①要保存的历史数据比较多，如果要预测的项目很多，就要保存大量的历史数据。②它对所有数据都同等看待，即对使用数据给予了相等权数，而从直观和经验上看，我们在预测时对离目前愈近的数据应该愈重视；它只能用于水平趋势的时间序列，当时间序列有某种明显的增加或减少的趋势时，移动平均法不能很快适应这种变化。③对于早期的历史资料考虑较少或根本不加以利用。

3. 指数平滑法

指数平滑法（exponential smoothing method）是一种对过去的实际值和预测值采用加权平均的方法来预测未来趋势值的一种预测方法。其基本思想是：预测值是以前观测值的加权和，且对不同的数据给予不同的权，对新数据给予较大的权，对旧数据给予较小的权。模型建立的原则：重视近期数据的影响，但也不忽视远期数据的作用，从而提高了预测精度。它改进了移动平均数的缺点。指数平滑法根据平滑次数不同，可分为以下 3 种。

（1）一次指数平滑法：

$$\widehat{Y}_{t+1}^{(1)} = \alpha Y_t + (1 - \alpha)\widehat{Y}_t^{(1)}$$

Y_t 为 t 期实际值，$\widehat{Y}_{t+1}^{(1)}$、$\widehat{Y}_t^{(1)}$ 分别为 $t+1$、t 期预测值，$0 < \alpha < 1$。

（2）二次指数平滑法：

$$S_t^{(2)} = \alpha S_t^{(1)} + (1 - \alpha)S_{t-1}^{(2)}$$

$S_t^{(1)}$ 表示时刻 t 的一次指数平滑。

（3）三次指数平滑法：

$$S_t^{(3)} = \alpha S_t^{(2)} + (1 - \alpha)S_{t-1}^{(3)}$$

$S_t^{(2)}$ 表示时刻 t 的二次指数平滑。

一次指数平滑法只适用于具有水平趋势的时间序列；二次指数平滑法适用于呈线性趋势的时间序列；三次指数平滑法适用于呈现为二次曲线趋势的时间序列。指数平滑法的主要优点是比较直观。不需要储存过去较多时刻的历史数据。在时刻 t 时，只需要知道实际值 Y_t 和本期预测值 $\widehat{Y}_t$ 就可以预测下一个时间的数值。指数平滑法需要注意以下问题：它只适合于影响随时间的延长呈指数下降的数据。平滑参数的确定：如果希望模型的灵敏度大些，让近期的影响更明显，α 应该大些；如果希望模型稳定些，不易受近期随机变动的影响，则 α 应小些。指数平滑法在时间序列变化平缓时进行预测，才具有较高的精度。

4. 自回归综合移动平均法（ARIMA）

ARIMA 是自回归移动平均混合模型（autoregressive integrated moving average）的简称。ARIMA 是多个模型的混合，包含了自回归、差分及移动平均三个组成部分。ARIMA 模型的基本形式：$ARIMA(p, d, q)(P, D, Q)_S$ 模型中 p、d、q 分别表示自回归阶数、差分阶数和移动平均阶数，P、D、Q 分别表示季节性自回归阶数、季节性差分次数和移动平均阶数；S 为季节周期，其数学表达式为 X_t。

$$\Phi(B)\Phi(B^S) W_t = C + \Theta(B)\Theta(B^S) u_t$$

其中，$W_t = \nabla_d \nabla_s{}^D X_t$，$t$ 表示时间；X_t 表示时间序列；B、B^S 分别表示非季节性和季节性的后移算子；$\Phi(B)$ 表示自回归算子，其多项式为：$\Phi(B) = 1 - \Phi_1 B - \Phi_2 B^2 - \cdots - \Phi_p B^p$；$\Theta(B^S) = 1 - \Theta_1(B^S) - \Theta_2(B^{2S}) - \cdots - \Theta_Q(B^{QS})$；$u_t$ 表示随机误差项；C 表示常数项。

ARIMA 建模是把含有趋势的序列通过差分后转换为平稳的序列，依据序列的特点来进行适当的差分。一般情况下，有三种差分方式：第一种为一阶差分就可以使序列平稳；第二种为多次差分才能使序列平稳；第三种差分为进行普通差分和周期性差分。对差分之后的平稳序列拟合 ARIMA 模型。

使用 ARIMA 的前提条件是时间序列必须是零均值的平稳随机序列，即在一个零均值水平附近保持均衡，没有明显的趋势。然而实际研究中的序列通常都是随着时间的变化表现出某种上升或下降趋势，从而构成非零均值的非平稳序列。对此，可以采用零均值化和差分的方法进行平稳化处理。其优点是：既吸取了回归分析的优点，又发挥了移动平均的长处，适用于任何序列的发展型态，具有适用范围广、实用性强、预测误差小的特点，是一种预测精确度较高的短期预测方法。建立 ARIMA 模型要求时间序列有 30 个以上的数据，且要求时间序列符合平稳性。对于变异较大的非平稳时间序列，可采用差分或对数转换的方法使其转化为平稳序列；对于有长期趋势或有周期变化的非平稳序列，可以对原序列进行一般差分以消除长期趋势，或进行季节差分，消除周期性影响，使得序列平稳化，再拟合 ARIMA 模型。其缺点是计算过程复杂，但可通过统计软件使之简易化。

5. GM（1，1）模型灰色预测法

GM（1，1）模型是用时间序列建立系统的动态模型，把一组离散的、随机的原始数据序列经过 1 次累加生成规律性强的累加生成序列，从而达到使原始序列随机性弱化的目的；然后对累加数据序列建模，最后进行一次累减还原成预测值。

设原始数据序列为：

$$X_0 = \{x_0(1), x_0(2), x_0(3), \cdots x_0(n)\}$$

进行一次累加生成数列：

$$X_1 = \{x_1(1), x_1(2), x_1(3), \cdots x_1(n)\}, \text{其中} x_1(k) = \sum_{i=1}^{k} x_0(i), k = 1, 2, 3 \cdots n$$

微分方程 $\dfrac{dx_1}{dt} + a x_1 = b$，称为 GM（1，1）模型。$\widehat{X}_1(k+1)$ 数列做累减还原，得原始数列 X_0 的估计值 $\widehat{X}_0(k+1)$ 数列：

$$\widehat{X}_0(k+1) = \widehat{X}_1(k+1) - \widehat{X}_1(k)$$

GM（1，1）模型需用后验差比值（C 值）和小误差概率（P 值）来检验灰色数列模型的可靠性。若两者拟合精度好（模型精度达到 1 级或 2 级），则模型可用于外推预测；若两者拟合精度不合格，则不可直接用于外推预测，须经残差修正后，再进行外推预测。其优点是：不需要大量样本和典型概率分布，仅需要少量的数据即可拟合，计算简便、适用性强、建模的精度较高，能较好地反映系统的实际情况，预测性能好。GM（1，1）模型要求数列呈单调上升或下降，无明显周期性、季节性变化，波动性不应该太大，适用于隐含着指数变化规律数列的中短期预测。

以上五种时间序列预测法都是广大医院统计人员和医院管理者在统计预测时常用的方法，如医院的月平均住院日、门诊量和日住院量等。每一种时间序列预测法各有优缺点，没有一种时间序列预测法能包罗万象，适用于所有情况。选择时间序列预测法的主要依据：①预测目的。如果对季节或月份数据进行预测，季节变动是一个不容忽视的因素，因此采用 ARIMA 是合理的。②资料的属性。如果掌握的资料是小样本，且隐含着指数变化规律，应该采用 GM（1，1）模型灰色预测法。③预测期限的长短。预测跨度的时间不同，预测方法的选择也不同。如对短期的药品材料库存量的预测，可选用移动平均、指数平滑等方法进行预测；若要进行长期预测，一般可选用趋势外推法等预测方法。④预测的精确程度。当需要预测的数据同时满足两种以上时间序列预测法的适用条件时，应选择预测误差最小的时间序列预测法。

参考文献

[1] 王美筠．医院统计学［M］．上海：复旦大学出版社，2013.

[2] 孙振球，徐勇勇．医学统计学［M］．北京：人民卫生出版社，2014.

[3] 徐天和，吴清平．医院统计学［M］．北京：中国统计出版社，2014.

[4] 全国统计专业技术资格考试用书编写委员会．统计业务知识［M］．4 版．北京：中国统计出版

社，2018.

［5］游晓平，邹志武．时间序列模型在月平均住院日预测中的应用及评价［J］．中国数字医学，2019，14（2）：29-31.

［6］李斌．基于灰色模型的某三甲医院门诊量与住院量预测［J］．中国病案，2019，20（6）：36-39.

［7］邓爱凤．GM（1，1）灰色模型在预测住院人次中的应用［J］．中国卫生统计，2010，27（6）：621-622.

［8］潘浩，胡家瑜，吴寰宇，等．GM（1，1）灰色模型和 ARIMA 模型在上海市手足口病发病率预测应用中的比较研究［J］．中华疾病控制杂志，2011，15（5）：445-448.

［9］邹沛霖．新疆地区猩红热流行特征分析及时间序列预测研究［D］．新疆医科大学，2019.

［10］梁景星．医院统计常用的 5 种时间序列预测法［J］．中国医院统计，2013，20（2）：117-119.

第四章

统计报表制度和统计报表

第一节　统计报表制度

统计报表制度是由政府主管部门根据统计法规以统计表格形式和行政手段自上而下布置，而后由企、事业单位自下而上层层汇总上报的统计报告制度。它的任务是经常、定期地收集反映国民经济、社会发展基本情况的资料，为各级政府和有关部门制订国民经济、社会发展计划，以及为检查计划执行情况服务。

统计报表按内容和实施范围，分为国民经济基本统计报表、专业统计报表和地方统计报表；按其填报的调查单位，分为全面统计报表和非全面统计报表；按报送周期长短，分为日报、旬报、月报、季报、半年报和年报；按报送方式，分为邮寄报表和电讯报表；按填报单位，分为基本统计报表和综合统计报表。统计报表制度中，对统计范围、统计指标、统计目录、计算方法、计算价格、报送期限等，均有明确规定。统计报表制度是统计调查方法体系中一种重要的组织方式，主要内容包括报表目录、报表表式和填报说明等。

一、统计报表制度的分类

统计报表制度可以分为：国家统计报表制度、部门统计报表制度、地方统计报表制度。

（一）国家统计报表制度

国家统计报表制度是各级政府统计部门实施国家统计调查项目的业务工作方案，由国家统计局制定，或者由国家统计局和国务院有关部门共同制定。

国家统计报表制度分为周期性普查制度、经常性调查制度和非经常性调查制度。

1. 周期性普查制度

周期性普查制度是国家统计报表制度的一个类型，是就我国社会经济发展的状况，由国务院组织，每隔一段时间进行一次普查的统计调查制度。

2. 经常性调查制度

经常性调查制度是国家统计报表制度的一个类型，是由国家统计局制定，或者由国家统计局与国务院其他部门共同制定，进行年度和定期（半年、季度、月度等）经常性统计的统计调查制度，现行经常性的统计调查制度共 30 项。

3. 非经常性调查制度

非经常性调查制度是国家统计报表制度的一个类型，是由国家统计局制定，或由国家统计局与国务院其他部门共同制定，在一定时期内持续实施或一次性实施的专项调查、试点调查等临时性统计调查制度。

（二）部门统计报表制度

部门统计报表制度是国务院有关部门实施部门统计调查项目的工作业务方案。如国家卫健委发布的《全国妇幼卫生统计调查制度》。

（三）地方统计报表制度

地方统计报表制度是指县及县以上地方人民政府及其部门实施地方统计调查项目的工作业务方案。

二、统计报表制度的管理

根据《中华人民共和国统计法》《部门统计调查项目管理暂行办法》等法律法规，统计报表制度需要相应的管理机构制定职责与权限，政府综合统计机构统一管理和协调国家统计调查制度、部门统计调查制度和地方统计调查制度，各个职能机构负责统计调查制度的落实。统计机构在制定调查制度前，必须根据调查组织的形式、调查的内容等，制定切实可行的调查管理原则事后监督体系。

统计报表制度遵循统一规范化的原则和要求，按照统一的统计标准，包括统计目录和统计编码等，以便于统计数据自动化处理，相互调用，实现统计信息共享，实现统计报表制度的标准统一。

三、统计报表制度的贯彻实施

统计报表制度制定完毕后，需要贯彻与实施。一般来说需要设立普查领导小组及办公室，制订相应的调查方案，组织实施普查工作。

组织实施普查工作，需要组织相应的统计调查指导员和统计员，确定统计调查对象，填报相应的统计调查表，然后对数据进行处理。各级统计部门通常采用的调查方法有全面调查、抽样调查和重点调查等。

四、统计报表制度的优点

通常来说，统计报表制度具有以下三个显著的优点。

（1）它是根据国民经济和社会发展宏观管理的需要而周密设计的统计信息系统。从基层单位日常业务的原始记录到包含一系列登记项目和指标，都可以力求规范和完善，使调查资料具有可靠的基础，保证资料的统一性，便于在全国范围内汇总、综合。

（2）它是依靠行政手段执行的报表制度，要求严格按照规定的时间和程序上报，具有100%的回收率；另外，填报的项目和指标具有相对的稳定性，可以完整地积累形成时间序列资料，便于进行历史对比和社会经济发展变化规律的系统分析。

（3）层层上报、逐级汇总的方式，可以满足各级管理部门对主管系统和区域统计资料的需要。

统计报表制度是一个庞大的组织系统。它不仅要求各基层单位有完善的原始记录和内部报表等良好的基础，还要有一支熟悉业务的专业骨干队伍。因此，它需要占用很大的人力和财力。要很好地发挥统计报表制度的积极作用，必须严格按照统计法规办事，实行系统内的有效监督和管理；报表要力求精简，既要防止多、乱、滥发报表，又要防止虚报、瞒报和漏报。这样才能保证统计数据的质量，降低统计的社会成本。《中华人民共和国统计法》第七条规定：国家机关、企业事业单位和其他组织以及个体工商户和个人等统计调查对象，必须依照本法和国家有关规定，真实、准确、完整、及时地提供统计调查所需的资料，不得提供不真实或者不完整的统计资料，不得迟报、拒报统计资料。第九条规定：统计机构和统计人员对在统计工作中知悉的国家秘密、商业秘密和个人信息，应当予以保密。

第二节　统计报表

统计报表是按统一规定的表格形式，统一的报送程序和报送时间，自下而上提供基础统计资料，是一种具有法定性质的报表。统计报表主要用于收集全面的基本情况。此外，有特定要求的临时性或区域性统计报表也常为重点调查等非全面调查所采用。按照性质和要求的不同，统计报表有如下几种分类。

1. 按报表内容和实施范围不同分类

分为国家统计报表、部门统计报表和地方统计报表。国家统计报表是国民经济基本统计报表，由国家统计部门统一制发，用以收集全国性的经济和社会基本情况；部门统计报表是为了适应各部门业务管理需要而制定的专业技术报表；地方统计报表是针对地区特点而补充制定的地区性统计报表，是为本地区的计划和管理服务的。

2. 按报送周期长短不同分类

分为日报、周报、旬报、月报、季报、半年报、年报、实时报等。周期短的，要求资料上报迅速，填报的项目比较少；周期长的，内容要求全面一些；年报具有年末总结的性质，反映当年中央政府的方针、政策和计划贯彻执行情况，内容要求更全面和详尽。

3. 按填报单位不同分类

分为基层统计报表和综合统计报表。基层统计报表是由基层企事业单位填报的报表，综合统计报表是由主管部门或部门根据基层报表逐级汇总填报的报表。

除此之外，各种类型的统计报表还具有以下要素：①表号、制定机关、批准机关、批准文号及有效期。②组织机构代码、填报单位、填报时间、填报人签名、单位负责人签名。③指标解释及计算公式、报表中各项间的逻辑关系。

以上要素中如果第 1 项不全的可视为非法报表。

第三节　现行卫生统计报表制度

统计报表制度并不是一成不变的，政府主管部门根据形势的发展变化不断地对统计报表制度进行修订。为适应深化医药卫生体制改革与卫生发展的需要，2010 年卫生部对 2007 年制定的《国家卫生统计调查制度》进行了全面修订。现行的卫生统计报表制度即《全国卫生资源与医疗服务调查制度》，是由原卫生部制定，国家统计局批准，从 2010 年 1 月起，执行月报表、季报表和实时报告表，并规定了报送的方式，即网络直报。2010 年，卫生部对 2009 年实施的《全国卫生资源与医疗服务调查制度》部分调查表进行了修订。

一、国家卫生统计制度

为适应深化医药卫生体制改革与卫生发展的需要，2010 年卫生部对 2007 年制定的《国家卫生统计调查制度》进行了全面修订。新版包括全国卫生资源与医疗服务调查制度、全国卫生监督调查制度、全国疾病控制调查制度、全国妇幼卫生调查制度、全国新型农村合作医疗调查制度等。

（一）全国卫生资源与医疗服务调查制度

主要调查卫生机构基本情况、医改措施落实情况、医疗机构运行情况、卫生人力基本信息、医用设备配置情况、出院病人情况、采供血情况等内容。共计 14 个调查表格（卫统表 1 至表 5）。其目的是为监测与评价医改进展和效果、加强医疗服务监管提供参考，为有效组织突发公共卫生事件医疗救治提供基础信息。这部分内容采用全面调查的方法，数据报送方式分逐级上报和网络报送两种。除诊所和村卫生室外，医疗卫生机构和地方各级卫生行政部门可登录"国家卫生统计网络直报系统"进行网络直报（卫统表 1-1 至表 1-10，卫统表 2 至表 4）。卫生人力基本信息、医用设备配置情况和卫生机构变动信息实行实时报告；医院出院病人、采供血情况实行季报。卫生机构有月报和年报两种报告期。

（二）全国卫生监督调查制度

全国卫生监督调查制度主要调查公共场所、生活饮用水、消毒产品、学校、职业病危害、放射工作单位的卫生管理、案件查处情况、传染病防治、医疗卫生、采供血案件查处情况等内容。共计 19 个调查表格（卫统表 6 至表 24）。其目的是全面掌握各地依据相关法律法规实施行政处罚的相关情况，加强卫生监督管理。这部分内容采用全面调查的方法，报告单位为各级卫生监督机构，数据报送方式为网络直报，报送日期为监督（结案、许可证变动）后 5 日内。

（三）全国疾病控制调查制度

全国疾病控制调查制度主要调查结核病、血吸虫病、地方病、职业病发病及防治工作情况，居民病伤死亡原因等内容。共计 27 个调查表格（卫统表 25 至表 35）。其目的是为制定疾病预防控制政策和规划提供依据。这部分内容采用全面调查的方法。数据报送方式分逐级上报和网络报送两种。结核病、血吸虫病、职业病为网络直报，地方病通过电子邮件或邮寄打印表格逐级上报。结核病、血吸虫病、职业病和地方病的报告频率有月报、季报、年报 3 种。居民病伤死亡原因实行年度网络直报，由开展死因统计的卫生局或疾病预防控制中心建立居民死因原始资料数据库，于次年 2 月 20 日之前将居民死因原始资料数据和人口数据导入卫生部死因统计报告平台。

（四）全国妇幼卫生调查制度

全国妇幼卫生调查制度主要调查孕产妇与儿童保健和健康、婚前保健、妇女常见病筛查、计划生育技术服务、孕产妇和 5 岁以下儿童死亡及出生缺陷监测、健康教育工作情况等内容。共计 15 个调查表格（卫统表 36 至表 46）。其目的是为制定妇女、儿童保健政策和规划提供依据。妇幼保健工作情况采用全面调查的方法，数据报送为逐级上报，报告期为年报。孕产妇和 5 岁以下儿童死亡及出生缺陷监测采用抽样调查的方法，数据报送为网络直报，报告期为月报、季报和年报。健康教育工作情况采用全面调查的方法，数据实行年报，于次年 2 月底以前以光盘或电子邮件方式报送中国疾病预防控制中心健康教育所。

2012 年《全国卫生资源与医疗服务调查制度》有一些新的变化，调查内容增加了药品网上采购情况（月报、年报两个调查表），精练了卫生机构调查表（由原来的 10 个减为 8 个，其中 7 个年报表、1 个月报表），细化了卫生人力基本信息调查表（增设 1 个村卫生人员调查表）和采供血情况表（调查表数由 1 个增加到 5 个，其中 1 个日报表、1 个月报表、3 个年报表），改出院病人调查表为住院病案首页和中医住院病案首页。调查表标号为卫统表 1 至表 6，共 20 个表格。

二、国家卫生统计信息网络直报管理规定

为提高网络直报数据质量，2007 年卫生部依据《中华人民共和国统计法》和《国家卫生统计调查制度》，制定《国家卫生统计信息网络直报管理规定》。

（一）各部门工作职责

网络直报遵循依法上报、统一规范、分级负责、属地管理的原则。卫生部统计信息中心负责全国卫生信息网络直报管理工作，包括制定技术规范及信息分类标准、网络直报平台及数据中心建设、网络直报工作督查与考核。省（市）级卫生行政部门负责管辖地区的网络直报管理，包括用户管理、数据收集、质量监控、数据传输、系统安全等。医疗卫生机构负责本单位统计信息的网络直报工作，包括数据录入、审核、分析和上报。

（二）网络直报工作制度

除诊所、卫生所、医务室和村卫生室外，所有医疗卫生机构和县（区、市）卫生局均为网络直报责任单位。责任单位的统计人员为直报人员。医疗卫生机构直报人员登录省级直报系统上报本单位数据。诊所、卫生所、医务室和村卫生室按属地管理原则向所辖县（区、市）卫生局报送电子或纸质数据，由县（区、市）卫生局登录省级直报系统代报数据。省级卫生行政部门将本地区数据传报至卫生部信息中心。直报方式可选择在线填报或离线录入、在线上传。直报时限分为年报、季报、月报和实时报告4类。不同的调查表执行不同的直报时限。

（三）网络直报的质量控制

（1）各级卫生行政部门建立健全统计信息数据库，数据中心使用统一的直报软件、统一的信息分类标准、统一的数据交换标准、统一的直报流程和管理制度。

（2）各级卫生行政部门建立网络直报工作考核制度、直报情况通报制度，定期督导检查，保证数据录入的完整性和准确性。医疗卫生机构直报人员发现上报数据有错，须在数据上传后3日内订正；各级卫生行政部门于报告期截止后5个工作日内完成数据订正；卫生部信息中心于报告截止日10个工作日内完成各地区上传数据的审核工作，退回错误数据。在规定时间内未上报数据（包括订正退回需补报的）的医疗机构名单，将在系统内予以公布。

第四节　常见的医院统计报表

现行医院统计报表是由卫生行政部门下发的有统一格式和内容的必须上报的法定报表。其报表类型、报送程序及报送时间均有具体的规定。

一、报送国家卫健委的报表

（一）医疗卫生机构年报表

根据国家卫健委卫生统计信息中心的要求，年报为每年1月中旬上报上一年度的数据，内容为医院运行的各类汇总数据。目前年报共有11项内容，包含基本情况、人员数、床位数、房屋及基本建设、设备、收入与支出、资产与负债、医疗服务、基本公共卫生服务、分科构成、其他，共10个报表。具体见附表1。

（二）全国卫生计生财务年报表

根据国家卫健委要求，全国卫生计生财务年报表为每年 2 月底之前上报上一年度的数据，报表内容涵盖医院的各类财务数据。2019 年度的全国卫生计生财务报表包含卫生健康机构预算收入支出表、卫生健康机构预算结转结余变动表、卫生健康机构财政拨款预算收入支出表、卫生健康机构预算支出明细表、卫生健康机构基本建设情况表、卫生健康机构基本情况总表、卫生健康机构财会人员基本情况表、医院资产负债表、医院本期收入费用盈余表、医院收入费用盈余表、医院收入费用明细表、医院净资产变动表、医院现金流量表、医院各科室直接成本表、医院临床服务类科室全成本分析表、医院基本数字表、医院经济指标分析表、医院大型医用设备统计表、卫生健康机构本期预算结余与本期盈余差异调节表共 19 个表。

（三）公立医院绩效考核表

1. 三级公立医院绩效考核表

为进一步深化公立医院改革，推进现代医院管理制度建设，经国务院同意，国家卫健委于 2019 年在全国启动三级公立医院绩效考核工作，绩效考核指标体系、标准化支撑体系、国家级和省级绩效考核信息系统初步建立，探索建立了绩效考核结果运用机制。到 2020 年，基本建立了较为完善的三级公立医院绩效考核体系。绩效考核指标由医疗质量、运营效率、持续发展、满意度评价等 4 个方面，共 55 个指标构成。2019 年上报的是 2016—2018 年三年的数据，自 2020 年后，每年需要上报上一年度指标，具体见附表 2。

2. 二级公立医院绩效考核表

在总结三级公立医院绩效考核工作经验的基础上，国家卫健委于 2019 年发布《关于加强二级公立医院绩效考核工作的通知》（国卫办医发〔2019〕23 号），通知中提出 2020 年在全国启动二级公立医院绩效考核工作，各省（区、市）结合实际，逐步将辖区内二级公立医院纳入绩效考核范围，考核工作按照年度实施，时间节点为 1 月 1 日至当年 12 月 31 日。考核指标由医疗质量、运营效率、持续发展、满意度评价等 4 个方面，共 28 个指标构成，具体见附表 3。

（四）临床路径考核表

临床路径管理工作是公立医院改革的重要内容，对于规范医疗行为、提高医疗质量、控制不合理医药费用具有十分重要的意义。2009 年以来，国家卫健委共印发 1 212 个临床路径，对推进临床路径管理工作、规范临床诊疗行为和保障医疗质量起到了重要作用。2011 年，为加强临床路径管理数据收集、分析工作，卫生部要求各医院通过中国临床路径网（http：//www.ch-cp.org.cn/），向临床路径管理信息网络直报系统上传 2009 年、2010 年、2011 年第一季度、2011 第二季度数据，上传内容包括医院的基本情况和单病种非特异性指标评估表，主要从医疗质量管理和控制指标、卫生经济学指标两大类指标对各医院的临床路径实施情况进行评估。

（五）临床重点专科评估表

为贯彻落实《中共中央国务院关于深化医药卫生体制改革的意见》，完善医疗服务体系，提高医疗服务能力，加强医院内部管理，规范专科医疗服务，原卫生部于 2010 年决定在全国开展国家临床重点专科评估试点工作。各申报医院根据卫生行政部门部署，结合本院实际，填写《国家临床重点专科评估试点申报书》，按规定及时向所在地省级卫生行政部门提出申请。卫健委根据医院填表从专科基本情况、技术队伍情况、医疗服务能力和水平、人才培养、科研情况、设备及配套等方面对医院的临床专科情况进行评估。

（六）季报

季报主要就是出院病人调查表，内容为出院病案首页。按照国家要求，季报为每个季度第一个月 15 日之前上报。

（七）月报

月报的主要内容类似于年报，只不过内容比年报内容少。按照国家要求，月报为每个月 15 日之前上报。具体见附表 4。

（八）人力实时报

人力实时报主要在医疗机构调入或调出人员时对人员的信息进行实时登记。具体见附表 5。

（九）设备实时报

设备实时报主要在设备购进、调出或报废 1 个月内上报。具体见附表 6。

二、报送省卫健委的报表

不同地区，根据当地卫健委的要求，会报送不同的报表。例如，为切实加强河南省三级医院科学管理，引领全省医院实现又好又快发展，原河南省卫生厅于 2013 年研究决定对全省三级医院"十大指标"实施宏观监管和考核，要求各三级医院于每月 8 日前，将上月"十大指标"的运行情况上报原河南省卫生厅。十大指标对"床位规模设置、利用科学合理""临床医、护人员配置满足医疗需求""诊疗服务快捷、优质、高效""医院管理及医疗内涵质量持续改进和提高""医疗安全管理科学""药品收入比例得到控制并保持适宜水平""公共卫生及指令性医疗救治任务完成良好""医院经济运行科学规范""实施'五大工程'有力有效""党风行风、医德医风建设成效显著"十个方面进行评价，具体见附表7。

三、报送国家疾控中心的报表

（一）传染病报表

传染病报告实行属地化管理。实行首诊医生负责制，医院内诊断的传染病病例的报告卡由首诊医生负责填写，由医院预防保健科的专业人员负责进行网络直报。在发现甲类传染病和乙类传染病中的肺炭疽、严重急性呼吸综合征等按照甲类管理的传染病患者或疑似患者时，或发现其他传染病和不明原因疾病暴发时，应于2小时内将传染病报告卡通过网络报告。对其他乙、丙类传染病患者、疑似患者和规定报告的传染病病原携带者，应于诊断后24小时内进行网络报告。

（二）心血管、肿瘤报表

医院对门诊和住院的心血管疾病、恶性肿瘤、神经系统良性肿瘤患者的基本信息及诊断信息等进行上报。要求收集病例集中的医院最长上报间隔不能大于两周，每两周上报一次登记病例，病例少的医院也不能超过1个月的间隔。

（三）死亡报表

各医院对发生在院内死亡且死因明确的病例由临床医生按照要求于当天填写《居民死亡医学证明书》，对死亡原因不明的开展死因推断，并填写《居民死亡医学推断书》。医疗机构的相关工作人员在开出《居民死亡医学证明书》或《居民死亡医学推断书》7日内进行网络直报。

四、院内报表

院内报表分为月报、季报和年报。主要从医院的工作量（门急诊人次、出入院人数、手术台数、CMI）、工作效率（病床周转次数、平均住院日、床位使用率等）、工作质量（死亡人数、低风险组死亡率、三四级手术占比、疑难重症手术占比）等方面进行评价。统计报表填报时间的要求包括：日报次日10时前报出，月报次月3日前报出（遇节假日顺延），季报次月15日前报送，年报1月15日前报出。

参考文献

[1] 刘爱民.病案信息学［M］.北京：人民卫生出版社，2014.

[2] 王美筠.医院统计学［M］.上海：复旦大学出版社，2013.

[3] 徐天和，吴清平.医院统计学［M］.北京：中国统计出版社，2014.

［4］罗爱静. 卫生信息管理学［M］. 北京：人民卫生出版社，2017.

［5］陆雄文. 管理学大辞典［M］. 上海：上海辞书出版社，2013.

［6］中华人民共和国卫生部. 2010 国家卫生统计调查制度［M］. 北京：中国协和医科大学出版社，2010.

疾病诊断相关分组（diagnosis-related group，DRG）是依照国际疾病诊断分类标准（ICD-10）将疾病按诊断、年龄、性别等分为若干组，每组又根据病情轻重程度及有无并发症、合并症，是否手术等确定疾病诊断相关分类标准，从疾病复杂程度、诊疗方式、医疗资源消耗三方面分析，是客观地将住院病人分类和分组的方法。通俗地说，DRG 通过一个分组工具，把疾病分出 N 类疾病组，并产出 N 个数据指标。我国各地在使用 DRG 过程中，只有在 DRG 涉及复数时，才会加上"s"，而所有谈到DRG 的体系、设计和管理都不加"s"。

第一节　DRG 简介

一、DRG 的前世今生

（一）DRG 理念的由来

DRG 原产于美国，关于 DRG 的起源，大概可以追溯到 20 世纪 20 年代医疗服务当中的一个实际性问题，即"如何比较医疗服务提供者的优劣，以便患者、管理者做出适当的选择"。回答这个问题最大的困难在于不同的医疗服务提供者之间收治病人的数量和类型不同，难以直接比较。为了应对这个难题，产生了"病例组合（case mix）"的概念。病例组合将临床过程相近和（或）资源消耗相当的病例分类组合成为若干个组别，组与组之间制定不同的"权重（weight）"反映各组的特征。于是，同组之间的病例可以直接比较，不同组的病例经过权重调整后也可以进行比较。至20世纪60年代，涌现出多种有风险调整功能的病例组合工具，在医疗服务管理中应用最为广泛的是DRG。

1967年美国耶鲁大学管理学院和卫生学院的 Robert B. Fetter 及其团队率先归纳出一种新型的住院患者病例分组，取名为DRG。该方法基于患者的病历资料，使用聚类分析方法将临床特征和医疗资源消耗情况相似的患者分为同一组，根据各组的权重对医疗服务提供者进行比较。

在DRG研究前期，主要是依据医疗费用和住院时间从临床过程相对单纯的疾病（如自然分娩和剖宫产术）进行研究，随后扩展到其他复杂类型的疾病和操作，逐渐形成完整的DRG系统。然而，哪些因素诱发和催生了DRG的快速发展？首先是快速增长和逐渐失控的医疗开支。20世纪70年代后期，美国新泽西州率先将DRG作为医保支付方式进行应用。1983年美国最大的医保机构，联邦政府管辖的Medicare（以65岁以上老人为主体）的住院医疗费用从1967年的30亿美元上涨到1983年的370亿美元，呈现出每年17%的指数增长趋势，如果不采取措施，政府将面临沉重的财政负担，因此改革使用疾病诊断相关分组预付制（diagnosis-related groups prospective payment system，DRG-PPS），运用于新生儿、分娩、剖宫产、严重新生儿问题、心绞痛、心力衰竭、特殊脑血管疾病、肺炎、精神病、髋关节或膝关节置换的疾病分组，有效控制了医疗费用快速增长。同时，美国的商业保险公司也把DRG或按病例付费纳入支付合同医院的众多手段之中。DRG的医保支付从根本上颠覆了医疗领域长期实行的"按服务项目付费，（不论对错）多做多得"的传统概念。数据表明，美国Medicare受保人的平均住院天数从1982年的10.2天降低到2012年的5.2天。医保机构运用DRG医保付费这个杠杆撬动医院提高医疗诊治效率，减少重复诊治、过度诊治、无效诊治甚至错误诊治行为，将住院时间压缩到最短天数。除此之外，DRG也被用于医疗服务绩效管理过程，美国的国际医疗质量指标体系（international quality indicators project，IQIP）采用DRG进行医疗质量的评价和比较，对住院患者死亡率、非计划再入院率等指标进行标准化，增加可比性，更加准确地反映医疗机构在医疗质量方面的差异。

（二）DRG在国际上的应用

DRG的创立和实施是革命性的。尽管DRG起源于美国，但是病例组合作为一种普遍分析临床差异的测量方法迅速被澳大利亚和欧洲所采用（首先是法国、葡萄牙和比利时，其次是爱尔兰、西班牙、意大利和英国、瑞典、芬兰、丹麦，最后是奥地利、德国和荷兰）。瑞典斯德哥尔摩从1992年开始逐步引入美国的DRG作为医疗保险付费依据。到 1997 年，在美国 DRG 的基础上，瑞典、丹麦、挪威、芬兰、冰岛 5 国形成了北欧 DRG，立陶宛、爱沙尼亚等波罗的海沿岸国家也采用 DRG。非欧共体成员国如瑞士也接受了病例组合方式。病例组合这种理论在东欧国家特别是匈牙利、俄罗斯、罗马尼亚和斯洛伐克也同样得到了认可。目前全世界应用 DRG 的国家已经超过 50 个。部分国家引入 DRG 及实施医保支付制度的时间见表 5-1。

表 5-1　部分国家引入 DRG 及实施医保支付制度的时间

国家	引入年份	实施年份	国家	引入年份	实施年份
美国	1967	1983	中国	1989	2011
英国	1986	2003	比利时	1990	1995
澳大利亚	1988	1993	丹麦	1990	2002
法国	1982	2003	西班牙	1992	1996
加拿大	1983	1993	德国	1993	2003
葡萄牙	1984	1997	意大利	1994	1995
瑞典	1985	1997	新加坡	1997	1999
匈牙利	1988	1993	韩国	1997	2002
芬兰	1987	2000	日本	1998	2003
瑞士	1989	2002	荷兰	2000	2005

1. 美国版 DRG

第一代 DRG 由耶鲁大学的 Mill 等人经过 10 年的研究于 1976 年完成，研究资料来自新泽西州、康涅狄格州及宾夕法尼亚州 169 所医院 70 万份病例总结，确定 4 条基本原则制定 DRG 分组：①定义 DRG 的患者特征信息可以常规获取；②选择涵盖所有病种且易于管理的病种组数；③每一个组具有相似的资源消耗强度；④每个组的病例临床特征相似，易于临床医生理解和开展工作。

美国制定 DRG 分为 4 个基本步骤：①基于学科或解剖系统进行分组。耶鲁大学 20 世纪 70 年代建立了 23 个主要诊断分类组（major diagnosis categories，MDC），后期增加了 HIV 和创伤，现为 26 个 MDC。②区分手术和内科操作。③分别对手术及内科操作下的程序进行分层。④把影响操作分层及费用的其他因素（如并发症、合并症、年龄、出生体重等）纳入分析。基于以上基本步骤，耶鲁大学研发出第一版的 DRG 系统，之后美国纽约、3M 公司等地区和机构对 DRG 进行不断地进行完善及调整，形成了多个版本的 DRG 系统。

从时间和管理上看，美国 DRG 主要有 3 个版本，分别为 1983 年至 2000 年的美国医疗保健财务管理局 DRG 系统（HCFA-DRGs）、2001 年至 2008 年美国医疗保险与医疗救助服务中心 DRG 系统（CMS-DRGs）、2008 年至 2018 年的医疗照顾保险（medicare severity DRGs，MS-DRGs）。从前期各方 DRG 系统设计来看，包括了 492 种 MS-DRGs、1 170 种优化版 DRGs（refined-DRGs）、617 种全人群 DRGs、652 种按疾病严重程度分类 DRGs、1 380 种全人群优化版 DRGs 和 757 种 MS-DRGs。但各个版本的使用情况有差异，如 Severity DRGs 自 1994 年发布以来没有更新和使用。各个版本 DRG 系统的发展主要基于合并症和并发症的严重程度分组、特殊人群（如新生儿、妊娠）、年龄等方面进行调整，以及不断更新合并症和并发症的病种清单（MCC/CC List）。1989 年组约州制定的 All-Patient-DRGs 增加了 HIV 感染 MDC 和多重创伤 MDC，以及基于出生体重的新生儿 DRGs 等。1988 年，耶鲁大学研发的 Refined-DRGs 重构了第四层分组规制，建立了 124 个类别的 CC 清单，手术组 CC 分为 4 个组（无或轻、中等、重大和极端），内科分为 3 个组（无或轻、中等、重大），该版本解释了 50% 的变异。3M 信息系统公司于 1991 年研发的 All-Patient Refined-DRGs 又彻底改变了基于 CC 清单和年龄的分组，把所有诊断按照复杂程度分为 4 个组（轻、中、大及极端），在分组时考虑了第二诊断及其交互关系，该版解释了 75% 的资源消耗。第 25 版的 MS-DRGs 对 CC 清单进行了大幅修订，仅将重要的急性疾病、急性恶化的重大慢性病纳入，多数慢性病不再纳入，使有 CC 患者的比例从 80% 减到 40%。

自从美国 DRG 顺利实施以来，已经构成了医疗保险机构支付医院费用的基础，也影响到了医院的经营方式——住院天数缩短、成本降低和医疗服务行为变化。住院费用的增长率从 1953 年的 16%~18% 下降到 1986 年的 7%~8%，短期住院一年中下降了 12%，1983 年至 1986 年三年中共节约 136 亿美元，在一定程度上缓和并有效控制了医院费用的上升趋势。

2. 澳大利亚版 DRG

澳大利亚于 1988 年开始引进 DRG 用于医院内部评估和医院间评估，是引进 DRG 比较成功的国家之一。最初分组方案研究由成立于 1991 年的澳大利亚病例组合临床委员会（ACCC）负责，统筹病例组合方案的研究。1988—1993 年，联邦政府投资 2 930 万澳元支持 DRG 研究，从而产生具有澳大利亚特色的疾病诊断相关分组（AN-DRG）。1992 年 7 月首个 DRG 颁布。1993 年推出具有 530 个 DRGs 的 AN-DRG 2.0 版，并从 7 月 1 日起，全国实行按 DRG 和 PPS（定额预付款制）对医院进行费用补偿。1995 年又推出增加到 667 个 DRGs 组的 AN-DRG 3.0 版。1997 年世界卫生组织（WHO）推出了 ICD-10，澳大利亚制定了 ICD-10-AM 标准并在全国推广使用，其相应的 DRG 系统的诊断标准也转变成采用 ICD-10-AM，将 AN-DRG 改造成 AR-DRG，并且每两年修订一次。2015 年，AR-DRG 引入了新一期的临床复杂性模型 ECC 模型，在相邻的 DRGs 中承认并允许成本的变动。目前最新的版本是 AR-DRGs 8.0 版。

3. 德国版 DRG

1984 年德国通过借鉴美国和澳大利亚的 DRG 支付方式，开始探索适合其医疗现状的 DRG 支付方式。1997 年德国政府委托医院协会和医疗保险协会开发 G-DRG 系统。2000 年德国《法定医疗保险改革法案》要求从 2003 年 1 月 1 日起，使用 G-DRG 方式支付患者住院费用，2003 年的试点取得了一定效果，主要是住院时间缩短，不同时间之间的费用趋于平衡，以及优化成本管理、提高服务质量等。随后德国成立了由社会医疗保险协会、商业医疗保险协会和医院协会共同负责运行的"医院赔付系统研究中心（DRG 研究中心）"，于 2007 年在全国实行统一的 DRG 付费制度。

德国 DRG 支付体系的整体设计实行了自上而下的高度统一原则，确立了"321"的整体支付体系方案框架。"3 个统一"是指 DRG 编码全国统一、权重系数全国统一、基础付费标准各州统一。"2 个全覆盖"即在适用范围上，DRG 系统几乎覆盖所有病人；在病种的覆盖上，除精神疾病，DRG 系统几乎覆盖所有病种，特殊支付的病种仅限于血液透析等少数病种。"1 个分离"是指德国的 G-DRG 编码体系在设计疾病分类及编码上，采用内外科分离的方式。

目前，德国现行的医保支付方式是复合形式的，门诊和住院分别采取不同的支付方式。对门诊服务费用的支付包括两个步骤，首先是医疗保险公司以按人头支付方式向医师协会支付费用，然后医师协会以按服务计点积分方式向门诊医生支付费用。住院服务的费用支付主要采用 DRG 支付。数据显示，2010 年约 97% 的出院病例采用了按 DRG 支付。

4. 英国版 DRG

英国国家医疗服务体系（NHS）按合同约定打包购买医院提供的一系列服务，但不能有效反映医院服务质量。为提高效率，英国卫生部于 2003 年开始尝试引入新的医院费用支付方式——按结果付费（payment by results，PbR），并制定了 PbR 使用指南。

PbR 支付的两大基本参数是服务单元和价格，服务单元，即医疗资源利用组（healthcare resource groups，HRGs）。患者住院期间，首先依据 ICD-10 和英国外科手术操作分类（第 4 版）（OPCS-4）对其进行疾病编码和治疗程序编码，形成患者临床服务编码；然后根据资源使用相近原则将数量庞大的临床服务编码整合成不同的医疗资源小组，即 HRGs。在 HRGs 基础上，进一步发展形成了针对医院门诊患者的专科服务单元（treatment function codes，TFCs），其划分的主要依据是门诊服务医生的注册执业类别。价格，即服务单元的支付价格，由卫生部依据医院平均服务成本确定，全国统一。其中，HRG 价格依据服务是否在有计划、有准备、有选择的情况下提供，分为可选择性服务价格和非选择性服务价格（如急诊）。同一 HRG，非选择性服务价格要高于选择性服务价格。TFC 价格则分为首诊价格和复诊价格，同一 TFC，首诊价格高于复诊价格。在具体实践中，实际支付价格需根据服务单元的特殊情况进行调整，如住院时间明显高于或低于平均水平、接受特殊服务项目、受特定政策影响等；同时还需协同考虑市场因素导致的不同地区服务成本的差异，即加入市场因子变量（market forces factors，MFF）。需要指出的是，PbR 通过完善的信息系统完成服务编码及服务价格的确定。每家医院通过病人管理系统（patient administration systems，PAS）对就诊患者进行编码，并依据统一的标准将本医院数据整理为委托服务数据库，提交给国家二级医疗服务信息系统，最后将数量庞大的临床服务编码整合成不同的医疗资源小组（HRGs 和 TFCs），并确定每个 HRG 或 TFC 的价格标准。

2016、2017 版英国 NHS 国家价格和收费手册中，共 1366 种 HRGs 和 56 种 TFCs 具有统一价格标准，涵盖了 60% 以上医院服务。PbR 其实是一种类似于 DRG 的支付方式，借此可达到控制医院成本和提高绩效的双重目的。

5. 日本版 DRG

日本的国民医疗费自 1999 年之后持续超过 30 万亿日元，2003 年达到 31.5 万亿日元，占 GDP 的 8%。为了向国民提供优质的医疗服务，日本的医疗经济研究机构、健康保险组合联合会、医师会及厚生劳动省分别开展了疾病诊断分组的研究工作。1998 年，厚生劳动省在 10 所国立医院开展了基于疾病诊断分组的按人次住院定额支付方式的试点工作，比较了试行前后住院天数、治疗内容、患者满意度及医院管理状况的变化。但这次试行的结果显示，平均住院天数没有明显缩短。在此基础上，2001 年 4 月在另外的医院开展了疾病诊断分组研究，开发了具有日本特点的疾病诊断分组，称为 DPC（diagnosis procedure combination），并于 2003 年 4 月开始在 82 家医院（相当于我国的三级甲等医院）实施在 DPC 基础上的医疗费用定额支付方式，每两年修订一次。2010 年 12 月日本厚生劳动省将 DPC 制度内涵由疾病诊断分组拓展到疾病诊断分组/按床日定额支付制度（DPC/PDPS）。DPC/PDPS 制度由医院自行决定是否实施。至 2018 年 DPC/PDPS 已出 11 版，实施医院达 1730 家，包括 4955 个诊断群分类，涵盖 18 个主要诊断。日本采用自上而下、分阶段推进的温和改革路径，将住院天数作为设计 DPC/PDPS 制度的政策工具，以平均住院天数和平均住院费用点数作为设定按床日定额支付标准的基准，实现价格机制和支付机制的有效融合，实现从按项目收费向按床日定额收费的平稳过渡，减少了因收费模式改变而产生的不利影响。

二、DRG 在中国的发展

从 DRG 研究的时间划分，我国 DRG 的发展可以分为五个阶段。

第一阶段，20 世纪 80 年代末，北京市最早开始关注 DRG 的研究和应用。1988 年 8 月，北京市成立医院管理研究所，将 DRG 作为研究目标，探索建立"科学地评价医院投入产出、合理控制医疗费用、推动医疗服务质量不断提高的有效方法"，并组织北京地区 10 个大型医院开展了中国首个大规模的 DRG 研究。当时，中国尚未建立住院病历首页报告制度，计算机信息技术手段还不发达，于是从每份住院病历中摘录 140 个数据项，每个大医院提供 1 万份病历，共摘录 10 万份出院病历、1400 多万个数据变量，参照美国 AP-DRGs 进行 DRG 分类方案的可行性研究，并在此基础上研究影响我国出院病例住院时间和费用的因素。历经 4 年多时间，课题组于 1994 年发表了一系列研究文章，并形成《DRGs 在北京地区医院管理可行性研究论文集》，为此后中国开发自己的 DRG 系统在技术上奠定了基础。由于缺乏能够应用于 DRG 分组和开展相关分析的电子数据，1994 年以后的 10 年间，中国没有出现大规模的 DRG 相关研究。

第二阶段，21 世纪初，随着国家卫生体制改革的发展，全民社会医疗保障制度的建立，如何保证社会保险基金安全、有效利用且可持续发展，是摆在政府主管部门面前的重要问题。2004 年，北京市财政出资支持北京市医院管理研究所的北京市 DRGs-PPS 研究项目，细致研究了美国 AP-DRG 和澳大利亚 AR-DRG 的分组原理和方法，开展了对 DRG 分组器的模仿和验证工作。

病案信息的标准化是成功开展 DRG 的基础性工作之一。2006 年，在卫生信息中心的积极协助下，医院管理研究所对北京地区病案首页相关信息进行了标准化定义，完成了国际疾病分类编码 ICD-9 和 ICD-10 北京临床版的开发，并开始对北京市二级以上医疗机构的医生、病案人员、编码人员和统计信息人员进行培训，要求各医院按照新标准上报病案首页数据。对北京二级、三级医院出院病历首页数据质量持续开展监督检查。

第三阶段，2008 年年底，北京市完成了 DRG 的本土化研究，提出适合中国医疗机构诊疗模式的 DRG 分组器，命名为 BJ-DRG。2009 年，BJ-DRG 被北京市卫生局用于北京地区医院绩效评价、临床重点专科评价、城乡医院对口支援效果评价等诸多工作中，各地区逐步开始探索适用本地区的 DRG 政策方案。

第四阶段，2011 年，卫生部下发《卫生部办公厅关于推广应用疾病诊断相关分组（DRGs）开展医院评价工作的通知》（卫办医管函〔2011〕683 号），建议在 DRG 系统的帮助下，行政管理部门对不同的医疗机构、不同的诊疗专业进行较为客观的医疗质量和服务绩效评价比较，并应用于付费机制改革。北京市人力资源和社会保障局 2011 年首次启动 DRC 付费试点工作，成为全国首个成功开发完整 DRG 分组系统、大规模应用 DRG 进行医疗绩效分析、医保支付制度改革的城市。2015 年国家《国家卫生计生委医政医管局关于进一步加强疾病诊断相关分组协作工作的函》（国卫医评价便函〔2015〕80 号）要求北京市、天津市、内蒙古自治区、上海市、江苏省、浙江省、安徽省、江西省、山东省、湖南省、广东省、重庆市、四川省、云南省、陕西省进一步加强 DRG 协作组建设，使卫生计生行政部门能够通过 DRG 对辖区医院开展住院医疗服务、质量绩效评价等工作。

第五阶段，全面推广 DRG 支付方式改革。2017 年，《国务院办公厅关于进一步深化基本医疗保险支付方式改革的指导意见》（国办发〔2017〕55 号）指出，自 2017 年起，全面推行以按病种付费为主的多元复合式医保支付方式。各地要选择一定数量的病种实施按病种付费，国家选择部分地区开展 DRGs 付费试点，探索建立 DRG 付费体系。同时，可以 DRG 技术为支撑进行医疗机构诊疗成本与疗效测量评价，加强不同医疗机构同一病种组间的横向比较，利用评价结果完善医保付费机制，促进医疗机构提升绩效、控制费用。2018 年 3 月国家医保局成立，12 月发布《关于申报按疾病诊断相关分组付费国家试点的通知》，要求各省市推荐 1~2 个 DRG 试点城市。2019 年 5 月国家医保局召开试点工作启动视频会，公布了国内 DRG 付费国家 30 个试点城市名单；10 月下发《关于印发疾病诊断相关分组（DRG）付费国家试点技术规范和分组方案的通知》（医保办发〔2019〕36 号），组建 DRG 专家团队，要求做好基础数据质量控制。至此，逐步形成具有中国特色的 DRG 付费体系。

第二节　DRG 分组原理

一、DRG 相关概念

1. DRG 相对权重（related weight，RW）

DRG 相对权重是对每一个 DRG 依据其资源消耗程度所给予的权值，反映该 DRG 疾病的严重程度、诊疗难度和资源消耗相对于其他疾病的程度。

2. DRG 组数

DRG 组数代表医院所收治的疾病的广度，综合性医院一般组数比较多，专科医院及中医院组数较少。根据我国目前使用的 DRG 分组器情况，三甲综合性医院的组数在 500~700，一般二级医院在 300~550。

3. 病例组合指数（case mix index，CMI）

CMI 反映医疗工作的质量、收治病例的平均技术难度，跟医院收治的病例类型有关，值高被认为医院收治病例的评价难度较大。

$$CMI = \sum（某组权重 RW×该 DRG 组病例数）/总病例数$$

4. DRG 总权重（CM）

DRG 总权重反映医疗服务总量，是医院服务能力的评价标准之一。

$$DRG 总量 = \sum（某组权重 RW×该 DRG 组病例数）$$

5. 疑难病例

疑难病例是指 RW≥2 的病例。疑难病例的划分依据 DRG 分组后的结果，而非各医院在首页中自行填写。

6. 时间消耗指数（time consumption index）和费用消耗指数（charge consumption index）

时间消耗指数用于比较治疗同类疾病所用时间长短，如果计算值在 1 左右表示接近平均水平；<1，表示住院时间较短；>1，表示住院时间高于区域平均水平。费用消耗指数用于比较治疗同类疾病所用费用多少，如果计算值在 1 左右表示接近平均水平；<1，表示住院费用低；>1，表示住院费用高于区域平均水平。

7. 低风险死亡率

每个DRG组均有对应的死亡风险评分，得分为0~4。其中，风险评级为1的DRG组为低风险组。低风险和中低风险病例住院死亡率与医疗质量有直接关系，可以作为考核的依据。

低风险死亡率 $= \sum$（低风险组死亡病例数）/低风险组病例数×100%

8. 主要诊断大类（major diagnostic category，MDC）

MDC指主要诊断按解剖系统及其他大类目进行分类。一般有26个MDC，反映了不同的医学专业，如果某医院在某个MDC上没有病例，则被认为出现"缺失专业"。

9. 核心疾病诊断相关组（adjacent diagnosis related groups，ADRG）

核心疾病诊断相关组简称核心DRG。ADRG是主要根据疾病临床特征划分的一组疾病诊断或手术操作等临床过程相似的病例组合。ADRG不能直接用于管理或付费，需进一步细分为DRG后才能使用。

二、DRG实施的条件

1. 统一基础代码

区域内已使用或按要求更换为统一的疾病诊断编码和手术操作编码是分组与付费正确的基础保障。通常以"国际疾病分类"（ICD）编码为基础。CHS-DRG使用国家医保局疾病和手术编码标准。

2. 病案质量达标

按照国家病案管理规范，病案首页信息要填写完整，主要诊断和其他诊断填写、选择正确，手术和操作填写规范，满足DRG分组和付费要求。医疗机构病案管理人员具备专业资质，业务熟练，管理流程规范。

3. 诊疗流程规范

实施DRG付费区域内的医疗机构诊疗流程相对规范，医院质量控制机制健全，并且广泛开展临床路径管理。

4. 信息系统互连

医保经办机构和医疗机构具有安全稳定的硬性平台及网络服务，医疗机构内部医院信息系统（HIS）、病案系统、收费系统和医保结算系统互联互通，且可根据需要设置用于DRG分组器进行数据交互的接口。

5. 管理队伍精干

具有精干的医保经办管理及监督考核的专业人员队伍，具备DRG付费和管理的基本知识和技能。

6. 协作机制健全

地方政府、医保经办机构和医疗机构具有较强的实施 DRG 付费意愿，医保部门与区域内医院保持密切的合作关系，双方建立常规性的协商协作机制。

三、DRG 数据资料

1. 数据来源

病案首页包括患者基本信息、住院过程信息、诊疗信息、费用信息，是患者住院信息的简要总结，也是 DRG 分组的重要数据基础。因此，标准化的病案首页是推广 DRG 工作的前提。2016 年，国家卫计委发布《关于印发住院病案首页数据填写质量规范（暂行）和住院病案首页数据质量管理与控制指标（2016 版）的通知》（国卫办医发〔2016〕24 号），统一了全国住院病案首页信息。

DRG 分组数据来源于实施地区内不同医疗机构住院病案首页信息和费用明细数据，一般收集 3~5 年历史数据，同时需要各医院在病案首页数据收集时段内使用的编码库，以便确认编码版本，便于编码转换，包括疾病诊断编码库、手术和操作编码库。如需要实施 DRG 医保结算功能，还需要收集与病案数据收集时段内相对应的实施区域内不同医疗机构住院患者的基本信息和住院的医保结算情况。

2. 病案信息变量

病案首页中有较多的变量会影响到 DRG 的分组结果，在收集数据时要注意这些变量的完整性、准确性。这些变量主要包括性别、出生时间、出生体重（婴儿）、新生儿入院体重、入院日期、出院日期、住院天数、入院科室、出院科室、入院途径、离院方式、入院诊断、入院诊断编码、出院主要诊断、出院主要诊断编码、出院次要诊断、出院次要诊断编码（提交所有出院诊断）、主要手术和操作名称、主要手术和操作编码、主要手术和操作时间、主要手术和操作级别、次要手术和操作名称、次要手术和操作编码（提交所有手术和操作）、抢救次数、抢救成功次数、是否有出院 31 天再入院计划、出院 31 天再入院计划目的、是否实行临床路径管理、是否完成临床路径管理、是否日间手术、医疗总费用、分类医疗费用信息等。如果需进行 DRG 医保支付，还需要收集住院号、医保个人编号、就诊医疗机构、住院类型、参保类型等医保有关信息。

四、DRG 适用范围

DRG 以划分医疗服务产出为目标（同组病例医疗服务产出的期望相同），其本质上是一套"管理工具"，只有那些诊断和治疗方式对病例的资源消耗及治疗结果影响显著的病例，才适合使用 DRG 作为风险调整工具，较适用于急性住院病例。不适用于以下情况：①门诊病例；②康复病例；③需要长期住院的病例；④某些诊断相同、治疗方式相同，但资源消耗和治疗结果变异巨大的病例（如精神类疾病）。

五、DRG 分组理念

不论哪种类型 DRG 分组器，其在进行分组时采用的均是病例组合思想，即疾病类型不同，应该通过诊断区分开；同类疾病但治疗方式不同，亦应通过操作区分开；同类疾病同类治疗方式，但病例个体特征不同，则应该通过年龄、并发症与合并症、出生体重等因素区分开，最终形成不同的 DRGs 组（图 5-1）。

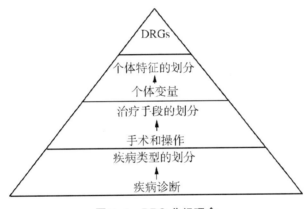

图 5-1　DRG 分组理念

六、DRG 分组思路

首先，以病案首页的主要诊断为依据，以解剖和生理系统为主要分类特征，参照 ICD-10 将病例分为主要诊断大类（MDC）。在进行主要诊断 MDC 分类之前，先根据病案首页数据进行先期分组，形成 MDCA、MDCP、MDCY 及 MDCZ。

其次，在各大类下，根据治疗方式将病例分为"手术""非手术"和"操作"三类，并在各类下将主要诊断和（或）主要操作相同的病例合并成 ADRG。在这部分分类过程中，主要以临床经验分类为主，考虑临床相似性，统计分析作为辅助。

最后，综合考虑病例的其他个体特征、合并症和并发症，将相近的核心诊断相关分组细分为诊断相关组，即 DRG。在这一过程中，主要依统计分析寻找分类节点，考虑资源消耗的相似性。

具体如图 5-2 所示。

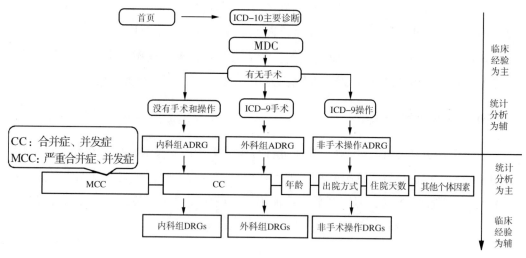

图 5-2　DRG 分组思路

七、DRG 分组过程和方法

（一）先期分组的筛选原则与方法

为保证分组的科学性，将消耗大量医疗资源的病例单独成组，减少对整体分组效能的影响，设立先期分组（Pre-MDC）。

根据相关专业临床专家意见，在适合应用 DRG 付费的住院短期病例中，对消耗大量医疗资源的病例进行归纳，按照统计分析结果进行分组。如涉及多系统的传染病、多发严重创伤及资源消耗巨大的医疗技术等。

CHS-DRG 分组（V1.0）先期分组目录见表 5-2。

表 5-2　CHS-DRG 分组（V1.0）Pre-MDC 目录

DRG 编码	DRG 名称
MDCA	器官、骨髓或造血干细胞移植
MDCA	气管切开伴呼吸机支持
MDCP	出生<29 天内的新生儿
MDCY	HIV 感染疾病及相关操作
MDCZ	多发严重创伤

（二）MDC 确定原则与方法

MDC 直接根据病例的主要诊断确定，一般分为 26 个疾病大类，主要以解剖和生理系统为主要分类特征，主要由临床专家根据病例出院主要诊断的 ICD 编码确定。例如，CHS-DRG 的主要诊断大类（MDC）包括 26 个（表 5-3）。

表 5-3 CHS-DRG 的主要诊断大类（MDC）

序号	MDC 编码	MDC 名称
1	MDCA	先期分组疾病及相关操作
2	MDCB	神经系统疾病及功能障碍
3	MDCC	眼疾病及功能障碍
4	MDCD	头颈、耳、鼻、口、咽疾病及功能障碍
5	MDCE	呼吸系统疾病及功能障碍
6	MDCF	循环系统疾病及功能障碍
7	MDCG	消化系统疾病及功能障碍
8	MDCH	肝、胆、胰疾病及功能障碍
9	MDCI	肌肉、骨骼疾病及功能障碍
10	MDCJ	皮肤、皮下组织及乳腺疾病及功能障碍
11	MDCK	内分泌、营养、代谢疾病及功能障碍
12	MDCL	肾脏及泌尿系统疾病及功能障碍
13	MDCM	男性生殖系统疾病及功能障碍
14	MDCN	女性生殖系统疾病及功能障碍
15	MDCO	妊娠、分娩及产褥期
16	MDCP	新生儿及其他围生期新生儿疾病
17	MDCQ	血液、造血器官及免疫疾病和功能障碍
18	MDCR	骨髓增生疾病和功能障碍，低分化肿瘤
19	MDCS	感染及寄生虫病（全身性或不明确部位的）
20	MDCT	精神疾病及功能障碍
21	MDCU	酒精/药物使用及其引起的器质性精神功能障碍
22	MDCV	创伤、中毒及药物毒性反应
23	MDCW	烧伤
24	MDCX	影响健康因素及其他就医情况
25	MDCY	HIV 感染疾病及相关操作
26	MDCZ	多发严重创伤

（三）ADRG 确定原则与方法

1. ADRG 的分组原则

（1）综合考虑病例的主要诊断和主要操作来划分。

（2）主要诊断和（或）主要操作相同或相近的病例进入同一 ADRG。

（3）根据是否有手术和非手术室操作，可将 ADRG 分为内科 ADRG、外科 ADRG、非手术室操作 ADRG 三类。

2. ADRG 的确定方法

以 CHS-DRG 为例。目前，CHS-DRG 初步分为 376 个核心疾病诊断相关组（ADRG）。

（1）以收集的历史病历数据为基础，相关专业临床专家按其临床经验，对每一主要诊断大类内包含的病例按主要诊断的相似性和临床诊疗过程的相似性对疾病进行划分。

（2）每一个 ADRG 有一个明确的内涵描述，由一组满足临床相似性的疾病诊断及其相应的诊疗操作或内科治疗方式构成。

（3）在专家初步分组后，需依据分组情况提取病例数据资料，测算各 ADRG 的平均资源消耗，提供给专家参考，校正分组结果，经多轮临床论证和数据验证达成一致结果后得出最终的分组结果。

3. DRG 的细分方法

DRG 是由 ADRG 细分而来的。为了提高分组的科学性和用于付费的准确性，细分时需考虑年龄、合并症、并发症等因素，以缩小组内变异，提高分组效能。如果同一 ADRG 组资源消耗的变异系数 ≥1（CN-DRG 将变异系数 ≥0.8 作为分组界值，C-DRG 将变异系数 ≥1 作为分组界值）、个体特征和疾病的严重程度对资源消耗有较大影响，则该 ADRG 可进行细分。以 CHS-DRG 为例进行分组说明。

CHS-DRG 的细分主要依据疾病组内病例的资源消耗是否相近，通常将住院费用或住院时间作为衡量资源消耗的指标。若 DRG 组内住院费用或住院时间的变异系数 <1，认为组内资源消耗的一致性高，可作为一个 DRG 组；若疾病组内住院费用或住院时间的变异系数 ≥1，可认为组内病例消耗的资源不同，按照年龄、合并症和并发症等影响因素进一步细分，直到组内的变异系数 <1。

住院费用（或住院时间）的变异系数（CV）= 住院费用（或住院时间）的标准差/住院费用（或住院时间）的均数

当主要因素都考虑以后，疾病组内病例住院费用或住院时间的变异系数仍然 ≥1 时，需通过临床医生和专家讨论判断确定 DRG。

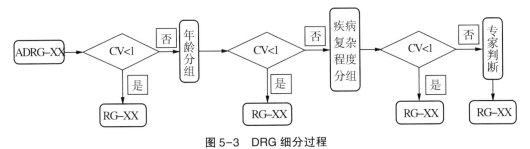

图 5-3　DRG 细分过程

注：RG-XX 表示某个 DRG 组

第三节　我国 DRG 分组器

我国 DRG 的研究已开展了近 30 年，DRG 的应用仍处于试点阶段，全国尚且没有形成统一的覆盖全部疾病的 DRG 分组方案，各地区均在探索适用于本地区的 DRG 政策方针。而国内应用较多的 DRG 分组器有四种，分别是 CN-DRG、C-DRG（收付费版 DRG）、上海版 DRG、医保版 DRG（CHS-DRG）。

一、CN-DRG

2011 年卫生部下发《卫生部办公厅关于推广应用疾病诊断相关分组（DRGs）开展医院评价工作的通知》（卫办医管函〔2011〕683 号）（以下简称《通知》）。《通知》中指出：加强疾病分类管理工作；运用 DRGs 方法开展医院评价，在 DRG 系统的帮助下，行政管理部门可以对不同的医疗机构、不同的诊疗专业进行较为客观的医疗质量和服务绩效评价比较，并应用于付费机制改革；各省（区、市）完成本省住院病案首页信息采集与报送工作后，可利用诊断相关疾病组分组的方法，对医院开展服务绩效等相关评价。同年，北京市在北京大学人民医院、北京大学第三医院、友谊医院、朝阳医院、宣武医院和天坛医院六家大型综合性医院进行了 108 种 DRGs 疾病试点。2013 年，北京市组织 300 余名临床专家和病案信息工作人员，完成了 BJ-DRG 相关临床术语的论证和分组系统升级工作，开发出 BJ-DRG（2014 版）分组管理系统软件。

根据《国家卫生计生委医政医管局关于进一步加强疾病诊断相关分组协作工作的函》（国卫医评价便函〔2015〕80 号）和《国家卫生计生委医政医管局关于指定

北京市公共卫生信息中心作为疾病诊断相关分组质控中心的函》文件精神，为进一步推进 DRG 在我国的应用，提升医疗管理水平，提高医疗服务质量，控制医疗费用，原国家卫计委医政医管局决定以北京市公共卫生信息中心（北京市医院管理研究所）享有著作权的 DRG 分组方案为基础，等效建立 CN-DRGs 分组方案（2014 版），自此，CN-DRG 诞生，该分组方案共包括 26 个 MDC，覆盖所有短期住院病例，收集患者当次住院病案首页中的诊疗信息，按照临床过程一致性和资源消耗相似性的原则，最终将所有病例分为 783 个 DRGs。目前 CN-DRG 已应用到 29 个省市，主要侧重于医疗服务绩效评价和质量监管，并应用于部分城市费用支付，充分反映临床实际和需求。

二、C-DRG

C-DRG 全称是"全国按疾病诊断相关分组收付费规范"，由原国家卫计委财务司委托卫生发展研究中心张振忠教授组建的《全国按疾病诊断相关分组收付费规范》大型全国型课题研究产出，在借鉴国际经验和我国部分省市推行 DRG 经验和教训的基础上，紧密结合我国国情和医疗保障体系，以及公立医院补偿机制的实际情况，由全国 37 个专业 735 位临床专家和 200 多名卫生经济、医疗保险及卫生管理专家组成的研究团队耗费 10 年时间创建开发的一套供全国应用的具有中国特色按 DRG 收付费系统，将多样性的医疗服务产出转化为一种相对可衡量的服务效率模式。C-DRG 不是一项简单的分组或服务，而是一整套体系，依据疾病诊断、治疗方法、疾病治疗资源消耗这三个最主要的因素对所有疾病进行分组。该研究团队将几万条具有诊断名称的疾病按照临床相似性原则归入 23 个系统，再按照治疗方式归为三大类，建立了临床疾病诊断规范术语集，首次把疾病诊断的名称统一起来用于 C-DRG 的分组。

C-DRG 由 1 个规范体系、3 个基础工具、1 个成本平台、1 套收付费政策原则组成，简称"1311"体系。其中，1 套规范体系主要指《全国按疾病诊断相关分组收付费规范》，该规范由"分组分册""权重分册""支付与管理分册"三部分组成。值得注意的是，在开展 DRG 分组时，将使用统一的临床诊断术语进行分组，而不是将疾病分类代码进行分组。3 个基础工具，包括疾病分类与代码（GB/T 14396—2016），即中国 ICD-10 国标版；中国临床疾病诊断规范术语集和中国医疗服务操作分类与编码（CCHI）。1 个成本平台，是指全国医疗服务价格和成本监测与研究网络；它有几个特点：第一，它涵盖了 31 个省、市、自治区 1268 家医院，有 70% 为三级医院；第二，它是一个价格和成本数据的收集和管理平台；第三，它是医疗服务价格的数据监测平台，同时也是 DRG 分组和相对权重确定与修订的信息支撑平台。1 个收付费政策原则，强调"费率调整和收付费政策原则"，并结合当地情况通过相关各方谈判协商定价。

除此以外，C-DRG 还致力于建立一系列全国统一的数据分类编码体系对医疗机构进行支付和管理，如药品编码，已经在国家卫健委的招标采购平台上运行了将近 1 年时间。高值医用耗材的编码尚在研制过程中，目前已经初步完成了三个类别的产品。终级成本核算单元的编码已经在全国医疗服务价格和成本监测与研究网络中应用及推广，以确保所有医疗机构的成本核算单位的比较和分析。

2017 年 6 月，国家卫计委在深圳召开 DRG 收付费改革试点启动会，宣布广东省深圳市、新疆维吾尔自治区克拉玛依市、福建省三明市，以及福建医科大学附属协和医院、福州市第一医院和厦门市第一医院，同步开展 C-DRG 试点，随后河北省唐山市、邯郸市也纳入试点地区。2018 年年底三明市 C-DRG 改革已覆盖所有医院的所有医保类型的住院病人。作为 2017 年我国 70 项医改重点工作之一，DRG 收付费改革第一次上升到国家战略层面。通过试点逐步形成可复制、可推广的收费改革路径和模式，计划到 2020 年试点扩大到全国 200 个城市。

三、上海版 DRG

2008 年上海市级医院实现了联网医院之间医疗信息共享和业务协同，2014 年覆盖上海市 38 家三级医院、8 个区、5619 万就诊人群，病案首页 1916 万份，形成了国内最大的医疗档案信息库。上海复旦大学、上海交通大学等高校联合上海联众公司依托该病案数据库开发出上海版 DRG，它在澳版疾病诊断相关组（Australian refined DRGs，AR-DRGs）的基础上进行本土化修正，建立疾病诊断分类知识库（即编码库），依据临床实际进行病种分组器研发。按照治疗方法将病历分成手术组（S 组）、诊疗操作组（O 组）和内科组（M 组），再依据患者其他临床特征因素进行细分。将 DRG 用于医院医疗质量评价、病种机构监控及医院绩效分析，客观真实地反映了地区及医院的发展状况，为区域医疗发展提供了有力的数据依据。目前该系统已应用于上海、云南、山东、浙江、新疆和江西等地区的医疗绩效评价省级平台及全国多个三甲医院院内平台。

四、CHS-DRG

为加快医改步伐，完成医保支付方式改革，2019 年 10 月国家医保局在国内现存的 BJ-DRG、CN-DRG、CR-DRG 及 C-DRG 基础上编制了医保版 DRG，形成了国家医疗保障疾病诊断相关分组（CHS-DRG）。CHS-DRG 具有更加优化、更加稳定、更适合作为管理工具的特点。2019 年 10 月 24 日，国家医保局下发《关于印发疾病诊断相关分组（DRG）付费国家试点技术规范和分组方案的通知》（医保办发〔2019〕36 号），公布了 CHS-DRG 的 ADRG 分组方案，设立了 167 个外科手术操作 ADRG 组、22 个非手术室操作 ADRG 组及 187 个内科诊断组，总共 376 个 ADRG 组。由于 DRG 是一项系统性工程，需要一系列标准化指标，因此在全国推广时，国家医保局配套了《医疗保障疾病诊断分类及代码（ICD-10）》《医疗保障手术操作分类与编码（ICD-9-CM-3）》等相关技术标准。2019 年 12 月，国家医保局组织全国各临床专业专家、统计专家、疾病编码专家对 CHS-DRG 的 ADRG 分组方案进行了多次临床论证，具体 DRGs 将在临床论证结束进一步统计论证后发布。伴随着 CHS-DRG 的出台，我国 DRG 分组器的局面有望实现统一。专家建议各地区在开展 DRG 工作时应将 CHS-DRG 作为核心方案，在此基础上与其他工作进行对接，同时便于医保基金的结算。

不同 DRG 版本对比见表 5-4。

表 5-4　不同 DRG 版本对比

对比项目	CN-DRG	上海版 DRG	C-DRG	CHS-DRG
启用时间	2016 年	2017 年	2016 年	2019 年
主要诊断组	26 个	26 个	23 个	26 个
推行单位	国家 DRGs 质控中心	上海联众网络信息有限公司与上海申康医院发展中心合作推出	国家卫健委卫生发展研究中心	国家医保局
ADRG/组数	415/806	-/866	455/958	376/-
分组规则	参考美国版 DRG	参考澳大利亚疾病诊断相关组 V5.2 版本	参考澳大利亚精细化疾病诊断相关分组 V8.0 版本	美国模式、澳大利亚模式
诊断编码	ICD-10 国家临床版 2.0	ICD-10 国标版 + ICD10 北京版（与国家临床版 2.0 版完成对接）	中国临床疾病诊断规范术语集	《医疗保障疾病诊断分类及代码（ICD-10）》
操作编码	ICD-9-CM-3 国家临床版 2.0	ICD-9-CM3 国标版 + ICD10 北京版（与国家临床版 2.0 版完成对接）	中国医疗服务操作分类与编码（CCHI）	《医疗保障手术操作分类与编码（ICD-9-CM-3）》
权重计算依据	医疗费用数据	医疗费用数据	医疗成本数据	作业成本法
绩效评价应用	√	√	√	×

续表

对比项目	CN-DRG	上海版 DRG	C-DRG	CHS-DRG
应用	全国 30 个省（市、区）1 000 多家医疗机构的成本管理和绩效评价	上海申康集团 38 家三甲医院、云南、浙江、江西、山东、新疆、山西、云南、天津、河南等地区的绩效评价；云南省医保局、丽江市医保局、保山市医保局等用于医保支付	"三+3" 试点地区推广医保支付（深圳、新疆维吾尔自治区克拉玛依市、福建省三明市，以及福建医科大学附属协和医院、福州市第一医院和厦门市第一医院）	30 个 DRG 付费试点城市

参考文献

［1］ FRANCIS H，ROGER F. Case mix use in 25 countries：a migration success but international comparisons failure［J］. International Journal of Medical Informatics，2003，70：215-219.

［2］ American Health Information Management Association. Evolution of DRGs（Updated）［R］. AHIMA，2010.

［3］ QUENTIN W，SCHELLERKREINSEN D，BLüMEL M，et al. Hospital payment based on diagnosis-related groups differs in Europe and holds lessons for the United States［J］. Health Affairs，2013，32（4）：713-723.

［4］ GOLDFIELD N. The evolution of diagnosis-related groups（DRGs）：from its beginnings in case-mix and resource use theory，to its implementation for payment and now for its current utilization for quality within and outside the hospital［J］. Quality Management in Healthcare，2010，19（1）：3-16.

［5］ AVERILL R F，MULDOON J H，VERTREES J C，et al. The evolution of casemix measurement using diagnosis related groups（DRGs）［J］. HIS Research Report，1998，98（5）：1-40.

［6］ FETTER R B. Casemix classification systems［J］. Australian Health Review，1999，22（2）：16-38.

［7］ 王海银，周佳卉，房良，等. 美国 DRGs 发展演变、支付特征及对我国的启示［J］. 中国卫生质量管理，2018，25（6）：25-27.

［8］ 李菲. DRGs 在医院医疗费用支付中的应用研究——基于英国、德国和美国的实证分析［J］. 卫生经济研究，2019，36（1）：34-39.

［9］ 朱明君. 德国法定医疗保险费用支付制度［J］. 中国医疗保险，2012（4）：68-70.

［10］ 李菲. 治理视域下政府对医院投入机制研究——基于英国的经验分析［J］. 卫生经济研究，

2018 (5)：21-24，27.

［11］Department of Health（DH）. A simple guide to payment by results ［EB/OL］. （2012-11）［2018-06-10］. https：//www. gov. uk/govern- ment/publications/simple-guide-to-payment-by-results.

［12］Monitor. 2016/17 National Tariff Payment System ［EB/OL］. （2016-03）［2018-06-10］. https：//www. gov. uk/government/uploads/system/ uploads/attachment ＿ data/file/509697/2016-17＿National＿Tariff＿Payment＿System. pdf.

［13］孟开，谢红. 日本医疗制度的现状及改革方向 ［J］. 中国卫生产业，2005 (3)：83-85.

［14］颜维华，谭华伟，张培林，等. 日本诊断群分类支付制度改革经验及启示 ［J］. 卫生经济研究，2019，36 (3)：39-43.

［15］跃华，李曦. 用诊断相关组付费方式重塑价值医疗 ［J］. 中国社会保障，2018，290 (9)：79-81.

第六章

DRG 在医疗服务绩效评价中的应用

随着医疗改革的推进，尤其是医疗保险支付方式的改革，医院面临的压力也越来越大，迫使医院管理层通过提高绩效管理水平来挖掘内部发展力。新医改要求医院应通过科学的绩效考核方法进行收入分配并不断完善考核激励机制；同时指导临床加强成本管理，在实际贡献的基础上合理分配奖金。通过绩效数据，努力达到医院级精细化绩效管理的目标，使绩效管理目标围绕医院的总体战略目标服务。为方便医院管理，使医院的行为可以被测量和评估，诞生了病例分组系统、疾病诊断相关分组（DRG）。以 DRG 病种分类为核心，收集相关住院病人的病历首页及相应病历的信息，运用大数据技术核算具体 DRG 病种，进行医院成本分析，使成本分析结果全面、真实、准确地反映医院成本信息，提高医院的经营能力、管理效率、医疗质量，强化成本意识，控制医疗费用的不合理增长，实现管理规范化，使成本最合理化、效益最大化，从而增强医院在医疗市场中的竞争力。

第一节　医疗服务绩效评价的特点

一、公立医院绩效评价

绩效是指工作的效果和效率，它必须与组织战略保持一致，是一个多层次的有机整体，它最终的表现形式是工作行为的结果。医院绩效指的是医院对社会发展所表现出来的行为和结果，包含服务量、诊疗活动、经济效益、服务质量等维度。医院绩效评价是指运用科学规范的管理学、财务学和数理统计学方法，对医院一定时期内的经营状况、运营效率和经营业绩等进行定量与定性的考核、分析，做出客观、公正的综合评价。医院绩效评价是医院绩效管理的一个关键环节，所有绩效管理的关键决策都是围绕绩效评价展开的。因此，建立一套适合医院发展，让各评价主体认可，充分体现战略性、平衡性、协同性、动态性的绩效评价体系，对提升医院绩效管理有重大意义。绩效评价已广泛应用于医院管理体系中，目前应用于医院绩效评价的方法有以资源消耗为基础的相对价值比率（RBRVS）、疾病诊断相关分组（DRG）、平衡计分卡（BSC）、关键绩效指标法（KPI）、目标管理法（MBO）、360 度管理法等。详见表 6-1。

表 6-1　公立医院绩效评价方法对比分析

评价方法	分析	适用范围
RBRVS	**优点**：有助于改变按收入分配、多收多得的逐利倾向，更好地体现了多劳多得、优劳优得的绩效薪酬考评分配原则 **缺点**：绩效薪酬考评分配与工作量挂钩，未考虑科室是否有收支结余；单纯以不同医疗服务项目的相对价值为基础，忽略疾病的风险、复杂程度及不同医师的能力差异；项目内涵与项目比对复杂，实施成本较高	处于生命成熟周期、以工作量为考评重点的医院
DRG	**优点**：有助于规范临床路径；有利于宏观预测和控制医疗费用；有助于创新医生或科室的绩效评价方法 **缺点**：实施难度大，对数据质量和信息化水平要求较高；其使用范围有一定的约束性，通常只用于临床科室及医院，不适用于医技、医辅等科室	处于生命成熟周期，信息化程度高，以控费、服务效率和质量管理为考评核心的医院
BSC	**优点**：考评全面，长期战略与短期行动相结合，财务指标与非财务指标相结合；可将战略目标分解为具体指标 **缺点**：指标体系复杂，数量多；权重分配难；考评标准难以确定；系统庞杂，实施成本高；短期很难发挥对战略的推动作用；不适用于考评个人	处于生命成熟周期、大中型、具有很好执行力的医院
KPI	**优点**：分解战略目标，推动实现；量化管理，考评客观；有助于个人目标与组织目标协调一致 **缺点**：指标考评标准制定难度大，难以量化；考评弹性小，容易形式化、机械化；不适合绩效周期较长的岗位	处于生命初始或发展周期、制订详细战略规划或年度目标的医院

评价方法	分析	适用范围
MBO	**优点**：易操作，考评成本较低，短期效果明显；强调"目标管理和自我控制"，营造充分沟通的文化，满足实现自我的需要 **缺点**：容易过分注重结果而忽略过程控制；缺乏统一的战略目标，缺乏部门的协调机制；考评结果不能客观地反映各部门绩效差异，不能很好地为奖惩、晋升提供决策依据	处于生命初始或发展周期、具有明确目标的医院
360 度管理法	**优点**：考评角度、反馈信息全面；员工高度参与，容易接受考评结果；有助于促进个人发展和团队建设 **缺点**：需多部门、多人员协调进行，考评成本高；定性考评较多，定量考评较少；容易流于形式，沦为"人缘考评"	处于生命发展或成熟周期、以绩效为导向的中小型医院

在"按服务项目付费"支付方式下，以医院为患者所提供的医疗服务项目来计算医疗费用，医保管理机构和患者各自在医疗服务行为发生后，按实际发生的医疗费用对医院实施补偿。医务人员在这种后付制的支付环境下，检查、检验、使用药品及高值耗材时感受不到医院成本压力的限制，从而难以有效地控制医疗费用。随着医院采用 DRG 支付方式，药品耗材收入将从医院业务收入的主要来源转变为医院提供医疗服务的成本，并受到医保管理机构的控制。医保管理机构的工作重点会转移到医疗安全和 DRG 数据质量上来，对无法达标的医院和综合绩效末位的医院进行相应的处罚。医院应在保证医疗服务质量和安全的同时，精细化成本管理。

目前，绩效评价侧重于结果产出的衡量。国际上病种成本核算方法主要包括自下而上法（Bottom-up costing）、自上而下法（Top-down costing）。自下而上法要求先核算出医院开展的所有医疗服务项目的成本，然后将各病种涉及的服务项目的成本、单独收费药品和材料成本叠加，核算较为精细；但它对标准化临床路径及信息系统的依赖性较强，工作量非常大。自上而下法建立在科室全成本核算二级分摊的基础上，将病患诊疗过程发生的医疗成本（病房、手术麻醉、ICU 成本）、医技服务项目成本（检查、检验、治疗等）、单独收费药品和材料成本单独核算，其中医疗成本按照一定的方法直接分摊至患者，能充分利用现有的制度要求和核算成果，相对科学合理；但其分摊过程较为简单，单纯从成本角度开展核算，对医院内部管理参考价值不大。

纵观公立医院绩效评价维度，大多从工作效率、资源配置公平性、以患者为中心的医疗质量及满意度等方面对公立医院绩效进行评价研究。这样的评价虽然有利于提升公立医院整体形象，但会引起医院相关管理部门过多关注于结果。这样的评价不能把医院在整个医疗过程中的行为特征进行真实反映，偏重结果考核，会使得公立医院的公益属性不能真实地反映于绩效结果之中。由于医护人员的升职、奖金、福利等是与绩效评价指标结果挂钩，易引诱医护人员开"大处方"等不良职业问题，不能将患者基本治疗放在首位，使得公立医院不能很好地履行其公益性。除此之外，医疗投入如资金、科研一般都庞大且回报周期很长，还需要整体环境等多方面支持和配合才可能得以实现目标。若只考虑注重结果，不能持续性进行评价，会打击医疗工作者的热情，不利于创新和发展。

二、基于 DRG 的评价体系

DRG 良好的同质性是作为临床服务绩效评价标准化的基础，与传统的考核内容相比更加科学。DRG 可以作为一种管理工具，对医院内及医院间的医疗服务进行整体评价，不仅可以对比同类医院，而且可以对比同一个科室和同一个病种，具备一定的科学性、合理性和公平性，也使对比更具备可比性，可以在区域间进行医院、科室甚至某一病种的对比，可以比较客观地评价医院及学科的发展情况，可供评价重点学科时参考，也可以引导区域医疗资源向更适合的医院和科室倾斜。DRG 促使卫生行业逐步从粗放的行政化管理转向精细的信息化管理，对医院及学科由主观印象评价走向用数据说话、讲科学依据的客观评价。利用这些评价指标，可以在规范医疗行为、保证医疗质量、提升医疗服务、控制医疗费用方面做更加深入的探索和发现。

DRG 评价医院绩效的优势在于将所有指标进行量化，用数字对比大小来比较优劣，这种方式一目了然，并且有多大的差距，从数字中能直接看到；另外所有 DRG 的指标均可以用数字表达，这样 DRG 指标不仅可以用于一家医院的不同科室和病区的对比，也可以用于对比不同医院。使用 DRG 对医疗服务进行整体评价的优势包括以下四个方面：

1. 突出医务人员知识价值

DRG 考核的工作量核算体现不同项目和不同病种的技术含量、风险程度及劳动强度。DRG 将临床诊疗过程相近和资源消耗相当的病例分成若干组，对出院病例的技术难度、安全质量、服务效率等方面进行核算分析，较好地解决了医务人员工作量的科学计量与核算问题。

2. 引导医院回归公益性

绩效薪酬制度设计应充分尊重和激发医务人员的技术、知识、劳动等要素价值，使其薪酬不仅与出院病例、手术台次和诊疗项目的数量等医疗服务"产出"相关，还与医疗质量、工作效率、资源消耗、服务满意度等关键指标挂钩。同时，绩效薪酬制度还应引导大型公立医院功能合理定位，促使其将提高诊疗技术水平、保障生命安全、解决疑难重症作为核心职能，承担起作为区域内疑难急危重症救治中心的责任。

3. 坚持公平公正

在医院绩效薪酬制度顶层设计时，应针对临床医生、护理、医技等岗位在医疗服务过程中不同的价值贡献等要素，建立不同类别的绩效评价体系，合理设置各类岗位之间的分配级差，临床医生绩效薪酬水平要高于其他类别岗位，分配级差至少应保持在两倍以上。并做好同类技术岗位的差异化管理，科学制定同类技术岗位的绩效薪酬二次分配办法，统筹考虑工作数量、工作质量、岗位责任、效率效能等多方面因素，既要体现多劳多得、优劳优酬，又要考虑医学专业的团队协作及亚专科发展等特点。

4. 坚持总量控制与持续发展

绩效薪酬总额按业务收入的一定比例控制，人力成本占业务支出的比重控制在合理区间内。统筹医院发展与提高薪酬待遇关系，一方面逐步提高职工薪酬待遇，使职工分享医院发展成果；另一方面应保障医院事业发展后劲，确保医院健康可持续发展。

第二节　基于 DRG 评价医疗服务绩效的常用指标

一、DRG 和医院病案首页的关系

DRG 对疾病进行诊断分组的依据来源于病案首页中的诊断，通过对手术及操作，疾病并发症的严重程度，患者的年龄、出生地、居住地等因素影响进行综合分析，以此对定额的支付标准进行合理的设定，实现医疗成本的降低及医疗资源的合理配置和高效应用，提升医院的医疗服务质量，为病患带来更大的优惠。因此，在 DRG 实施过程中，必须要对疾病进行正确的诊断和编码，因为针对不同的疾病分组，其支付结果也会存在一定的差异性。病案首页是 DRG 统计数据的重要依据，对于 DRG 的高效实施影响重大，病案首页的准确性直接关系到 DRG 分组的准确性和数据的准确性，也直接影响对医院和科室等的绩效评价，因此需对病案首页的填写质量进行有效的控制。为了进一步规范病案首页的填写，2016 年国家卫生计生委下发《国家卫生计生委办公厅关于印发住院病案首页数据填写质量规范（暂行）和住院病案首页数据质量管理与控制指标（2016 版）的通知》（国卫办医发［2016］24 号），提出使用

DRG 开展医院绩效评价的地区，应当使用临床版 ICD-10 和临床版 ICD-9-CM-3，并提出入院时间、诊断、主要诊断、手术、主要手术、操作、并发症等具体填写要求，对规范病案首页填写起到了积极的作用。

病案首页的质量直接影响 DRG 的实施效果。DRG 是医保部门对医院支付的重要标准，因此病案管理工作对医院的经营发展至关重要。各医院必须采取有效的措施提升自身的病案管理质量，为医院的持续发展奠定基础。高质量病案首页数据的四个环节的工作人员应各尽其责，强化沟通。如图 6-1 所示。

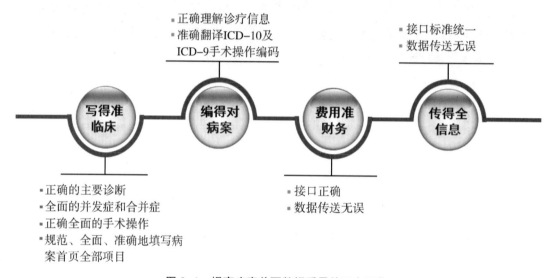

图 6-1　提高病案首页数据质量的四个环节

二、病案首页的质量问题分析

1. 患者基本信息采集不准确

多数情况下，患者按照正常的程序办理入院手续，相关证件会准备得比较齐全，包括身份证、医疗证、转诊证明等，一般不会出现基本信息错误。然而，对于一些突发性疾病，尤其急诊入院患者，由于事态紧急，病患在入院时未能携带相关证件，或由他人代办，此时常出现病患姓名、年龄等基本信息错误的情况。同时由于工作人员的疏忽，比如医生在录入信息时输入错误等也可造成首页和病案内容相互矛盾的现象，这是不可避免的，若不及时进行更改，将会造成分组错误。

2. 主要诊断选择不当

主要诊断是指临床诊断，是病案首页最重要的信息之一。其选择原则是本次治疗中对健康危害最大、消耗医疗资源最多、费用最高的疾病。在首页填写的过程中，将入院诊断或入院前的诊断作为主要诊断的情况也十分常见，在主要诊断填写的过程中往往会忽视合并症和并发症的情况。

3. 疾病、手术编码不合理

目前多数医院实行信息化管理，医生只需输入诊断和手术名称，即可自动生成相应的疾病分类编码，但是实际上很多医生对编码的用途却不够了解，对于编码方法更是一头雾水。临床工作中，疾病诊断和手术方式如何选择编码很让人头疼，比如相应的诊断找不到合适的疾病编码，或者选择的手术编码不能完全体现手术的真实情况。在这种情况下，一旦编码出现错误，医生也无法辨别，这就导致编码的错误率一直得不到有效的控制，同时也加重了编码员的工作强度。编码员应具备熟练的编码知识，加强与临床医生的沟通交流，有较强的责任心，这样可以大大提高编码的正确性。

4. 手术方式及操作方式书写不规范

这一问题主要体现在以下两个方面：①手术术式表述不清楚。对于一项手术，不能明确表明手术方法和手术类型。②随着医疗事业的发展，各种操作检查手段不断丰富，但是有些医生由于工作量大、习惯等原因，对操作、检查往往采取忽略态度，导致漏填、错填及空项的情况时常发生。比如纤维内镜检查或体腔及管道穿刺置管术等，都应如实填写，规范操作行为。详见图6-2。

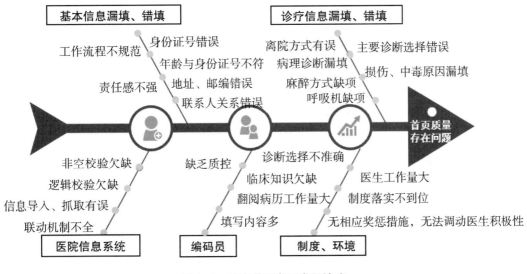

图 6-2 病案首页书写常见缺陷

三、加强病案首页质量管理的对策

1. 提升对病案管理的重视程度

病案信息在 DRG 实施的过程中发挥着巨大的作用，很多医务人员和管理者对病案管理的重要性缺乏有效的认知，这是导致病案质量无法得到提升的重要原因之一。因此，医院应通过培训的方式向医务人员普及病案质量的重要性，提升医务人员对病案管理的重视程度，提升病案质量，为 DRG 的顺利实施打好基础。

2. 提升医务人员对病案书写的重视程度

现阶段很多医务人员对 DRG 都缺乏基本的了解，医院应该通过培训或讲座等多种方式使其认识到首页信息有误或不准确会导致 DRG 分组错误，从思想意识领域提升其对病案填写的重视程度，以此达到对病案首页质量的有效控制。此外，培训的内容应该涉及病案首页的填写规范、编码规则等，不断提升医务人员的业务水平，实现对病案首页填写错误率的控制。

3. 病案管理人员自我能力提升

目前，国内大多数医院的病案管理人员存在意识观念较落后、技术知识水平偏低等特点，这对病案首页质量控制是非常不利的。为了解决这一问题，医院需要加强在病案管理人员培训方面的投入，提升病案管理人员的专业水平和责任感。组织病案管理人员参加专业的培训班，不断提升其编码技能水平，保障病案管理工作的高效开展。另外，加强编码员和医生之间的交流沟通，对病案进行严格的审查。

4. 加强病案信息化建设

将信息技术引入病案管理中，能够为 DRG 的实施提供更加充足的数据支持。通过信息系统的构建能够实现对病案填写情况的实时监控，通过预先设定的标准对病案首页进行科学的评估，及时发现并解决书写错误。同时，结合临床的发展对 ICD 编码库进行适时的更新，避免出现诊断词条无法找到对应编码库链接的情况。

5. 完善奖惩机制

DRGs 需要大量数据以建立标准数据库和医疗编码系统，包括患者基本信息、临床诊断、住院天数及住院费用等。病案首页中包含 DRGs 分组所需的全部信息，是研究和实施 DRGs 的数据来源，其质量高低直接影响 DRGs 分组质量及使用效果。要实现病案首页质量控制措施的有效落实，必须建立完善的奖惩机制，激发医务人员的工作积极性和责任心，并对其工作行为进行约束，对多次填写错误的医务人员进行一定的惩罚，同时根据病案首页质量控制评价考核结果对科室和个人进行一定的奖励。

目前，病案首页的很多项目如患者的基本信息尚不能或未完全实现自动抓取，也存在相关信息填写不准确的问题。病理诊断结果不仅不能导入，而且常常滞后，如病案已归档，常常会导致漏填，这也会直接影响病案首页的质量。病案首页需要填写的内容越多，产生的错误就会相应增多。打通信息孤岛，实现互联互通，实现自动抓取相关数据仍是提高病案首页质量的有效方式。依托信息技术，实现病案首页信息在相关部门间自动引用、传递，从而减少错误，提高效率，保证信息传递的正确性；通过信息系统实现病案首页数据分享的及时性，通过信息质控保证数据收集的完整性；同时，为实现医院间的信息交互与共享，要保证接口数据质量的一致性。

总之，有效发挥 DRG 评价体系的作用首先要有统一的基础，即临床医学名词、疾病分类编码、手术和操作编码、病案首页书写规范的统一；其次，要加强住院患者的临床路径管理，提高临床路径入组率和完成率，规范临床医师的诊疗行为；再次，让临床科室和临床医师都能够熟练掌握 DRG 管理工具，可以实时了解、动态评估自己的诊疗行为，从源头上抓起，不断改进自己的诊疗行为；最后，相关职能科室也应积极利用 DRG 管理工具及早发现问题、解决问题，对不准确的地方找出问题、积极纠正，使 DRG 能够成为医疗质量管控、绩效评价和费用控制等的有效管理工具。

四、DRG 绩效评价体系的常用指标

三级公立医院绩效考核共 55 个指标，按医疗质量、运营效率、持续发展、满意度评价四个维度划分（图 6-3）。包含医疗质量 24 个指标、运营效率 19 个指标、持续发展 9 个指标及满意度 3 个指标（表 6-2）。其中医疗质量相关指标，指标 1~7 是功能定位，指标 8~15 是质量安全，指标 16~21 是合理用药，指标 22~24 是服务流程。运营效率相关指标，指标 25、26 是资源效率，指标 27~36 是收支结构，指标 37~41 是费用控制，指标 42、43 是经营管理。持续发展相关指标，指标 44~46 是人员结构，指标 47~49 是人才培养，指标 50、51 是学科建设，指标 52 是信用建设。在满意度评价相关指标中，指标 53、54 是患者满意度，指标 55 是医务人员满意度。

55 项指标分别来源于病案数据、财务年报、医护电子证照注册系统、满意度平台、医考中心、国家临检中心、国家发改委、卫健委医院管理研究所、省级招标采购平台及医院填报（图 6-3）。

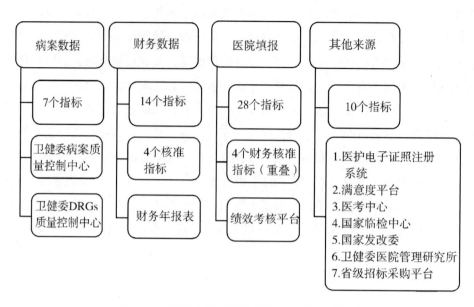

图 6-3　三级公立医院绩效考核 55 个指标的划分

表 6-2　三级公立医院考核中病案首页相关指标

指标类型	考核指标	指标性质
医疗指标-功能定位	1. 门诊人次数与出院人次数比	定量
医疗指标-功能定位	2. 下转患者人次数（门急诊、住院）	定量
医疗指标-功能定位	3. 日间手术占择期手术比例	定量
医疗指标-功能定位	4. 出院患者手术占比	定量
医疗指标-功能定位	5. 出院患者微创手术占比	定量
医疗指标-功能定位	6. 出院患者四级手术比例	定量
医疗指标-功能定位	7. 特需医疗服务占比	定量
医疗指标-质量安全	8. 手术患者并发症发生率	定量
医疗指标-质量安全	9. I 类切口手术部位感染率	定量
医疗指标-质量安全	10. 单病种质量控制	定量
医疗指标-质量安全	11. 大型医用设备检查阳性率	定量
医疗指标-质量安全	12. 大型医用设备维修保养及质量控制管理	定性
医疗指标-质量安全	13. 通过国家室间质量评价的临床检验项目数	定量
医疗指标-质量安全	14. 低风险组病例死亡率	定量
医疗指标-质量安全	15. 优质护理服务病房覆盖率	定量

续表

指标类型	考核指标	指标性质
医疗指标–合理用药	16. 点评处方占处方总数的比例	定量
医疗指标–合理用药	17. 抗菌药物使用强度（DDDs）	定量
医疗指标–合理用药	18. 门诊患者基本药物处方占比	定量
医疗指标–合理用药	19. 住院患者基本药物使用率	定量
医疗指标–合理用药	20. 基本药物采购品种数占比	定量
医疗指标–合理用药	21. 国家组织药品集中采购中标药品使用比例	定量
医疗指标–服务流程	22. 门诊患者平均预约诊疗率	定量
医疗指标–服务流程	23. 门诊患者预约后平均等待时间	定量
医疗指标–服务流程	24. 电子病历应用功能水平分级	定性
运营效率–资源效率	25. 每名执业医师日均住院工作负担	定量
运营效率–资源效率	26. 每百张病床药师人数	定量
运营效率–收支结构	27. 门诊收入占医疗收入比例	定量
运营效率–收支结构	28. 门诊收入中来自医保基金的比例	定量
运营效率–收支结构	29. 住院收入占医疗收入比例	定量
运营效率–收支结构	30. 住院收入中来自医保基金的比例	定量
运营效率–收支结构	31. 医疗服务收入（不含药品、耗材、检查检验收入）占医疗收入比例	定量
运营效率–收支结构	32. 辅助用药收入占比	定量
运营效率–收支结构	33. 人员支出占业务支出比重	定量
运营效率–收支结构	34. 万元收入能耗支出	定量
运营效率–收支结构	35. 收支结余（医疗盈余率）	定量
运营效率–收支结构	36. 资产负债率	定量
运营效率–费用控制	37. 医疗收入增幅	定量
运营效率–费用控制	38. 门诊次均费用增幅	定量
运营效率–费用控制	39. 门诊次均药品费用增幅	定量
运营效率–费用控制	40. 住院次均费用增幅	定量
运营效率–费用控制	41. 住院次均药品费用增幅	定量
运营效率–经营管理	42. 全面预算管理	定性
运营效率–经营管理	43. 规范设立总会计师	定性

指标类型	考核指标	指标性质
持续发展–人员结构	44. 卫生技术人员职称结构	定量
持续发展–人员结构	45. 麻醉、儿科、重症、病理、中医医师占比	定量
持续发展–人员结构	46. 医护比	定量
持续发展–人才培养	47. 医院接受其他医院（尤其是对口支援医院、医联体内医院）进修并返回原医院独立工作人数占比	定量
持续发展–人才培养	48. 医院住院医师首次参加医师资格考试通过率	定量
持续发展–人才培养	49. 医院承担培养医学人才的工作成效	定量
持续发展–学科建设	50. 每百名卫生技术人员科研项目经费	定量
持续发展–学科建设	51. 每百名卫生技术人员科研成果转化金额	定量
持续发展–信用建设	52. 公共信用综合评价等级	定性
满意度评价–患者满意度	53. 门诊患者满意度	定量
满意度评价–患者满意度	54. 住院患者满意度	定量
满意度评价–医务人员满意度	55. 医务人员满意度	定量

五、DRG 绩效评价体系的各维度分析

DRG 绩效评价体系包括服务能力、服务效率、医疗安全、综合能力、学科评估五个维度。

（一）服务能力

医疗服务能力主要通过 DRG 组数、诊疗总权重与病例组合指数（CMI）体现，出院病例覆盖的 DRG 范围越广，说明这个医院能够提供的诊疗服务范围越大。总权重为统计时间段内，医疗服务的"产出量"，数值越大说明总产出越多。病例组合指数（CMI）值＝该医院的总权重数/该医院的总病例数。CMI 值是医院的例均权重，与医院收治的病例类型相关。医院收治病例权重越高，CMI 值越大。权重反映不同类型病例之间治疗成本的差别，所以通常被用来衡量收治病例的平均难度。医疗服务能力包括医疗服务广度与医疗技术整体难度。医疗服务广度的指标为 DRG 组数，一家医院，组数越多，意味着这家医院收治的疾病种类越多，其综合服务能力越高。医疗技术的整体技术难度的测量指标为 CMI 和总权重，CMI 代表医院收治病例的技术难度水平，CMI 值越高，医院整体医疗技术水平越高。

$$总权重 = \sum（某 DRG 权重 \times 我院 DRG 的病例数）$$

$$CMI = \frac{\sum（某 DRG 权重 \times 我院该 DRG 组的病例数）}{我院全体病例数}$$

（二）服务效率

服务效率的评价内容包括同类疾病的治疗费用与同类疾病的治疗时间。效率维度指标可从时间消耗指数、费用消耗指数来进行评价。此处用 DRG 分组的费用消耗指数和时间消耗指数。时间消耗指数指某特定范围内的平均水平为 1，大于 1 表明该医院治疗同类疾病所需费用或所需时间大于区域平均水平。费用效率或时间效率较低，说明该医院需要关注治疗模式，合理缩减住院费用和住院时间；指数值小于 1 则表示该院治疗同类疾病所需费用或时间低于区域平均水平，费用效率或时间效率较高。例如，属于同一 DRG 组的病情同样复杂的病人，医院甲比医院乙所花费用与时间少，那么医院甲在这一 DRG 组的效率较高。这样利用同一 DRG 组的比较，能够客观公平地对所消耗的时间与费用进行横向比较。具体计算方法为：

$$费用消耗指数（CEI） = \frac{\sum_j k_j^c n_j}{\sum_j n_j}$$

$$时间消耗指数（TEI） = \frac{\sum_j k_j^l n_j}{\sum_j n_j}$$

其中 n_j 为该医院诊治的第 j 组 DRG 的病例数。k^c 为费比，$k^c = \dfrac{c_i}{\bar{c_i}}$（$\bar{c_i}$ 为标杆医院各个 DRG 的例均费用，c_i 为该医院各个 DRG 组的例均费用）；k^l 为平均住院日比，$k^l = \dfrac{l_i}{\bar{l_i}}$（$\bar{l_i}$ 为标杆医院各个 DRG 组的平均住院日，l_i 为该医院各个 DRG 组的平均住院日）。

（三）医疗安全

在实际诊疗过程中，导致患者死亡的原因除疾病本身严重程度过高外，还有发生失误与偏差的可能性。利用疾病本身导致死亡的可能性较低的病例类型的死亡发生概率来判断医疗服务的安全程度，具体体现为低风险死亡率与中低风险死亡率。低风险死亡率=统计时间段内低风险组死亡患者数/该时间段内低风险组患者数。中低风险死亡率=统计时间段内中低风险组死亡患者数/该时间段内中低风险组患者数。医疗安全维度指标可通过低风险组死亡率来反映。低风险组是指疾病本身导致死亡的可能性极低的 DRG 分组。该组患者死亡的最大原因多为临床过程差错所致，是一个能较敏感地反映医疗质量的指标。低分险组的评定步骤为：①计算全样本每个 DRG 覆盖病例的死亡率（Mi）；②取死亡率的自然对数（$\ln Mi$），使其服从正态分布，并计算死亡率自然对数的均数和标准差；③计算死亡风险评分。各死亡风险级别的定义是：死亡风险评分为"0"分表示归属于这些 DRG 的病例没有出现死亡病例；"1"分表示住院死亡率低于负一倍标准差，为低风险组；"2"分表示住院死亡率在平均水平与负一倍标准差之间，为中低风险组；"3"分表示住院死亡率在平均水平与正一倍标准差之间，为中高风险组；"4"分表示住院死亡率高于正一倍标准差，为高风险组（表 6-3）。低风险组死亡率越高，表明临床过程差错的可能性越大，可能存在医疗安全问题。

表 6-3　住院患者基于 DRG 死亡风险评分

分组	评分	分值描述
无	0 分	表示归属于这些 DRG 组的病例没有出现死亡病例
低风险组	1 分	表示住院病死率低于负一倍标准差
中低风险组	2 分	表示住院病死率在平均水平与负一倍标准差之间
中高风险组	3 分	表示住院病死率在平均水平与正一倍标准差之间
高风险组	4 分	表示住院病死率高于正一倍标准差

（四）综合能力

26 个主要疾病分类（MDC）反映了不同的医学专业（表 6-4），如果某医院在某个 MDC 上没有病例，则认为其出现"缺失专业"。

表 6-4　用于评价综合医院学科发展均衡性的 MDC

MDC 编码	定义
MDCB	神经系统疾病及功能障碍
MDCC	眼疾病及功能障碍
MDCD	耳、鼻、口、咽疾病及功能障碍
MDCE	呼吸系统疾病及功能障碍
MDCF	循环系统疾病及功能障碍
MDCG	消化系统及功能障碍
MDCH	肝、胆、胰疾病及功能障碍
MDCI	肌肉、骨骼疾病及功能障碍
MDCJ	皮肤、皮下组织、乳腺疾病及功能障碍

续表

MDC 编码	定义
MDCK	内分泌、营养、代谢疾病及功能障碍
MDCL	肾、泌尿系统疾病及功能障碍
MDCM	男性生殖系统疾病及功能障碍
MDCN	女性生殖系统疾病及功能障碍
MDCO	妊娠、分娩及产褥期
MDCP	新生儿及其他围生期新生儿疾病
MDCQ	血液、造血器官、免疫疾病及功能障碍
MDCS	感染及寄生虫病（全身性或不明确部位的）
MDCV	创伤、中毒及药物毒性反应
MDCZ	多发严重创伤

（五）学科评估

学科评估内容包括学科布局和医疗外科服务水平两方面，其中学科布局从重点病种分析和病种结构分析方面进行，医疗外科服务水平通过三、四级手术例数和占比进行。

DRG 评价指标总结见表 6-5。

表 6-5　DRG 评价指标

维度	指标	评价内容
服务能力	病例组合指数（CMI）	各学科治疗病例的平均技术难度水平
	DRG 组数	治疗病例所覆盖的疾病类型范围
	总权重	住院服务总产出
	每床位产出权重	每床位的住院服务产出
服务效率	费用消耗指数	治疗同类疾病所花费的费用
	时间消耗指数	治疗同类疾病所花费的时间
医疗安全	低风险组死亡率	疾病本身导致死亡概率极低的病例死亡率
综合能力	综合医院技术全面性测评	缺失专业和低分专业数量
学科评估	学科布局	重点病种分析和病种结构分析
	医疗外科服务能力	三、四级手术例数和占比

第三节　基于 DRG 进行医疗服务绩效评价的应用举例

一、医院精细化管理

通过 DRG 考核，能实现对医院的精细化管理。医院管理者能直观量化地了解医院的综合服务能力，医院的服务广度和技术难度，时间效率和费用效率，医院各科室、病区、医生的能力，了解哪些专科是优势，利用数据合理分配资源，调整学科布局，提高医院在本地区的实力和行业地位。运用 DRG 同质化医疗资源消耗和临床诊疗的原理，比较不同医院同一学科的 DRG 组收治结构，精细化评估医院学科发展情况；比较不同医院相同学科的相同 DRG 组诊疗资源消耗，从效能和资源消耗角度全面评估不同学科的发展，为医院的学科发展提供更加精细、可比性更强的评估工具。

如图 6-4 所示，横坐标为 DRG 组数，代表医院的综合服务广度；纵坐标为 CMI，代表病例诊治难度；越往右上角，代表综合服务广度和复杂度越高；越往左下角方向，代表综合服务广度和复杂度越低。

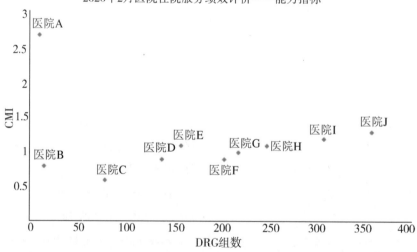

图 6-4　某地区不同医院服务广度和技术难度评价举例

图 6-5 为某地区不同医院在同月份的服务效率评价，横坐标为费用效率，纵坐标为时间效率。

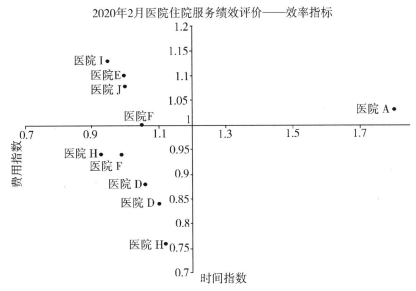

图 6-5　某地区不同医院服务效率评价举例

二、科室和病区间绩效考核

利用 DRG 不仅能进行不同医院的对比，也可以进行同一医院内不同专业、科室、病区之间的对比。利用 DRG 分组，同质化标准化医院诊疗产出，可开展不同专业科室、同专业不同病区及同专业不同主诊组之间的绩效评价。

三、医院外科能力评估

利用 DRG 对手术进行科学的分级，根据医院的三、四级手术比例，分析比较医院外科能力的强弱。

四、临床专科评估

医院及各个临床科室，为了更能直观地了解本院或本科室收治病人的病种分布情况，需要将各个 DRG 细分组归并为病种，生成病种结构。重点科室需要时刻关注本科室的病种结构，要符合国家重点专科要求的各个病种的病例比例。另外，医院管理人员应对专科能力进行定期评价，主要指标包括专科重点病种数量和质量，专科三、四级手术占比等。

五、医生人均相对工作量考核

以 DRG 为切入点，把绩效管理细化到每位医务人员，从提供医疗服务的数量、质量、费用、成本核算开始进行绩效考核，计算医生人均相对工作量，临床科室主任可将学科发展和管理重心落实到每一名医生的医疗行为中，充分发挥医务人员的主观能动性，提高医务人员的职业价值观。

六、提高医疗服务质量

基于 DRG 分组结果，可将分组后的评价分为两大类指标进行监控和考核：其一，住院死亡类指标，包括患者住院死亡率、手术患者住院死亡率、手术患者围手术期住院死亡率、择期手术患者围手术期住院死亡率、新生儿患者住院死亡率及常见恶性肿瘤择期手术患者住院死亡率；其二，重返类指标，包括患者出院 2~31 天再住院率、手术患者术后重返手术室再次手术发生率（图 6-6）。

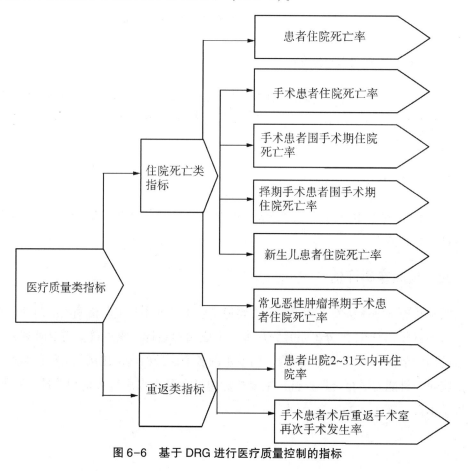

图 6-6　基于 DRG 进行医疗质量控制的指标

七、基于 DRG 的医疗绩效考核结构

绩效考核方案可分为月绩效考核方案、季绩效考核方案、年绩效考核方案三种类型。考核包括科室考核、维度考核、管理单项考核、效率单项考核和目标管理与质量控制重点检查内容和评分标准专项奖罚。见图 6-7。

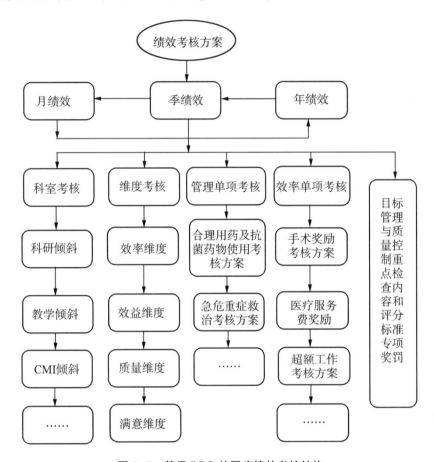

图 6-7　基于 DRG 的医疗绩效考核结构

第四节　应用 DRG 评估医疗服务绩效的展望

一、构建 DRG 绩效评价的必要性

(一) 高度迎合国家医改政策

公立医院是我国医疗服务体系的主体，是人民群众看病就医的主要场所，是实现医疗服务高质量发展的主力军。实施公立医院绩效考核是公立医院改革和现代医院管理制度的重要内容，是贯彻落实党中央、国务院决策部署，狠抓落实的重要手段，是检验公立医院改革发展成效的重要标尺，对进一步深化公立医院综合改革、加快建立分级诊疗制度和现代医院管理制度具有重要意义。《国务院办公厅关于城市公立医院综合改革试点的指导意见》明确要求建立以公益性为导向的考核评价机制，制定绩效评价指标体系，定期组织公立医院绩效考核，考核结果与财政补助、医保支付、绩效工资总量，以及院长薪酬、任免、奖惩等挂钩。《中共中央国务院关于全面实施预算绩效管理的意见》《深化医药卫生体制改革 2018 年下半年重点工作任务》再次对开展公立医院绩效考核工作提出要求。为加大各地推进三级公立医院绩效考核工作的力度，引导三级公立医院实现"三个转变、三个提高"，需要进一步加强顶层设计，绩效考核标准、信息化等支撑体系建设，统一绩效考核主要指标和考核方法。2019 年 1 月，《国务院办公厅关于加强三级公立医院绩效考核工作的意见》中明确了三级公立医院绩效考核的指标体系。其中，低风险组病例、死亡率、住院次均费用增幅几项重点指标与 DRG 相关。与此同时，我国各地的医保支付政策改革也在稳步推进中，各地均逐步推行由总额预算控制的预付制付费方式向 DRG 付费方式改变。因此，无论是绩效考评还是医保支付，DRG 都占据举足轻重的地位。

(二) 破除医疗机构追逐利润的机制，满足人民群众医疗服务需求

我国医改的基本目标是破除公立医院逐利机制，构建布局合理、分工协作的医疗服务整体，缓解人民群众看病难、看病贵的问题。分析公立医院逐利的根源，应从打破公立医院医疗收入、医务人员薪酬与患者就医花费挂钩的绩效考评机制入手。DRG 医保付费，主要依据病例分组结果一次性补偿医院，与患者就医花费完全脱钩。因此，医院唯有提高服务效率与医疗质量才能获取结余，赢得发展。由此可见，DRG 可有效控制国家及个人的医疗费用支出，遏制医疗费用快速增长。

（三）助力公立医院，全面提升其核心竞争力

目前，全国范围内均在推行 DRG 付费方式，各地已基本实现药品零加成，患者费用压力已直接转变为医院的成本压力，医院内涵质量提升及精细化管理势在必行。DRG 可引导三级公立医院将优先的医疗资源用于收治疑难危重病种，利于分级诊疗政策的实施；使医院为了最大限度地赢得发展空间，不断强化成本控制，最大限度地增收节支、提高效率、实现良性运转。然而 DRG 支付在成本受到限制以后，医院对于新技术的应用及新设备的引进缺少动力，假如没有对新技术的探索，医院的学科发展必然受到限制。因此，医院必须参与制定卫生主管部门的新技术评估办法，与 DRG 支付方和卫生行政主管部门共同探讨新技术如何纳入 DRG 支付。DRG 还可以横向将相近学科、诊疗小组进行对比，使医院管理者有理有据地开展内部绩效评价与管理。

二、加速构建 DRG 绩效评价的体系

（一）形成有中国特色的 DRG 付费体系

DRG 各试点城市应遵循《国家医疗保障 DRG 分组与付费技术规范》确定的 DRG 分组基本原理、适用范围、名词定义，以及数据要求、数据质控、标准化上传规范、分组策略与原则、权重与费率确定等要求开展有关工作。要严格执行《国家医疗保障 DRG（CHS-DRG）分组方案》，按照统一的分组操作指南，结合各地实际情况制定本地的细分 DRG 分组，打造试点"一盘棋"，精准"本地化"。

（二）做好数据标准和系统改造

数据的标准化和信息系统的改造是实现 DRG 分组和管理的基础，是各地开展 DRG 试点工作的硬件条件。试点城市要按照国家医保信息业务编码标准化的相关工作要求，使用医保疾病诊断和手术操作、医疗服务项目、药品、医用耗材和医保结算清单等 5 项信息业务编码，以规范数据采集的标准。

（三）加强人才队伍建设和业务培训

各试点城市建设本地 DRG 付费试点的工作人才队伍，涵盖医保、信息、统计、病案和临床等各方面的人才，以保障试点工作的顺利实施和推进；要建立国家—省、市—医疗机构逐级培训机制；要同步开展 DRG 付费国家试点监测评估工作，监测各试点城市工作进展，评估 DRG 付费改革成效。

三、DRG 评估医疗服务绩效的展望

（一）建立以 DRG 为导向的临床路径

各临床科室从最常见的病种入手，在现有临床诊疗常规的基础上，不断细化，确

定标准化的诊疗规范，使医疗服务和诊疗成本同质化。同时，在实际工作中大力推进临床路径改革，规范诊疗行为，保证医疗质量和安全，探索临床路径成本核算，控制医疗费用。在成本核算方面，综合运用管理会计理论、作业成本法、成本费用转换法等方法，在医院三级成本核算、床日成本核算、医疗服务项目成本核算的基础上核算医院 DRG 成本。在成本分析方面，多维度预测、分析医院 DRG 成本，开展成本绩效考核，科学控制医院的运行成本。

（二）DRG 分组器的应用

将 DRG 分组器应用于公立医院绩效评价，对公立医疗机构的服务量、服务质量、服务效率等绩效指标进行校正，综合考虑病例整体的复杂性和困难性，以量化的结果反映出来，实现不同性质、等级医院的绩效评价，提高绩效评价的可比性和评估结果的可靠性。前期还需要结合各省市病例数据，开展大量基础数据的细致分析和研究。此外，DRG 还可与其他参数、非参数方法相结合，如投入产出评价、生产率或生产效率的测量等，提供更多的医院绩效评价指标和评价方法，使评价结果更加科学、全面、合理。将医疗服务质量作为对医院补偿的影响因素之一。DRG 付费制度下，固定补偿费率的方式较其他医保付费方式易造成医疗服务质量削弱。近年来美国先后实施了医院获得性问题（hospital acquired conditions，HACs）、价值形成机制（value based payment，VBP）及再入院减少计划（hospital readmissions reduction program，HRRP）等一系列计划，对服务质量高的医院进行奖励，对服务质量低的医院进行惩罚。我国既可以学习美国的方式，在 DRG 付费制度之外，制订其他质量控制计划来弥补 DRG 付费制度的不足；也可以考虑采用一种系统化的方式将质量因素引入 DRG 付费制度之中，从而直接影响补偿费率。

（三）建立政府主导、社会多元参与的公立医院绩效评价机制和评价指标的动态调整机制

建立专门的评估机构与审查机构，确保 DRG 付费制度合理运行。1986 年美国国会成立了专门的 DRG 付费制度评估委员会，对 DRG 付费制度的实施效果进行评价，并对其更新方案提出建议，如因为医疗技术进步或通货膨胀需要提高费率，因为生产力的提高需要降低费率等。此外还有专门的同行审查组织，对入院的必要性、入院的合理性、分组准确性、医疗服务的完整性与恰当性及转诊病例和线外病例进行重点关注。评估与审查是确保 DRG 付费制度实现预期改革效果的重要保证，中国同样需要设立专门的机构，以保证 DRG 付费制度合理运行和及时更新，同时对 DRG 付费制度的评估与审查予以制度化。政府可委托行业组织、研究机构或专业的社会评价机构，从医疗机构、病种、专科等各个层面，对全国范围内的各级医疗机构广泛开展绩效评

价。在现阶段，为了解决可比性的问题，从病种层面开展绩效指标分析，既能引导提高临床诊疗质量，又能为完善疾病诊断相关分组、实施按病种付费制度提供参考依据。评价指标和指标权重也应随着绩效评价工作的深入、当前医改措施的推进，以及重大项目的推广而不断调整，现阶段应考虑向基于病种影响因素分析的核心质量指标、临床研究、住院医师规范化培训等指标倾斜，加强对公益性、健康产出等指标的分解和研究。

（四）健全公立医院绩效评价信息支撑平台，加强数据挖掘分析

完整的病例信息和标准统一的临床数据是实施 DRG 分组及付费的重要支撑。美国在实施 DRG 付费制度之初，面临的一个重要问题就是病例信息的不完整和录入标准的不统一，不同的数据库之间不能实现无障碍的数据传递。为此，自 2002 年起，美国通过联邦法规强制所有医院采用国家统一的数据标准。在我国，病例首页信息的不完整与质量低下已经是一个困扰医疗卫生领域改革推动者与学术研究者多年的问题，在推进 DRG 付费方式改革的趋势下，提高病例信息数据质量势在必行。如果能够搭建全国统一的信息管理平台，将各医院病例信息、成本数据直接上传至统一的数据库，将会更便于病例成本与相对权重的计算。建立国家卫生信息平台，管理部门要提供规范统一的上报数据接口，确保数据采集的统一、及时；医疗机构要确保数据录入全面、准确，同时提高病案首页数据质量。指标的可靠性主要取决于机构层面收集的以患者为基础的数据的准确性、完整性和及时性。在全方位采集原始数据资料的基础上，充分运用医疗大数据挖掘和分析技术，进行更细致、更深入的分析，推进医疗机构精细化绩效管理，提高评价工作效率。通过信息平台，医院可进行自身纵向比较或与其他同类医院进行横向比较，与国家标准进行比较、定位，及时了解自身的绩效水平在同行中所处的位置，明确自身的改进方向。

DRG 的充分施行必将给我国医改事业带来巨大的变革。一是促进医疗行为的规范。DRG 付费国家试点工作的实施，使以往按项目付费的模式，转向按病组付费，将药品、耗材转变为成本，促使医院、医生改变以往给病人开大处方，不合理运用贵重药品、耗材和大型检查设备等医疗行为。医生将自觉规范医疗行为，提高医疗资源利用效率，积极寻求提质增效，获取合理的收益，促使医院运行的动力机制由扩张式发展向内涵式发展转变。二是医院服务公开透明。通过 DRG 分组，将以往临床医疗行为"不可比"变为"可比"，医院收治多少病例、难度高低，一目了然，同一个病组治疗的水平可量化比较。医保付费，患者就医公开透明。三是提升患者就医满意度。通过实行 DRG 付费，压缩检查治疗成本，有效减少不必要的医疗支出，使广大人民群众获得更加优质、高效的医疗服务，提升了就医满意度。

参考文献

[1] 卜胜娟，熊季霞．公立医院绩效评价体系分析及建议［J］．中国卫生事业管理，2014，312（6）：404-406.

[2] 赵晓华．病案首页质量与医院绩效考核［C］．第二十六届中国医院协会病案管理专业委员会学术会议．

[3] 马忠凯．病案首页质量控制对 DRG 的影响分析［J］．中国卫生经济，2018，37（12）：94-95.

[4] 邓小红．北京 DRGs 系统的研究与应用［M］．北京：北京大学医学出版社，2015.

[5] 刘雅娟，倪君文，黄玲萍，等．基于 DRG 的医院病种成本核算实践与探索［J］．中国医院管理，2019，39（8）：54-56.

[6] 王振宇．DRG 综合绩效评价方法在科室评价中的应用［J］．中国卫生经济，2017，36（10）：72-75.

[7] 邵倩倩．对公立医院绩效薪酬制度改革的一些思考［J］．现代经济信息，2019（9）：98.

[8] 朱培渊，王珊，刘丽华．DRG 支付方式改革在公立医院的实施路径探讨［J］．中国卫生经济，2018，37（5）：32-35.

[9] 仇媛雯，贲慧，姚晶晶，等．基于 RBRVS 与 DRG 的公立医院绩效薪酬考评应用探索［J］．中国卫生经济，2019，38（4）：72-75.

[10] 陶成琳，陈妍，林德南，等．基于 DRGs 的深圳市医疗服务质量与绩效评价研究［J］．中国卫生质量管理，2019，26（4）：16-19.

[11] 周海龙，封卫征，汤洁，等．基于 DRGs 的住院医疗服务的绩效评价［J］．中国病案，2019，20（2）：39-42.

[12] 舒琴，李迪，孙扬，等．基于变异系数计算的 DRG 本土化应用分析及建议［J］．中国医院管理，2019，39（8）：43-45.

[13] 彭颖，金春临，王贺男．美国 DRG 付费制度改革经验及启示［J］．中国卫生经济，2018，37（7）：93-96.

[14] YUAN S W, LIU W W, WEI F Q, et al. Impacts of hospital payment based on Diagnosis Related Groups (DRGs) with Global Budget on Resource Use and Quality of Care: a case study in China [J]. Iranian journal of public health, 2019, 48 (2): 238-246.

[15] 张晨阳，张春丽，王梦伊，等．某三甲医院以成本为基础的 DRG 收付费实践与探索［J］．江苏卫生事业管理，2019，30（5）：545-547，625.

第七章

DRG 在医疗保险管理的应用

医疗保险是为了补偿劳动者因疾病风险造成的经济损失而建立的一项社会保险制度。通过用人单位与个人缴费，建立医疗保险基金，参保人员患病就诊发生医疗费用后，由医疗保险机构对其给予一定的经济补偿。基本医疗保险制度的建立和实施集聚了单位和社会成员的经济力量，再加上政府的资助，可以使患病的社会成员从社会获得必要的支持，减轻医疗费用负担，防止患病的社会成员"因病致贫"。21 世纪初，随着我国居民医保的全覆盖、居民对医疗保健需求的增加，医疗费用出现快速增长，"看病难、看病贵"的问题日益突出。与此同时，各地区医保基金负担加重，医保管理者逐步展开对医保基金的合理利用、医保支付方式改革的探索，在保障参保人员权益、控制医保基金不合理支出等方面取得了积极成效，但医保对医疗服务供需双方特别是对供方的引导制约作用尚未得到有效发挥。为更好地保障参保人员权益、规范医疗服务行为、控制医疗费用不合理增长、充分发挥医保在医改中的基础性作用，2017年国务院办公厅发布了《关于进一步深化基本医疗保险支付方式改革的指导意见》，要求完善医保支付方式，各地要选择一定数量的病种实现按病种付费，国家选择部分地区开展按疾病诊断相关分组（DRGs）付费试点，鼓励各地完善按人头、按床日等多种付费方式。到 2020 年，全国范围内普遍实施适应不同疾病、不同服务特点的多元复合医保支付方式。

第一节　医疗保险支付方式

医疗保险支付方式是医疗服务提供方对医疗保险参保人提供医疗服务后，医疗保险机构作为第三方代替医疗保险参保人向医疗服务提供方支付医疗服务费用的途径和方法。医保支付方式是基本医保管理的重要手段，也是深化医改的重要环节，是调节医疗服务行为、引导医疗资源配置的重要杠杆。通过对支付原则、支付范围、支付标准、支付方式、结算办法等进行改革，可以改变医疗服务的数量、质量、效率和效果，影响医疗服务的可及性和医疗服务体系的运行绩效，为重建医疗服务利益新机制、构建分级诊疗新格局、推进公立医院改革等卫生政策的制定提供决策依据。

一、不同类型医疗保险支付方式

目前国内外的医疗保险支付方式分为预付制（prospective payment system，PPS）和后付制（post-payment system），前者包括总额预付制（global budge）、按人头付费（capitation）、按服务单元付费（service unit）、按诊断相关组付费（diagnosis related groups，DRGs），后者主要是按服务项目付费（fee for service，FFS）。每一种支付方式各有利弊，从各国家实践经验看，医疗保险支付制度由后付制转向预付制、单一制转向混合制，定额付费和按 DRG 付费的混合支付成为发展趋势。

（一）按服务项目付费

FFS 是在各个国家使用最早、最广泛的一种后付制付费制度，医疗保险机构根据医疗机构向参保人提供的医疗服务的项目和服务数量，按照每个服务项目的价格向医疗机构支付费用的方式，支付单元是服务项目，具体地说，它是根据医疗机构报送的记录病人接受服务的项目（如治疗、检查、药品等），向医疗机构直接付费。FFS 实际操作简便，适用范围较广，医院提供医疗服务的积极性高，病人的医疗需求可以得到较好的保障。由于医院收入同提供医疗服务量挂钩，会导致医院提供过度医疗服务，医院缺乏成本控制意识；刺激医院引入尖端诊疗设备和推销高价格药物；逆向选择的风险增大，医疗费用难以控制，结果将会造成卫生资源的浪费和医疗费用的过度增长。另外还会造成医保经办机构审查工作量大，管理成本较高。

（二）按服务单元付费

按服务单元付费也叫按定额付费，包括每床日费用和次均门诊费用两种，是医疗保险机构按照预先规定的服务单元（每床日费或者次均门诊费）费用标准和医疗机构实际服务量支付医疗费用，是预付制和后付制结合的一种支付制度。

按服务单元付费的管理成本低，可以激励医院在定额内降低医疗成本，提高服务效率，但容易刺激医疗机构增加门诊次数、减少单日服务的数量以延长住院时间，分解住院、注重收治轻症病人而拒收重症病人，甚至出现门诊挂空号等现象。

（三）按人头付费

按人头付费是指医疗保险机构根据医院所服务的参保人数，定期支付其一笔固定费用，医疗机构需要向参保人免费提供合同内的医疗服务。这种支付方式管理方便，支付的费用多少与提供的服务数量及种类无关，只与服务的参保人数有关，能够刺激医生服务更多的病人；也会引导医生注重人群健康，减少服务数量；也存在降低服务质量，选择性接收病情轻的病人、推诿重病患者的隐患。

英国 NHS 为英国所有纳税人和有居住权的居民提供免费医疗服务，由全科医生（GP）担当国家的健康"守门人"，免费为注册居民提供日常保健及其他健康管理，居民可以自由选择注册医生，约 90% 患者的健康问题可以由 GP 解决，需要住院或病情严重的患者由 GP 逐级转诊到二级医院，患者只需要支付处方费，其他诊疗费、住院费、产前检查等费用均由 NHS 承担。NHS 为建立 GP 之间的竞争关系，促进 GP 更好地为居民提供健康服务，对 GP 采用按人头付费的方式，按照其所管辖人数支付费用。然而，在实践中发现，居民注册 GP 后很少发生更改家庭医生的行为，而且一旦 GP 管辖的人数达到上限就无法接收新的注册居民，并没有实现全科医生之间的有效竞争。

（四）总额预付制

总额预付制是医保部门根据参保人数、医疗机构年均接诊总人次数、次均接诊费用水平，测算区域内年度统筹补偿控制总额，经办机构定期预拨，实行总额控制、包干使用、超支分担的支付方式。这种支付方式以前期医院总支出为依据，在剔除不合理支出后按年度拨付医院费用总额。在指定年度预算时，往往考虑医院规模、医院服务量和服务地区人口密度及人口死亡率、医院是否是教学医院、医院设施与设备情况、上年度财政赤字或结余情况、通货膨胀等其中某一个或几个因素，或综合考虑以上因素，然后确定下一年度医疗费用总预算，一般 1 年协商调整一次。

总额预付制从整体医疗费用情况考虑，降低了医疗保险机构的管理成本，同时限制了医疗机构过度医疗的行为，能够很好地控制医疗费用增长。但由于医疗机构就诊患者的流动性大、不可控因素多，使得年度预算费用与实际费用往往不一致，这样大大增加了医疗机构的经济风险。这种方式容易导致医疗机构限制处方金额、减少医保用药、年初过度医疗、年终医保费用超额后推诿病人，从而影响医疗服务的质量及运行效率，降低医务人员工作积极性。

通常总额预付制与其他支付方式混合使用达到控制医疗费用和保障医疗质量的效果，在各个国家广泛使用。

（五）按 DRG 付费

按 DRG 付费是把一些患病相似但存在区别的住院患者按照病情严重程度、疾病预后、治疗难度、治疗方法及医疗资源消耗情况等多种因素进行分组，是应用统计控制理论将病人归类的方法，医疗保险机构根据不同分组中的不同疾病，制定出标准化的补偿额度。DRG 的支付费用与住院患者的服务量无关，只与归属病种有关，使得医疗费用透明化，能够制约医院过度医疗、减少住院天数、减轻患者医疗负担、提高医院管理水平、降低医疗成本、促进医疗资源的优化配置。但 DRGs 也存在较多不足：需要投入较大成本和较长时间制定 DRG 标准；疾病分组界定困难，会使医生倾向将病人诊断分到高补偿组；不能囊括所有疾病；医院更加重视医疗资源的控制而忽视医疗质量；不利于医院对耗费资源大的新方法、新技术的使用。目前，美国、英国、德国等国均根据自身国情制定了 DRG 支付系统，用于新生儿、分娩、剖宫产、严重新生儿问题、心绞痛、心力衰竭、特殊脑血管疾病、肺炎、精神病、髋关节或膝关节置换等多种情况。

不同支付方式的利弊见表 7-1。

表 7-1　不同支付方式的利弊

支付方式	特点	优点	缺点	经济风险	激励机制
按项目付费	依据患者在医院接受服务的整体费用，按收费单据报销	有效保证医疗服务，患者操作方便，简单易行	过度的医疗服务，医疗费用上涨，管理成本高，保险审查工作量大	患者、保险机构	后付制
按服务单元付费	将患者每次住院分解成每天或其他单元来付费	操作简单，医疗费用控制有效，鼓励医院提高工作效率	诱导医院挑选患者，分解患者住院次数，延长住院日，医院或医务人员竞争意识薄弱，医疗服务质量下降	医院	预付制
按人头付费	在考虑不同地域费用水平和医疗费用上涨等因素的基础上，根据每一住院人次的费用确定付费标准	操作简单，医疗费用控制有效，管理成本低	诱导医院选择患者，分解患者住院次数，医务人员缺乏工作积极性，医疗服务质量下降	医院	预付制

续表

支付方式	特点	优点	缺点	经济风险	激励机制
按总额付费	依据前期医院总支出，在除去不合理支出后按年度拨付医院费用总额	管理成本低，容易控制费用	对患者的医疗服务减少，节约预算成本，医务人员缺乏工作积极性	医院	预付制
按 DRG 付费	基于疾病种类、治疗费用等特征将相近的诊断组进行分类，按类别对医院进行支付	支付标准科学，控制了医疗费用，提升医疗服务质量	住院费用下降，门诊费用上涨，诱导医院选择患者，不利于新技术发展，管理成本高，保险审查工作量大	医院	预付制

二、不同国家的医保支付方式

目前，医保支付方式的改革趋向成熟、合理、全面，各国根据自身管理能力和医疗需求对医保支付模式进行选择使用，以期达到最佳医疗保险效果。

（一）美国的医保支付方式

美国的医保支付方式改革经历了漫长的演变，最初美国采用以治疗项目实际成本为基础的后付制方式，导致医疗机构增加服务量，引起过度的医疗服务，促使医疗费用急剧上涨。为了遏制医疗费用的上涨，1983 年美国政府首次推行预付制支付系统（PPS）。预付制是指在治疗前预先设定支付标准，包括按人头付费、按单病种付费、按 DRG 付费等。经过 40 多年的不断探索，美国逐渐建立起以 DRG 为主要支付方式的复合支付模式，平衡了不同支付方式的利和弊。美国医保支付模式从后付制向预付制的转变是美国医改史的一个里程碑式的成功转变，尤其是 DRG-PPS 从实质上控制了医疗费用的上涨，提升了医疗服务质量，受到医保机构的重视。

（二）德国的医保支付方式

德国是典型的社会保险型国家，其医疗保险管理较为完善，德国通过借鉴美国与澳大利亚已经成熟的 DRG 支付制度，结合本国医保探索出德国的 G-DRG 支付制度。20 世纪 70 年代至 90 年代德国实施的是医保总额预算制度，1998 年后开始实施 G-DRG，实施过程缓慢，分为四个阶段：准备阶段、预算中立阶段、基准费率整合阶段和全面实施阶段。2000—2002 年引入全覆盖 DRG 付费体系；2003 年医院自愿选择参加 DRG 制度；2004 年强制采用 G-DRG 系统；2005—2009 年州内每年调整基准率，减少 DRG 造成的费用差异；2010 年各州内同一疾病基准率统一，全面实施 DRG。

德国 G-DRG 支付体系的产生得益于德国政府协调医疗保险中各方利益的平衡和政府监管与行业监管并重的思想。由法定医疗保险协会、商业医疗保险协会和医院协会共同组成的"医院支付系统研究中心"（institute for the payment system in hospital, InEK）是德国实施 DRG 的主要机构，由该机构建立 DRG 疾病分组规则及编码规则，确定 DRG 的费用支出权重。

（三）英国的医保方式

英国的医保支付制度随着其国家卫生服务体系（NHS）的改革而不断变革。《2012 年健康与社会保健法案》中规定，NHS 委托服务理事会和独立监管机构共同负责 NHS 服务价格的制定与支付权限。前者负责国家层面制定统一价格和支付范畴；后者负责资金和财务的监管，是独立的监管机构。各地的临床委托服务组织（clinical commissioning groups, CCGs）负责各地具体的服务和支付工作。

英国大部分的卫生保健服务是各地 CCGs 委托购买的。地方 CCGs 在为当地人口购买服务时，对不同类型的服务采取不同类型的支付方式，每一种支付方式又辅以相应的绩效考核措施来保证服务质量。对初级卫生保健服务采用按人头支付为主、按质量结果支付为辅的方式。目前按人头支付费用约占全科诊所收入的 75%，绩效收入约占 20%，特殊服务费用约占 5%。社区卫生服务包括慢性病、康复、非急性期的诊治等服务，对社区卫生服务的支付主要是以总额预付为主。NHS 医院服务包括专科或急诊服务，一般要通过转诊才能转入。2005 年英国全面推行以按结果支付为主的付费体系，根据病人和服务类型将费用类似的医疗活动进行编码，形成了不同的医疗服务资源组（HRG），是基于医疗活动的支付，由此英国形成了其特有的支付体系。同时，英国还采取按绩效支付为辅的支付方式，但由于初级卫生保健服务和社区卫生服务的支付方式激励服务提供者尽量减少服务提供，这与 NHS 将服务重点转移到社区和家庭的整体目标不一致。"康复与增能模式"的引进为解决这一问题提供了可能，即将一些住院服务患者进行急慢分治，把非急性期的服务转移到社区医院进行支付。

不同国家的医保支付方式总结见表 7-2。

表 7-2　不同国家的医保支付方式

国家	医生支付方式	医院支付方式	其余支付方式
美国	按工资、按人头、按项目的复合支付方式	以 DRG-PPS 为主的复合支付方式	按服务绩效付费，按治疗事件付费
德国	按项目付费为主的复合支付方式	以 G-DRG 为主的复合支付方式	

国家	医生支付方式	医院支付方式	其余支付方式
英国	按工资、按人头、按项目的复合支付方式	初级保健：按人头支付为主，按质量结果支付为辅。社区服务：按总额支付为主。医院服务：HRG 为主、按绩效支付为辅的复合支付方式	按服务绩效付费，按治疗事件付费
日本	按项目付费为主的复合支付方式	以 DPC-PPS 为主的定额支付方式	

三、我国的医保支付方式

新中国成立以来，中国社会保险体系经历了重建、改革、发展、转型、创新的历程，从社会制度和福利制度看，可以划分为 1949—1977 年计划经济体制时期和 1978—2020 年改革开放时期。

计划经济体制时期，中央政府根据东北解放区经验和苏联制度模式，迅速建立起社会主义的社会保险，奠定了社会保险的基础。1951 年 2 月 26 日，中央人民政府政务院公布的《中华人民共和国劳动保险条例》，建立了新中国社会保险与社会保险基金体系框架，这时的社会保险是参保对象为工人、职员的劳保医疗保险，这是一种福利性医疗保险，对职工实行免费、职工家属半费的医疗保险。1952 年，政务院发布《全国各级人民政府、党派、团体及所属事业单位的国家工作人员实行公费医疗预防的指示》，并将乡干部、大专院校在校生纳入公费医疗范围。当时劳动保险基金会计制度和劳动保险基金行政管理工作由中华全国总工会负责，经费主要来源于各级财政，是国家保险型的保险制度。计划经济时期劳动保险体系逐步覆盖城市所有国有企业的职工。

改革开放后的医疗保险可具体划分为 1978—1997 年、1998—2009 年、2010—2020 年三个不同的历史时段。1978—1997 年以控费为中心，对公费医疗、劳保医疗制度进行改革完善，由"企业保险和单位保障"转向"社会保险与养老保险费用社会统筹"，其过渡性历史色彩鲜明，并在改革先行地区深圳开展城镇职工医疗保险制度的试点工作。1998—2009 年，全面推进医疗保险制度改革，最主要特征是在劳动和社会保障部（2008 年改为人力资源和社会保障部）全力推动下，初步形成社会保险与社会保险基金体系框架。1998 年 12 月国务院发布《关于建立城镇职工基本医疗保险制度的决定》，要求在全国范围内建立覆盖全体城镇职工的基本医疗保险制度。2003 年启动了新型农村合作医疗，对农村地区进行医保覆盖。2007 年国务院开展城镇居民基本医疗保险试点，2009 年实现全国全民医保覆盖。2010—2019 年最主要的时代特征是人力资源和社会保障部门主管的社会保险基金体系与养老、医疗卫生服务体系形成平行的双轨结构，社会保险基金与医疗卫生服务行政主管部门之间部门博弈日趋激烈。2018 年 3 月，国务院出台机构改革方案，将人力资源和社会保障部的城镇职工和城镇居民基本医疗保险、生育保险职责，国家卫计委的新型农村合作医疗职责，国家发改委的药品和医疗服务价格管理职责，民政部的医疗救助职责整合，实现现有医保制度的统一管理。2018 年 5 月 31 日，国家医疗保障局正式成立，这是医保历程中具有划时代和里程碑意义的举措，它标志着社会保险基金体系中平行双轨与部门博弈时代的终结，同时开启了社会保险基金国家监管与独立医疗保险基金体系建设时代。它反映出医疗保险基金由"体外循环"转为卫生保健体系构成要素的趋势，说明所谓医疗卫生服务、社会医疗保险与医药卫生体制的"三医联动"改革进入实质性阶段。

2020 年 1 月，多地出现新型冠状病毒肺炎疫情，面对疫情，习近平总书记在全面深化改革委员会第十二次会议中强调要完善重大疫情防控体制机制，健全国家公共卫生应急管理体系，并提出"15 个体系、9 种机制、4 项制度"。其中 4 项制度是指全科医生培养、分级诊疗制度，重大疾病医疗保险和救助制度，医保异地及时结算制度，特殊群体、特定疾病医疗费豁免制度，对我国现有医疗保险制度进行了额外补充，进一步完善了现有医疗保险体系。

目前，我国的社会保险制度正处于不断完善中，在长期的运行中医疗费用不断增长，这是由于社会保障制度建立时采取的是按项目付费的方式，按项目付费刺激费用增长的弊端也逐渐显现。2016 年城乡居民基本医保财政补助标准提高到每人每年 420 元，是 2008 年的 5 倍多。2009 年卫生总费用为 17 541.92 亿元，2017 年达到51 598.8 亿元，不到 10 年的时间卫生总费用已经涨了 2 倍，导致医保基金紧张。从医保支付方式看，我国与其他国家的差别较大，其他国家医生以项目付费为主，医院则以 DRG 付费为主；我国并未对医院与医生进行区分，住院支付主要采用总额预算和按项目付费，门诊主要采用按项目付费和按人头付费为主，对 DRG 的应用还处于探索阶段。随着医疗服务需求的增加及人口老龄化等，我国的医疗保险基金风险加大，个人医疗卫生负担加重，控制医疗费用的快速增长是医保改革的重要方向，医保支付方式的改革又是控制医疗费用增长的重要方式。近年来，我国根据国际支付方式的发展趋势，逐步从"后付制"向"预付制"的付费体系转变。2019 年 10 月国家医保局在全国范围内定点 30 个城市开展 DRG 付费的试点工作，出台关于 CHS-DRG 一系列文件，将深化医保支付方式改革作为 2019 年全国医疗保障工作的重要任务，并提出充分借助大数据等手段，促进医疗资源合理配置。这一系列工作的落实标志着我国的医保支付方式逐步与国际接轨，DRG 的支付方式正逐渐得到认可与推广，我国的医保支付方式逐步过渡到多种支付方式并存的混合支付方式。

（一）医保支付方式改革的政策功能定位

在新医保改革的进程中，医保支付方式的改革在其中起着引导作用，也是原国家卫计委在"十二五"期间对医改提出的重要内容。目前我国的基本医疗保险属于社会保险，医保部门是第三方支付者角色，与医院之间采用的是协议管理，医保和医院之间本质上属于简单的买方和卖方关系。医保部门代表参保人员，与以医生集团为代表的医院进行全方位的谈判。医保部门支付方式公共决策的经济学基础是外部交易成本理论，没有考虑医院内部交易成本。另外，凡是医改中不易解决的难题皆可归咎于支付方式落后的问题，使医保部门陷入有口难辩的困境。而国家医疗保障局成立，原来多部门职能整合到一个部门，能够有效解决医改中的困境，在未来医改中，医保支付方式改革不仅是引导作用，更主要的是基础性作用。

首先，医保支付方式将凸显其战略性购买地位。通过支付方式改革，除了更好地发挥医保部门基金代理人角色，除了替参保人员购买性价比更高的医疗服务之外，还要发挥医疗市场资源配置者作用，支付方式将直接影响医疗服务格局，省、市、县三级医疗服务市场将会因为支付方式重大突破而重新洗牌，这点在目前如火如荼的医共体试点中已经体现。在医共体建设中，医保基金包干给医共体后，医保的定位将会发生根本变化，在县域内由于只有一个医共体，实际医保部门不再具有和医院的议价功能，医保的第三方管理职责不再存在。

其次，医保支付方式将凸显其公益性配置作用。国家卫健委的政策目标中坚持把人民健康放在优先发展的战略位置，坚持卫生与健康事业公益性。以人民为中心是健康中国的核心理念，公益性是医改的价值方向，但是公益性不等于计划性，市场机制不等于市场化。医改领域反私有化和市场化，绝不能等同于反市场机制。医保支付方式本质上是医保部门通过市场机制解决医疗公益性问题的有效手段。

最后，医保支付方式将凸显联动性系统优势。在医疗机构改革后，国家医保局和卫健委进一步厘清部门职责和边界，"十二五"医改中碰到的"九龙治水"、部门扯皮难题，通过机构改革方式得到了较好的解决。但随着医改新问题迭代出新，医改领域将不断出现机制层面和体制层面的交互式改革演进。所以，从总体上看，医保管理和卫生管理你中有我，我中有你，难以分割，一体化推进倾向更加明显。

（二）医保支付方式改革的功能强化

新医改时期，我国的医改取得了显著成绩，但"三医联动"方面仍然存在较大弊端。一是"头痛医头、脚痛医脚"，医保基金入不敷出，进而锁定公立医院改革逐利性问题，将药品零差率、取消耗材加成措施当作特效手段。当实行药品零差率，公立医院补偿机制没有改善时，公立医院管理者为保证医院生存的必要利润，采取变动服务供给结构的应对手段，导致医院内部价格体系扭曲，于是又提出了医疗服务价格改革；采用以阶段性提高服务价格为主的医疗服务价格改革解了燃眉之急，却又容易导致医保过度买单、基金支出过快的问题。二是"头痛医脚、脚痛医头"，医院内部效率不高。在医保机构改革后，围绕以人民为中心的健康理念，医疗卫生领域形成了以五大基本公共卫生制度为内容的整合型医疗服务体系建设思路，支付方式改革方案立足医改全局，统筹设计，制定以总额预算管理为总框、住院实行病组和点数单值相结合、门诊实行家庭医生签约和按人头包干相结合的综合型复合式改革。

首先，强化区域管理，实行区域医保基金总额控制。"以收定支，收支平衡，略有结余"。通过总额预算管理实行区域基金支出增速和预算总额双控管理，防止区域医保基金穿底。强化医院在支付方式改革中为医保基金"腾空间"的主体责任，建立医保和医院谈判机制，让医院通过内部微观管理优化主动调整医疗和用药结构，达到控费的目的。通过区域总额控制，逐步发挥医保对区域医疗服务布局的中长期规划的指导作用，引导区域医疗资源布局更加合理，避免医疗供给产能过剩。

其次，积极推进 DRG 管理。在推进医疗质量管理评价的同时，跟进相应的 DRG 支付方式。由于单纯的 DRG 支付方式将因治疗质量提高而拔高费用，就需要在总额控制和病组分组之间通过点数法作为桥梁。医疗质量提高可以提高单一服务点值，但是区域医保基金总额不发生改变，改变的是医院内部的分配结构，医疗质量越高所得到的基金分配就越多，在不增加总费用负担前提下，引导医院提高医疗服务质量。

第二节　DRG 预定额支付制度

DRG 是用于衡量医疗服务质量效率及进行医保支付的一个重要工具。疾病诊断相关组-预付费（diagnosis-related group prospective payment system，DRG-PPS）是对各疾病诊断相关组制定支付标准，预付医疗费用的付费方式。在 DRG 付费方式下，以每次住院为定价单元，依诊断的不同、治疗手段的不同和病人特征的不同，每个病例会对应进入不同的诊断相关组。在此基础上，保险机构不再是按照病人在院的实际费用（即按服务项目）支付给医疗机构，而是按照病例所进入的诊断相关组的付费标准进行支付。

医保应用 DRG 付费所期望达到的目标是实现医、保、患三方共赢。通过 DRG 付费，医保基金不超支，使用效率更加高效，对医疗机构和医保患者的管理更加精准；医院诊疗行为更加规范，医疗支出得到合理补偿，医疗技术得到充分发展；患者享受高质量的医疗服务，减轻疾病经济负担，同时结算方式也更加便捷。

目前我国的 DRG 预定额支付制度处于试点探索阶段，主要以国家医保局的 CHS-DRG 为核心，DRG 支付实施关键内容包括 DRG 组权重的计算与调整、费率与付费标准测算、结算规则、医保监管与考核等内容，并通过不断调整完善整套 DRG 预定额支付系统。本节以 CHS-DRG 为例介绍 DRG 预定额支付制度。

一、相对权重（RW）的计算与调整

（一）RW 的计算

RW 反映不同 DRG 组资源消耗程度的相对值，数值越高，反映该病组的资源消耗越高；反之则越低。考虑到数据的分布和其他外部影响因素，RW 的设定需考虑去除特殊数据点、剔除不合理费用、采用作业成本法校正等方法，对初步权重结果进行调整。RW 调整完成后，再由专家委员会综合评价其合理性，判断不同 DRG 组的 RW 是否能恰当反映不同 DRG 组之间技术难度、资源消耗等方面的差别及医保政策的重点。

某 DRG 组的权重=该 DRG 组病例的例均费用/所有病例的例均费用

RW 计算公式中例均费用的数据来源于历史数据法、作业成本法。

历史数据法是采用前三年住院病例的历史费用或成本数据计算权重，各 DRG 组权重是每一 DRG 组的平均住院费用与全部病例的平均住院费用之比。由于医疗费用数据比医疗成本数据更易获取，目前大多数 DRG 方案均采用医疗费用历史数据法计算基础权重。

由于当前医疗服务价格存在严重扭曲，医疗服务收费价格不能很好地体现医务人员技术劳务价值，当前实际住院费用的结构并不能真实地反映医疗服务的成本结构，因此，作业成本法按照医疗服务的过程，将住院费用按"医疗""护理""医技""药耗（药品耗材）""管理"分为五类，对照国际住院费用不同部分的成本结构，参考临床路径或专家意见确定每个 DRG 各部分比例，进行内部结构调整，提高 DRG 权重中反映医务人员劳动价值部分比例，并相对降低物耗部分比例，然后再使用调整后的费用均值计算 DRG 权重，因而比历史数据法更好地反映出医疗服务的真实成本结构。

（二）RW 的调整

当前医疗费用的结构是不合理的，不能准确反映医疗服务成本结构，导致了医疗费用与成本的矛盾，用医疗费用而不是医疗成本计算 DRG 相对权重，直接影响了权重对医疗服务价值的表达。对根据费用计算的 DRG 基础权重进行调整是在保持总权重不变的前提下调整不同 DRG 组的权重，从而解决医疗费用支出与成本之间的矛盾，使有限的基金能够得到更好的利用，创造更大的价值，体现医保政策导向，通过提高疑难重症 DRG 组的权重值，降低轻症 DRG 组的权重值，引导三级医院提高服务能力，积极收治疑难重症，主动将常见病、多发病病例转诊至二级或社区医院诊治，推动分级诊疗实现。调整权重主要有三种途径：

1. 根据资源消耗结构调整

保持总权重不变，以资源为焦点重新进行成本的归属，统一出院病人费用明细项目，将费用归集到医疗、护理、医技、药品与耗材、管理五类，根据合理的成本构成调整住院医疗费用，使用调整后的住院医疗费用计算各 DRG 组的权重。

2. 根据疾病诊治难易程度调整

由卫生行政管理部门、医学会（医师协会）、医院集团等利益相关方代表，与医保付费政策制定方进行沟通、谈判，对 DRG 组测算权重难以体现医疗难度与医疗风险的部分 DRG 组权重进行调整，增加诊治难度大、医疗风险高的 DRG 组权重。

3. 根据医保政策目标调整

根据当前医保政策目标，提高医保当前重点保障的重大疾病和急危重症的权重，同时相对降低技术难度较低疾病的权重，以体现基本医保重点保障、合理分流等政策目标。

二、费率及付费标准测算与调整

DRG 费率及付费标准的测算一般以区域总额预算为基础，不突破总额，区域预算共享，试点医院通过开展医疗服务竞争预算。给出医疗费用的合理增长空间，考虑医疗机构间服务能力差异和价格差异的现状，实行全费用测算，防止费用转嫁。保证相同级别医院的付费标准一致，从多角度验证，适时调整支付标准，确保医、保、患三方利益均衡。

付费标准的测算在 DRG 分组后进行，首先根据各 DRG 组内例均住院费用与所有病例的例均住院费之比计算并调整各 DRG 权重，然后以调整后 DRG 权重为基础，根据历史数据测算各类试点医院预计 DRG 出院病人数和总权重，并根据医保年度预算基金额度和预期支付比例推算出年度医保病人总费用，再以总权重为系数将年度病人总费用分配到每一权重上，即计算出各类医院的费率。最后根据各 DRG 组的权重和各类医院的费率可计算出各类医院某 DRG 组的付费标准（图 7-1）。

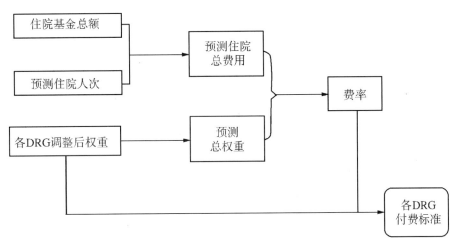

图 7-1　DRG 分组理念

（一）费率及付费标准的计算

（1）各地根据实际情况确定进行支付方式改革的医疗机构当年预留的住院基金总量，以此作为总预算。如果当地医保部门有基金预决算科室，则以其基金预算结果为准。如无预算，则用以下公式计算年度住院统筹基金预算：

年度住院统筹基金预算=本年度基金累计筹集总额（本年度基金筹集总额+上年度结余基金）-风险金-门诊统筹基金-其他基金（包括住院分娩、门诊大病以及门诊慢病等）

（2）以试点医院前三年住院人次的平均增长率预测改革当年的总住院人次：

预测住院人次=上一年住院总人次×（1+前三年住院人次的平均增长率）

（3）住院总费用的预测，根据不同的情况主要有两种计算方法。

若当地医保报销没有目录外的自费项目，则以实际的住院起付线和报销比例为依据，在住院基金总预算和预测住院人次的基础上预测改革当年的住院总费用：

当年预测住院总费用=住院基金总预算/报销比例+预测住院人次×起付线

如果参与 DRG 付费改革的不同医疗机构报销政策不一致，则分别预测各类报销政策下医疗机构住院总费用，再将各医疗机构预测住院总费用相加得到实施区域内预测住院总费用。

若当地医保报销有目录外的自费项目，则根据各地的实际补偿比预测住院的总费用：

当年预测住院总费用＝住院基金总预算÷上一年医保住院实际补偿比

（4）总权重的计算不仅要考虑各 DRG 的病例数，还要考虑各 DRG 的权重，其实际上是各 DRG 内病例数的加权求和。先计算改革当年各 DRG 的病例数：

各 DRG 预测例数＝当年预测住院人次×上年各 DRG 例数／上年总住院人次

（5）预测当年总权重：

预测 DRG 总权重＝$\sum$（各 DRG 预测例数×各 DRG 调整后权重）

（6）费率的计算：费率即为分配到每一权重上的可能消耗的住院费用。

当年 DRG 费率＝当年预测住院总费用／预测 DRG 总权重

（7）付费标准的计算：费率与每一 DRG 组权重的乘积即每一 DRG 组付费标准。

各 DRG 付费标准＝当年 DRG 费率×各 DRG 调整后权重

DRG 费率和付费标准测算以后，需要按当地前一年出院病人的实际住院费用进行模拟结算，并在考虑当年住院总费用增长率的前提下对当年费用情况进行模拟。按照 DRG 付费方案设计，根据 DRG 分组结果和测算的付费标准模拟 DRG 病人总费用与病人实际住院费用之间应非常接近，如其总差异不超过 5%，可以认为费率和付费标准较为适宜；如该差异大于 5%，则说明当前费用和付费标准与实际情况差距较大，需要进行调整。

DRG 病人总费用＝$\sum$（某 DRG 入组病人数×该 DRG 组付费标准）

（二）付费标准的调整

由于医学科技的发展和社会经济水平提高等因素的综合影响，医疗费用总体上呈现增长的趋势。因此，在进行 DRG 费用和付费标准计算时，需要考虑医疗费用合理增长因素，在预测下一年的费用和付费标准时，给出适当的医疗费用增长空间，以免制约定点医疗机构医疗技术的发展，合理补充其成本支出。

同时，在 DRG 正常运行以后，DRG 费用和付费标准需要在下一年度开始前进行常规调整，以使 DRG 费率水平跟上医疗机构技术发展和医疗费用增长的要求。利用前三年 DRG 分组器中的实际出院结算数据和当年可用住院统筹基金的数量进行测算，以保证费率测算数据的准确性和可靠性。

三、DRG 结算细则

DRG 结算目前仅应用于参保人在 DRG 付费试点定点医疗机构发生的由医疗保险

基金支付的住院费用，由医疗保险经办机构按照 DRG 付费标准和当前支付政策对定点医疗机构进行结算。参保人的住院待遇按照既定政策结算和享受，不受 DRG 结算的影响。

DRG 试点结算所使用的标准疾病诊断分类编码（ICD-10）及手术和操作编码（ICD-9-CM3）的版本采用国家医保局制定的疾病诊断分类编码（ICD-10）及手术和操作编码（ICD-9-CM3）的版本。

定点医疗机构在医保病人出院后（一般 3 日内）及时完成病案审核，并及时向医疗保险经办机构上传参保人住院病案首页等相关数据信息，医疗保险经办机构实时反馈 DRG 入组情况。如有异常病案，定点医疗机构可在 10 个工作日对异常病案数据信息进行修改，数据传输及修改工作须在参保人出院结算医疗费用后 10 个工作日内完成。

（一）普通患者计算方式

对于普通 DRG 入组患者，医疗保险经办机构按照 DRG 分组结果进行定点医疗机构住院费用结算，其中全自费费用为医疗保险药品目录、诊疗项目和医疗服务设施范围外的医疗费用；先自付费用是指某些高值材料或项目，按照当地医保政策规定，须先个人支付一部分（一般为 10%），其他部分计入医保支付范围；起付线是指当地医保政策规定政策范围内先应由个人支付的部分；政策规定支付比例为当地医保规定的政策范围内的支付比例。具体计算公式为：

医保基金 DRG 应支付住院费用 $= \sum$ ［（参保人员住院所属 DRG 组的支付标准-全自费费用-先自付费用-起付线）× 政策规定的基金支付比例］

此公式为基本结算公式，医保经办机构与医疗机构实际结算过程中不需要规定一个总体的政策支付比，而是在计算机结算程序中直接用"该患者所属 DRG 组的付费标准"替代该患者的"住院总费用"，应用给病人减免结算的所有政策与流程进行 DRG 支付金额的计算即可。

（二）特殊病例支付费用算法

为了鼓励医院收治疑难重症，防止推诿病人和低标准入院等情况的出现，DRG 结算细则对未入组病例、极高费用病例、极低费用病例、低住院时间病例等的认定标准、程序与具体结算办法做出了规定。此部分病例是医保基金监管的重点，需重点审查。

1. 未入组病例

医院初次提交病案未能入组的病例，须由医院对病案重新审核后，在规定的时间内再次提交给分组器进行分组，如仍然不能进入 DRG 分组，则需查明不能入组原因。如属于现行 DRG 分组方案暂未包括的参保人住院病案，在确定新的分组前对其住院医疗费用按项目付费方式进行结算。

2. 费用极高病例

参保病例能入组，但住院总费用高于 DRG 支付标准规定倍数的（一般规定三级医院超过 3 倍，二级医院超过 2 倍，各地可自行规定），定义为费用极高病例。为了保证急重症患者得到及时有效的治疗，鼓励医院收治危重患者，此类患者按项目付费方式进行结算。但费用超高结算人次不得超出当期本院出院人次 5%，如超过 5%，则按照住院总费用高于 DRG 支付标准的差额从高到低进行排序，取排序在前 5% 的人次所对应的费用按项目付费方式结算。

3. 费用极低病例

参保病例能入组，但住院总费用低于 DRG 支付标准规定倍数的（一般规定 30%，各地可自行规定），定义为费用极低病例。为保证医保基金的使用效率，费用极低病例同样按项目付费方式结算。

4. 其他特殊申请按项目付费患者

定点医疗机构可根据临床需要，向医保经办机构申请部分特殊患者按项目付费，但须严格控制按项目付费的患者数量，按月考核按项目付费的患者数，不得超过总出院人次的 3%。拟按项目付费的患者，定点医院须逐例申报，医保经办机构审核通过后方可按项目付费结算。可特殊申请按项目付费结算的参保患者，仅包含以下四种情况：①急诊入院的急危重症抢救患者；②已在医保经办备案的新技术项目，可暂先按项目付费执行一年后，再根据数据进行测算，修订该病种分组的支付标准；③住院天数过长或住院费用过高等特殊情况；④经医保经办机构核准可申请按项目付费的其他情况。

此外，对于住院天数远低于该地平均住院日的低住院天数的患者（一般≤4 天），为提高基金的使用效率，各地也可自行根据天数选用按比例结算等结算方式。

（三）医保基金拨付与清算

医疗保险经办机构与定点医疗机构按照"年度预算、月度预拨、季度考核结算、年终清算"的方式进行医疗费用结算。

（1）试点定点医疗机构实行年度预算管理，按照试点定点医疗机构近年各季费用发生规律，分配各季预算额度。

（2）医疗保险经办机构每季度前两个月按定点医疗机构当年月度预算额的 90% 进行预拨。

（3）医疗保险经办机构每季度按照当地《基本医疗保险 DRG 付费考核表》，对定点医疗机构 DRG 付费运行情况进行考核。然后根据考核情况，按照支付标准和细处细则对定点医疗机构的住院费用进行结算，结算时按定点医疗机构 DRG 结算费用的 10% 预留质量保证金。具体计算公式为：

定点医疗机构 DRG 结算费用＝医疗保险基金 DRG 应支付的住院费用＋医疗保险基金项目支付的住院费用

定点医疗机构 DRG 质量保证金＝定点医疗机构 DRG 结算费用×10%

（4）医疗保险经办机构根据 DRG 付费季度和年度考核结果，对定点医疗机构进行年终清算，年终清算可与第四季度结算一并进行。年终清算金额可以根据考核分值按比例扣除。

第三节　DRG 在医疗保险管理中的应用

一、各省开展 DRG 医保支付情况

随着近来各试点城市及所在省份相关 DRG 付费工作实施政策的颁布，DRG 付费实施工作的开展如火如荼。

2015 年，国务院办公厅发布《关于城市公立医院综合改革试点的指导意见》《关于全面实施城乡居民大病保险的意见》，提出按病种付费的医改要求，建立复合型付费方式。2017 年 1 月，三部门联合下发《关于推进按病种收费工作的通知》（发改价格〔2017〕68 号），要求试点地区实行按病种收费的病种不少于 100 个。2017 年 7 月，国务院办公厅发布《进一步深化基本医疗保险支付方式改革的指导意见》，开始全面推行按病种付费为主的复合医保支付方式。2018 年 12 月，国家医保局发布《关于申报按疾病诊断相关分组付费国家试点通知》，要求各省市推荐 1~2 个 DRG 试点城市。2019 年 5 月，国家医保局召开试点工作启动视频会，公布我国实行 DRG 付费的 30 个试点城市名单。2019 年 10 月，国家医保局下发《关于印发疾病诊断相关分组（DRG）付费国家试点技术规范和分组方案的通知》（医保办发〔2019〕36 号）。自此，全国范围内对 DRG 的研究应用达到一个热度。

2008 年，北京市以美国的 MS-DRGs 和澳大利亚的 AR-DRGs 为基础，研发出国内第一个 DRG 分组方案，是我国第一个成功开发并系统应用 DRG 的地区。2011 年，

北京市率先开展支付方式的改革，试点效果较好。2018 年，北京 DRG 进一步推广到全市 36 家三级综合医院。

2004 年，上海市开始在二、三级医院中对部分病种实施按病种支付制度。2011 年，按病种付费扩展到 17 个病种。2015 年，上海申康医院发展中心推出"申康版"DRG，应用于上海市属医院的绩效考核。

2020 年 1 月，天津市医保局、天津市卫健委下发《关于进一步扩大基本医疗保险按病种付费和收费实施范围的通知》（津医保局发〔2019〕76 号），制定的按病种付费表中，将病种付费的病种由 167 个扩大到 207 个。

2019 年 12 月，浙江省医保局、财政厅、卫健委印发《浙江省基本医疗保险住院费用 DRGs 点数付费暂行办法》（浙医保联发〔2019〕21 号）的通知，在全省范围开展 DRG 医保支付。金华市为浙江省医改的先行者，在 2019 年 9 月，金华市医保局印发《金华市县域医共体医保支付方式改革实施意见》（金医保发〔2019〕41 号），在全市全面推行总额预算管理、住院医疗服务按 DRG 点数法付费，探索复合中医药服务特点的 DRG 支付方式。

2019 年 9 月，广东省医保局制定《基本医疗保险按病种分值付费工作指南 全面深化医保支付方式改革》。2019 年 6 月，广东省佛山市作为 CHS-DRG 试点城市，下发《佛山市社会保险基金管理局关于实施基本医疗保险住院医疗费用按 DRGs 分值付费的通知》，积极推动 DRG 医改工作。

2019 年 3 月，福建省发布《关于开展建立健全现代医院管理制度省级试点的通知》（闽卫体改〔2019〕21 号），积极推进按病种收付费改革，扩大病种数量和覆盖面。建立健全医保经办机构与试点医院公开平等的谈判协商机制，支持试点总医院实行医保打包支付，完善"统一预算、总额预付、超支不补、结余留用"机制。

2019 年 11 月，安徽省医保局下发《关于印发安徽省基本医疗保险按病种分组付费病种及医保支付标准（第一批）的通知》。2019 年 12 月，淮南市医保局印发《淮南市基本医疗保险按病种分组付费病种及医保支付标准（第一批）的通知（试行）》。

2018 年 5 月，河南省人社部、卫健委、发改委、体改委下发《关于开展基本医疗保险相关支付方式改革试点工作的通知》（豫人社办〔2018〕51 号），选择部分医疗机构开展 DRG 付费试点工作。

2019 年 9 月，江西省上饶市政府办公室发布《关于印发上饶市按疾病诊断分组（DRG）试点工作实施方案的通知》。

2019 年 11 月，江苏省无锡市发布《无锡市 2020 年 DRG 付费结算办法

（试行）》。

2019 年 6 月，陕西省医保局发布《关于加快推进基本医疗保险支付方式改革的通知》。

2019 年 7 月，广西壮族自治区梧州市人民政府办公室印发《关于我市疾病诊断相关分组（DRG）付费方式改革国家试点工作实施方案的通知》（梧政办发〔2019〕78 号）。

2019 年 9 月，甘肃省庆阳市人民政府办公室印发《庆阳市按疾病诊断相关分组（DRG）付费国家试点工作实施方案的通知》。

2014 年，河北省邯郸市第一医院开展 DRG 前期准备。2016 年，邯郸市将所有二级以上公立综合医院作为 DRG 试点医院。2019 年 9 月，完善医保和医疗机构信息系统配套，搭建邯郸市 DRG 运行平台。

2019 年 5 月，山西省临汾市对全市二级及以上医院近 3 年的病历资料进行规范、整理、分析，对提取的数据进行计算分组，已初步完成 660 多个疾病组的分组。

2017 年，内蒙古乌海市人民医院开始推进医疗信息化进程，利用 C-DRG 做医院绩效评价。2019 年乌海市人民医院、海南区人民医院、乌海市妇幼保健院、海勃湾区中医院、蒙中医院、樱花医院通过了病案首页的审核且基本具备开展 DRG 付费试点条件。

2018 年，辽宁省沈阳市正式启动 9 家三级定点医疗机构城镇职工基本医疗和生育保险住院 DRG 试点工作，试点医院收治重症和复杂手术病例的积极性明显提高，轻症住院人次得到控制。

2019 年 1 月，吉林省吉林市 56 所二级以上医保定点医疗机构实施按 DRG 付费管理。目前全市市级 45 家二级以上医院进入分组、测算权重和费率关键阶段。

2017 年，黑龙江省哈尔滨市全面推进建立总额控制下的按病种付费为主的多元复合型医保支付方式，按病种收费的病种数 100 余个。

2019 年 7 月，山东省青岛市确立青岛大学附属医院、青岛市市立医院、青岛市中心医院、山东大学齐鲁医院（青岛）、青岛市第八人民医院、中国人民解放军海军九七一医院、青岛市第三人民医院、青岛市妇女儿童医院、青岛眼科医院、青岛市胶州中心医院、青岛市城阳区人民医院、青岛市黄岛区人民医院、青岛市黄岛区中医院、青岛市即墨区人民医院、胶州市人民医院、莱西市人民医院、平度市人民医院为首批试点医院。山东省 10 个城市陆续开展 DRG 付费。

2018 年下半年，武汉大学中南医院、武汉市中西医结合医院、武汉市中心医院 3 家医院先行开展了医保 DRG 付费试点工作。2019 年 11 月，武汉市召开按疾病诊断相关分组（DRG）付费国家试点工作推进会，启动国家医保改革试点工作。74 家医疗机构被确定为武汉市首批国家 DRG 付费试点单位。

2019 年 7 月，海南省儋州市启动 DRG 试点，目前试点医院有海南西部中心医院、儋州市人民医院、儋州市中医院。

2019 年，重庆市确定了 9 家市级医院，在 10 个区县确定了 21 家医院，共计 30 家医院作为 DRG 支付改革的试点单位，计划 2019 年完成基础准备工作，2020 年试点医院医保费用双轨制运行完善，2021 年正式在全市推广运行。

2017 年，贵州省六盘水市人民医院医疗收入增长幅度下降至 9.82%，耗占比为 20% 左右，药占比下降至 29%。2019 年 6 月，实施 DRG 付费方式管理 54 982 人次，覆盖率为 92.5%；DRG 入组 53 832 人次，入组率达到 98.5%；设 593 个病组，病组使用率 91.6%，初显改革成效。

2017 年，云南省昆明市率先开展 DRG 付费相关尝试。2018 年，在云南省第一人民医院、昆明市延安医院、昆明市延安医院呈贡医院、宜良县人民医院和石林县人民医院等 5 家医院进行结算试点。2019 年试点医院已扩大到 38 家，结算的金额相当于统筹基金的 60% 左右，全省按病种付费个数达到 144 个，昆明市、玉溪市等 8 个州市开展 DRG 付费试点，占全省统筹区的一半。

2019 年 12 月，青海省西宁市医保局举行疾病诊断相关分组（DRG）付费国家试点业务培训。

2010 年起，新疆乌鲁木齐市尝试对住院治疗腰椎间盘突出症、急性阑尾炎等病种执行单病种限额结算，超过限额标准以上的部分由医疗机构负担。截至目前，执行单病种付费的病种有 136 个。

二、CHS-DRG 的应用

DRG 付费国家试点是贯彻国务院 2017 年发布的《关于进一步深化基本医疗保险支付方式改革的指导意见》，进一步深化医保支付方式改革的一项重要工作，对推动医保精细化管理，提高医保基金使用效率，充分发挥医保在医改中的基础性作用，切实维护参保人健康权益，具有重要意义。

CHS-DRG 要求各试点城市及所在省份按照"顶层设计、模拟测试、实际付费"三步走的思路，确保完成各阶段的工作任务，确保 2020 年模拟运行，2021 年启动实际付费。国家医保局印发了《关于印发疾病诊断相关分组（DRG）付费国家试点技术规范和分组方案的通知》，公布了《国家医疗保障 DRG 分组与付费技术规范》和《国家医疗保障 DRG（CHS-DRG）分组方案》两个技术标准，提供规范和科学分组标准，并成立国家及地方 DRG 专家组，为各地市开展 DRG 试点提供技术指导。

通过 CHS-DRG 的试点实现"五个一"的目标，即"制定一组标准"，实现包括 DRG 分组、病例信息采集、费率权重测算在内的技术标准，付费制度框架全国基本统一；"完善一系列政策"，完善与 DRG 付费相适应的医保支付、医院管理等一系列政策；"建立一套规程"，建立相应的医保经办规程和协议管理流程；"培养一支队伍"，培养一支业务能力强、管理水平高的经办队伍和熟悉医保政策、了解医保管理目标的专家支持队伍；"打造一批样板"，把试点城市打造成 DRG 付费的样板，为下一步以点带面全面推行 DRG 付费打好基础。

从国家的 ADRG 到试点地区自己的 DRG，各试点城市将根据本地实际数据，在确保国家版 ADRG 统一的基础上，按照统一的技术路径对分组做进一步细化，形成本地的 DRG 分组。

三、美国 DRG 支付

美国是使用 DRG 最早的国家，也是将 DRG 用于医保支付时间最长的国家，对我国医保支付的实施具有较强借鉴意义。

从支付范围来看，美国 DRG 涵盖了每次住院的全部服务期，具体包括 90 天疾病发病期和 60 天的额外护理期，支付包括 3 天内因住院所做的门诊检查服务。

从支付标准合理性来看，美国 CMS 要求所有治疗 Medicare 患者的医院每 3 年提供 1 次年度成本报告，同时用每两年提供申请报销的数据测算病种权重。方法上包括建立全国统一的成本收费比率（cost-to-charge ratios）和使用相对点值（relative value units，RVUs）等进行成本估计和权重确定。美国的基础费率主要包括两部分：一部分是操作成本，另一部分是资本成本。基础费率调整因素包括地区的工资指数、教学医院或继续教育项目、贫困患者占比、绩效评价结果、额外再住院情况、住院天数缩短及不正常的转院等；对于异常高值的病例、昂贵新技术使用等给予额外补偿支付。

针对 DRG 应用中容易出现的弊端，如患者逆向选择（指医院或医生不愿接收重症患者）、治疗质量降低、新技术应用受限等，设计出不同质量监管和激励约束项目计划。如 Medicare 2012 年 10 月实施的医院基于价值的支付项目（hospital value-based payment，VBP），通过开展质量绩效评估给予一定的激励。医院再住院减少项目（hospital readmissions reduction program，HRRP）对再入院率高于全国平均水平的减少支付；2014 年主要针对 3 种疾病，分别为急性心肌梗死、心力衰竭和急性肺炎；2015 年又增加髋关节和膝关节手术、慢性阻塞性肺疾病。2015 年 10 月施行了医院获得性条件减负计划（hospital-acquired conditions，HAC），对于绩效排在第四分位的医院给予99%支付额。

除了发展急性住院病例 DRG 外，对于不适合 DRG 分组的门诊、康复等情况，美国分别研发了门诊版的 DRGs（ambulatory payment classification，APC）、护理之家版的 DRGs（resource utilization groups，RUG）、居家照护版的 DRGs（home health resource groups，HHRG）、长期护理 DRGs 等。将肾移植手术等纳入 pre-MDC，分别对创伤及 HIV 新设 MDC 组别，建立错误 DRGs 组，把信息缺失或逻辑错误放入错误 DRGs 组等。

四、DRG 付费存在的问题

在医保支付总额控制下，医院之间是竞争的关系，一个医院过高的诊疗费用会降低其他医院分配的份额，哪家医院的诊疗方案最合理、效率最高、费用最少，才能在 DRG 支付中胜出。

DRG 指导并规范了医院和医务人员合理利用医疗卫生资源，控制了医疗服务中的不合理消费，从而达到控制医疗费用过快增长的目的。但是在国内外实施 DRG 的过程中，其问题也逐渐暴露出来。

（一）错误编码

低码高编，是医生在填写病案首页诊断时，为了增加医院收入，对疾病编码支付费用就高不就低的现象。这种行为会导致卫生统计数据的歪曲和筹资体系的滥用。在实行 DRG 定额支付后，面对强加的预算限制，医院可能倾向于错误编码。

由于医疗诊断中存在医学问题的合理多变及不确定性，诊断上的细微差别及措辞上的轻微不精确都可能造成 DRG 补偿的重大后果。这些医学问题上的合理多变和不确定性造成了医院（医疗专业人员）与对医疗费用进行补偿的保险公司的信息不对称。因此，从这个意义上说，高编码问题在理论上不可避免，不管怎么做，都会发生。美国在实施 DRG 的最初10年，每当对 DRG 系统做一次修订之后，就会出现新一轮的高编码。研究发现在25%的非营利性医院和32%的营利性医院中存在高编码风险问题。许多国家正在研究抑制这类现象的办法，例如建立奖励制度以鼓励医院正确编码。

也有研究显示许多医院发生错误编码的现象主要集中在"编码过低"，为此导致医院费用补偿不足，但医院对这方面比对"编码过高"更为关心。因此，应加强编码准确性，对编码人员进行持续教育和培训。

（二）医疗质量下降

由于 DRG-PPS 作为一种支付机制的设计并没有对于医疗质量的正向激励作用，

一些医疗机构和医务人员为了控制成本，缩短平均住院日，可能会忽略质量。

对美国和欧洲国家的文献及实践的梳理发现，不同国家引入 DRG 之后，质量的变化呈现两种相反的情况：一方面由于 DRG 支付增加了供方之间的竞争，从而刺激医疗机构为了吸引更多患者必须提高质量；另一方面，医疗机构也确实存在可能通过降低提供给患者服务质量的办法来达到控制成本的目的。

有些医院存在减少服务数量、安排住院患者提前出院的问题。德国的赔付系统研究中心对一个月内同一 DRG 的患者再次入院做了明确的规定，却没有对安排患者提前出院做出过多考虑。因此，有部分医院在患者恢复初期就安排其出院，虽然这种安排对患者健康没有造成恶劣的影响，却严重影响了患者的生活质量并增加了患者康复的难度。

另外，部分医院还会因为收入减少，被迫取消某些开销大、社会又确实需要的临床服务项目，导致医疗资源使用不足的问题，该用的贵重特效药不用，该用的贵重检查治疗手段不用，贻误了最佳治疗时机，影响了疗效，医患纠纷增加。

因此，各国在实施 DRG 支付时都会通过引入医疗质量监管的措施规避可能由于 DRG 付费引发的医疗质量下降的风险。

（三）DRG 费用转移

有的医院为了减少病人的实际住院日，将 DRG 打包的医疗服务拆分至其他部门（门诊、其他医院或急性期后的服务机构）。有的医院甚至为了增加住院次数，设法让患者出院后再入院，分解住院人次，以获得更高的补偿。如德国 DRG 支付模式仅针对住院患者进行设计，对门诊患者没有进行考虑，这直接导致了医院将大量本应住院的患者安排到门诊进行诊疗，导致了门诊费用的直线上升。另外，也有许多研究表明病人被"快速和安全"地出院也容易增加"家庭病床"快速需求的额外负担。

（四）医院选择就诊患者

DRG 支付标准的具体实施方法是按照每位病人所属的 DRG 类型，而不是按病人的住院实际费用统计。因此，如果一个病人的住院实际费用低于该病人所属 DRG 类型的支付标准，医院就能从中获得利润，否则就会亏损。这种机制的设计本身会诱导医院拒绝收治危重病人而选择轻症病人的倾向。同时，这种付费模式本身不区分依赖性高低的病例，使得医院避免接受依赖性强的病人，进而影响健康服务的公平性。

（五）不利于临床创新与技术进步

DRG 支付制度对患者的治疗成本进行控制，本身就抑制了医院采用耗费资源大的新诊断方法、新治疗方法和新服务项目，一定意义上不利于临床医学的创新发展，阻碍技术进步。因此，在实施 DRG 医保支付时需将此类先进治疗手段进行特殊分类。

综上所述，如何有效地管理和控制面向 DRG 的医疗服务成本，将是当前医院所需面临和思考的重要问题。而对监管部门来说，如何对治疗质量和推诿病人等行为进行监控，也需要制定出相应的举措。

五、DRG 支付的监管

根据国际经验，各国 DRG 支付成功的必要条件是准确的临床和成本数据。因此，各国在实施 DRG 支付体系构建时都会成立专门的部门负责对数据的搜集、处理及监管和审核等工作。

以德国为例，德国 DRG 支付制度改革的一个很重要的经验就是数据基础建设。德国有 InEK 专门进行 DRG 的改革与开发工作。InEK 的主要职责之一就是对医疗机构的数据进行收集与分析，并下设数据中心对医疗机构等提交的数据进行整理与汇总。而用于诊断分类系统和程序分类系统的临床数据则由 InEK 的数据中心收集汇总后提交给 DIMDI（联邦医疗数据文献及信息研究院）进行诊断和程序编码（InEK 数据中心对临床数据的处理与汇总审核是确保 DIMDI 正确编码与分组的重要保障）。

多数医院的 DRG 编码工作是由医生或专业编码人员来做。每一家医院皆设有医疗控制中心负责编码的正确性与优化，医疗控制中心同时也负责在专业审查过程与 MDK（医疗审查委员会）联络。

为了有效规避质量风险，各国在开展 DRG 支付制度改革的时候必须有质量监测、评价和控制措施相配套。

（一）加强临床路径管理

实施 DRG 后能否有效保障病人的权益，关键是能否制定一个科学的、相对客观的临床诊疗规范。要制定出每一组合的诊断标准、入院及出院标准、治疗规范等临床诊疗规范，以利于对医疗服务进行全过程管理，保证医疗服务质量，防止医疗服务提供方减少必要的服务，保障病人的权益。

为此，美国、澳大利亚等国家在实行 DRG-PPS 之后，引入了临床路径的管理方式来加强对病人治疗过程的标准化管理。

临床路径（clinical pathway，CP）是指以循证医学为基础，以预期的治疗效果和成本控制为目的，制订有严格工作顺序和准确时间要求的程序化、标准化的诊疗计划，以规范医疗服务行为，减少康复延迟及资源浪费，使患者获得最佳的医疗护理服务。

临床路径更加强调过程控制，它使得医院能够从临床的诊疗过程入手，规范医生的诊疗行为，提升医疗质量，是医院实现精细化管理的重要手段。因此，与 DRG 结合可以很好地规避 DRG 付费对质量监管的盲点。它鼓励多部门、跨学科的支持与互动，更有效地提高管理与质量水平；使流程能够实现标准化，及时纠正临床医生的随意性和不规范行为；将不确定的医疗行为变为相对确定，费用相对固定，从而能够更好地起到成本管控和质量监管的双重作用。

在美国，临床路径的产生和发展经历了 20 多年的时间，由于施行临床路径能确实有效地控制医疗费用及改善医疗品质，所以在最近的 5 年得到了更广泛的普及，被应用于各级各类健康服务机构。临床路径工作的开展代表着医院的精细化医疗管理水平和信息化水平，是 DRG 管理的有效实现工具。

但是由于各国的 DRG 系统分组器不尽相同，有些疾病（如胸痛）还存在临床分类不明确的情况。因此，并不是所有的疾病分组都适合开展临床路径的管理，少数比较复杂的疾病不适宜进行临床路径管理。

（二）信息化与监管指标的实时监控

各国经验表明，DRG 系统为监管机构奠定了数据库基础，使其可以运用信息化系统对质量进行实时监控，这在某种程度上提高了服务质量。基于数据库基础，很多国家在利用 DRG 进行支付或者筹资时，常配合一些监管指标来保证医疗质量。

德国规定，如果医院不提交质量数据，将会扣减支付额。2017 年德国还颁布了最新规定，"对高质量治疗予以额外支付，对低质量治疗予以扣减"。

英国对质量没有达标的医院会扣掉总费用的 1.5%。而美国也是有选择性地针对急性心肌梗死、心力衰竭、肺炎、妊娠及相关情况、外科手术护理、儿童哮喘护理、静脉血栓栓塞、卒中、急诊住院等规定了相应的指标。

我国国家医保局按照党中央、国务院对医保信息化建设的部署和要求，为加快形成全国医保信息化"一盘棋"格局，积极谋划，深入调研，印发《关于医疗保障信息化工作的指导意见》（医保发〔2019〕1 号），明确建设全国统一的医保信息系统，搭建国家医保信息平台和省级医保信息平台，提高全国医保标准化、智能化和信息化水平，重点推进公共服务、经办管理、智能监管、分析决策四类医保信息化应用的总体目标。争取到"十三五"期末，按照标准全国统一、数据省级集中、平台分级部署、网络全面覆盖的医疗保障信息化建设要求，依托省级平台与国家平台之间的协作联通，从根本上解决系统分散、标准不统一、信息孤岛等问题。在医保信息业务标准统一和医保信息系统统一的基础上，对医疗服务机构的医疗服务行为和参保人员的医药费用进行数据采集，构建全国统一的医保数据仓库。通过对比分析、审核监督，不断提高医保管理的质量和效率。运用大数据技术，丰富规则库，完善监管模型，提升医保智能监管的水平和效率。强化医保基金的事前、事中、事后全流程监管，在保障医保基金使用安全性的同时，进一步提高医保基金使用的合理性，促进医保资源分配的公平性，发挥医保控费的有效性，提升医保制度决策的科学性，发挥大数据在医保治理体系中的推动作用，使人民群众在共建共享发展中有更多的获得感。医保部门将采取现场检查与非现场检查、人工检查与智能监控、事先告知与突击检查相结合的检查方式，全方位开展对定点医疗机构履行协议情况的检查稽核。严格费用审核，规范初审、复审两级审核机制，通过智能监控等手段，实现医疗费用 100% 初审；采取随机、重点抽查等方式复审，住院费用抽查复审比例不低于 5%。

（三）国家医疗保障局飞行检查

2019 年 2 月 26 日，国家医保局发布《关于做好 2019 年医疗保障基金监管工作的通知》（医保发〔2019〕14 号），建立覆盖各类医疗机构的飞行检查工作机制，逐步完善飞行检查工作流程和操作规范，不定期通过飞行检查督促指导地方工作。国务院医疗保障行政部门负责组织实施全国范围内的飞行检查，省级医疗保障行政部门负责组织实施本行政区域内的飞行检查。

探索建立医保"黑名单"制度。结合诚信体系建设试点，探索建立严重违规定点医药机构、医保医师和参保人员"黑名单"制度，探索完善"黑名单"向社会公开的方式方法。积极推动将医疗保障领域欺诈骗保行为纳入国家信用管理体系，建立失信惩戒制度，发挥联合惩戒的威慑力。

通过媒体曝光不法医保典型案件。各地要积极主动曝光已查实的典型欺诈骗保案件，形成震慑作用。通过新闻发布会、媒体通气会等形式，发布打击欺诈骗保成果及典型案件。主动邀请新闻媒体参与飞行检查、明查暗访等活动，引导媒体形成良性互动。

2019 年 5 月国家医保局、财政部下发《关于做好 2019 年城乡居民基本医疗保障工作的通知》（医保发〔2019〕30 号），要求各省严格落实医保基金监管责任，通过督查全覆盖、专项治理、飞行检查等方式，保持打击欺诈骗保高压态势。健全监督举报、智能监控、诚信管理、责任追究等监管机制，提升行政监督和经办管理能力，构建基金监管长效机制。加强医保基础管理工作，完善制度和基金运行统计分析，健全风险预警与化解机制，确保基金安全平稳运行。

第四节　应用 DRG 进行医疗保险管理的展望

根据国家医保局对各试点城市及所在省份 DRG 付费试点工作组的统一安排，按照"顶层设计、模拟测试、实际付费"三步走的思路，确保 2021 年启动实际付费。但是由于推行 DRG 支付方式的基础工作投入大、操作难度大、标准较多，再加上我国人口众多，地区差异较大，目前省一级的统一尚且难以达到，全国范围内的统一更是一项艰巨的工程。因此，距离我国全面真正迈入"DRG 时代"还有很长一段路要走，但 DRG 医改之路已逐渐出现在卫生管理者面前。

一、规范医疗行为，促进临床路径实施

临床路径对于医疗服务的规范化发展有积极的促进作用，同时在一定程度上预防了由于支付方式改革带来的"医疗不足"的隐患，保障不同医疗机构的医疗质量。2009 年起，国家一直努力推进临床路径的相关工作，不断完善我国的临床路径体系。2019 年年底，国家卫健委办公厅发布《关于印发有关病种临床路径（2019 年版）的通知》，至此我国已经发布了 1 436 个临床路径规范，基本可以覆盖临床常见、多发疾病。但是由于疾病的多样性、复杂性和不确定性，病例的入径容易受到多种因素的干扰，临床路径在应用中容易出现患者退出路径的情况。

DRG 医保支付的实施可以辅助临床路径的开展，并有效补充临床路径。DRG 支付采用的"超额自付、多余留用"支付模式能在一定程度上规范医疗服务供方行为，优化医疗服务结构，使医院最大限度地降低医疗成本，减少大处方、大检查等医疗服务，规范临床医生的诊疗过程，促进医生选择最优治疗方案，并以此方案为治疗标准进行推广，从而实现医院收益最大化。通过 DRG 的这种付费原则，可使医院自觉规范诊疗模式，推动临床路径的发展。

二、推动医院精细化管理

过去，我国的大部分医院比较关注床位数量、门诊量、住院量、手术量和医疗收入这些效益指标，一定程度上忽略了成本核算对效率、质量指标的相关作用，出现粗放式经营现象。随着 DRG 时代的来临，许多医院已经意识到粗放式管理的不可持续性。实施 DRG 后，医院收治某个病组的病人都是"明码标价"的，超额部分需要医院自己负担，促进医院去节约成本、提供合理的诊疗服务。医院以低于支付标准的成本来提供同等质量的医疗服务将有所结余，从经济上激励医院合理利用医疗资源，降低经营成本。但医院会遇到准确核算成本的挑战，遇到精细化管理水平不高的挑战。当前，随着支付制度改革与公立医院补偿机制转型的进程加快，需要从政策制定者和医院需求两方面考虑，使医院成本核算成为信息源、技术手段和管理工具，形成以成本和质量控制为中心的管理模式，促进医疗机构加快建立规范的财务管理制度，改革

分配激励机制，提高运行效率。

三、助力分级诊疗

医保基金的筹集采取大数据原则，建立互助制度，提高抵御风险的能力。但是在医保基金使用上，应该向基层倾斜，激励围绕以健康为中心，整合公共卫生服务经费，合并成立健保基金，化大为小，按照社区、单位实行预算定额管理。

DRG 收付费体系的设计，与分组诊疗的制度安排相契合，从定价开始就通过合理、精确的测算，确定不同层次的相同诊疗医院相应的费率，调整供给侧行为，引导就医需求流向。同时信息公开，引导群众提供理性就医。

医保支付应加大阶梯支付调控，级别越高的医院医保支付比例越小，医院级别越低的报销比例越大，引导患者看病在基层。同时医保支付向基层倾斜，吸引大医院的医生到基层医院。在 DRG 支付方式下，医疗服务提供方成本控制意识会更强，这会促使医院挖掘潜力、保证医疗服务质量、提高医院效益和效率，患者的平均住院日和住院费用、过度的医疗服务行为或将减少，那么患者会更多地依赖社区和康复服务，这在一定程度上会进一步推动社区和康复服务机构的发展，促进医疗资源的合理利用。

四、促进医药企业服务模式转变

随着公立医院药品零加成的全面推广和"4+7"带量采购的推行，DRG 的实施无疑成为医药企业面临的一个重要挑战。一直以来，医药企业关注的只是自己的产品在医院销售的具体数据，通过自身和其他竞争者销售情况的对比及整体市场销售的情况来制定销售策略。医药企业对数据的关注有两个特征，一是针对某个药本身，二是只关注销售量。

实施 DRG 付费后，医院获得最大收益（结余）的路径只有用最好疗效、最低成本的药品治好病，医生可能更倾向于减少辅助药物，并使用与高价原研药效果相近的仿制药，因此辅助药物和高价原研药销量可能会受影响。

由于 DRG 是按照每一个 DRG 组的固定额度支付，医院必须考虑其成本，对药品和耗材的使用更多从成本收益来考虑。医药企业原先参考的药品销量数据的意义就大为下降了。医药企业需要的不单是单个药品的销售额数据，而且是针对某个病组，在某个领域的产品组合销售的可能性。尤其是持续推行带量采购后，医院的带量采购数据将大部分取决于医保，这就意味着医药企业需要新思路来应对销售的变革。按组别来销售，意味着医药企业需要明确各 DRG 组的费用、自费情况、住院天数等数据，同时结合 DRG 组的成本结构来规划如何针对某些 DRG 组进行产品组合销售。

未来随着医保局加大监管力度，支付模式的变革将比药品招标采购改革更为关键，因为这牵涉到整个医药服务体系的全面调整。

五、提高医保基金利用效率，构建较完善的医保支付体系

DRG 付费目的在于"医保基金的预算管理"，将经济风险转嫁到医疗机构，起到医保支付的"总量控制"作用，从而有助于控制医疗费用上涨，提高医保基金利用率。但也存在风险，在推动医疗机构"节约成本"的同时，要注意保障患者治疗的"含金量"，避免医疗机构推诿重症病人。因此，在实施 DRG 医保支付时要配合使用按项目付费、按人头付费等其他支付方式，即构建多元复合型医保支付模式。

DRG 医保支付需要具备较完备的实施条件，统一的代码、标准的病案首页、规范的诊疗、稳定的信息系统、专业人才队伍等，因此 DRG 医保支付的使用，能够促进我国医疗行业的规范化建设。

参考文献

［1］刘芳. 医疗保险服务项目付费和单病种付费模式分析［J］. 科学与财富，2017（21）：183-183. DOI：10. 3969/j. issn. 1671-2226. 2017. 21. 188.

［2］王琬，吴晨晨. 医疗保险支付方式改革的国际经验及其启示［J］. 中国医疗保险，2017（12）：69-72.

［3］雷涵. 按病种付费模式下的医保谈判机制研究［D］. 江西中医药大学，2019.

［4］李诗晴，褚福灵. 社会医疗保险支付方式的国际比较与借鉴［J］. 经济问题，2017（12）：51-55，71.

［5］姚奕，陈仪，石菊. 医疗保险支付方式改革：实践与研究进展评述［J］. 中国卫生经济，2017，36（4）：36-39.

［6］郭传骥，郭启勇. 国内外医保支付方式和医疗服务体系的现状分析及启示［J］. 现代医院管理，2018，16（1）：66-72.

［7］CENTERS FOR MEDICARE AND MEDICAID SERVICES. Acute care hospital inpatient prospective payment system［M］. Payment System Fact Sheet Series. Washington, DC：Department of Health and Human Services，2012.

［8］SHWARTZ M，YOUNG D W，SIEGRIST R. The ratio of costs to charges：How good a basis for estimating costs?［J］. Inquiry：a journal of medical care organization，provision and financing，1995，32（4）：476-481.

［9］ 郑大喜. 基于成本核算的公立医院补偿机制改革——美国经验及对我国的启示［J］. 中国卫生政策研究, 2014, 7 (7): 56-62.

［10］ 冯帅, 史录文. 国外 DRGs 价格制定流程及对我国按病种定价的启示［J］. 中国药房, 2012, 23 (18): 1638-1641.

［11］ RIMLER S B, GALE B D, REEDE D L. Diagnosis-related Groups and Hospital Inpatient Federal Reimbursement［J］. RadioGraphics, 2015, 35 (6): 1825-1834.

［12］ AVERILL R F, GOLDFIELD N I, WYNN M E, et al. Design of a Prospective Payment Patient Classification System for Ambulatory Care［J］. Health care financing review, 1993, 15 (1): 71-100.

［13］ FRIES B E, COONEY L M J. Resource Utilization Groups: A Patient Classification System for Long-Term Care［J］. Medical Care, 1985, 23 (2): 110-122.

［14］ 樊挚敏. 我国 DRG 收付费方式改革的愿景［J］. 中国卫生经济, 2018, 37 (1): 21-23.

［15］ 闫宣辰, 姚进文, 路杰, 等. DRG 在分级诊疗制度评价中的应用研究［J］. 甘肃医药, 2019, 38 (3): 269-271.

国际疾病分类已有百年发展史，它经过十一次修订，已经成为被世界各国接受的国际疾病分类。国际疾病分类（international classification of diseases，ICD）是世界卫生组织（World Health Organization，WHO）要求各成员国在卫生统计中共同采用的对疾病、损伤和中毒进行编码的标准分类方法，是目前国际上通用的疾病分类方法。ICD 是 WHO 的主要出版物之一，也是国际分类家族的主要成员。由于 WHO 分类成员的增加，原有的世界卫生组织疾病分类合作中心更名为世界卫生组织国际分类家族（the Family of International Classifications，WHO-FIC）合作中心。

第一节 国际疾病分类概述

一、国际疾病分类发展历史

疾病的分类研究历史悠久。1853 年在第一届国际统计学大会上，关于死亡原因统一分类的研究成为重要的议题，大会邀请两位医学统计学家 William Farr 和 Marcd'Espine 制定了一套国际适用的、统一的死亡原因分类体系。1855 年，在第二届国际统计大会上两位专家分别提交了一套不同分类标准的疾病分类方法，最终大会综合参考了两套分类方法，对 139 种常见疾病做出了注释和分类。其中，William Farr 提出的疾病分类标准包括根据解剖部位进行疾病分类的原则，奠定了国际死亡原因分类（international list of causes of death）的基础，这也是 ICD 的起源。

1893 年，在国际统计学会（International Statistical Institute）会议上，Jacques Bertillon 代表委员会做了关于制定死亡原因分类的报告，并提出了国际死亡原因分类，这也是 ICD 的第一个版本，该分类受到了大会的普遍认可，并在许多国家和地区获得推行。

1899 年，国际统计学会年会宣布所有北美统计机构、部分南美统计机构和部分欧洲统计机构已应用了 1893 年制定的系统死亡原因统一命名法，基本同意美国公共卫生协会在 1898 年渥太华会议上提出的每 10 年修订一次国际死亡原因分类的建议。

随着研究的深入，人们发现疾病分类几乎都与死亡原因统计有关。1938 年 10 月，第五次国际死亡原因分类修订大会提出，为了充分利用疾病发生与死亡数据，满足各个国际组织包括健康保险机构、医院、军方医疗服务组织、健康卫生行政管理机构和其他类似组织等不同的统计需求，不仅应制定疾病发生原因统计和死亡原因统计分类，还应制定统一的分类标准，建立与国际死亡原因刊表（international lists of causes of death）相对应的国际疾病刊表（international lists of diseases），并建议由国际统计学会和国际联盟卫生组织共同组建交叉委员会负责草拟国际疾病刊表。

1948 年 4 月第六次 ICD 修订大会表决通过 WHO 临时委员会提出的国际疾病、损伤和死亡原因分类（international classification of diseases, injuries, and causes of death），会议还通过了可同时用于死因分类和临床医疗、科研、教学中对疾病分类的综合性类目表，明确提出使用"根本死亡原因""国际死亡医学证明书"的基本格式和确定死因规则及注释的要求，使 ICD 成为对疾病或死因进行分类的国际标准，开启了国际健康和卫生数据统计发展史的新开端。

除了开展定期的修订工作外，WHO 渐渐意识到要想进一步扩大 ICD 的适用区域和范围，必须对其架构进行调整，使其成为一个更为稳定、适应性更强的分类标准。但是这样的根本性变动需要充分的准备，因此早在 ICD 第九次修订大会之前，WHO 就开始了第十次修订的准备工作。但是在修订开始之前，现行的 ICD 必须已经实施了很长时间，并且经过充分评估和审查，还需要征求各国、各医疗卫生组织的意见和建议，这些都极其耗时费力，因此原定于 1985 年召开的第十次修订大会被推迟到了 1989 年召开。

第十次修订工作始于 1983 年，并在 1989 年被第十次修订会议批准。充分修订后的 ICD-10 与 ICD-9 存在着非常多明显的差异：第一，分类的名称由"国际疾病分类"改为"疾病和有关健康问题的国际统计分类"；第二，全书由两卷改为三卷，增加了分类章节，扩充了核心内容，由原来的 17 章变为 21 章，增加了涉及免疫机制的某些疾病，各章的排列顺序也做了适当的调整；第三，ICD-10 首次引用了字母编目，由原来的"纯数字编码"改为"字母和数字的混合编码"。

1990 年 5 月世界卫生组织第 43 届成员国会议，正式通过 ICD 的第十次修订版本并从 1993 年 1 月 1 日正式生效。斯洛伐克、丹麦和捷克于 1994 年将 ICD-10 应用于疾病分类统计，他们也是最早使用 ICD-10 的国家。同年，朝鲜、捷克和丹麦将ICD-10 用于死亡原因统计。1998 年年初，世界卫生统计年报首次发表了 1996 年克罗地亚、捷克、丹麦、马耳他等 7 个国家含有 ICD-10 死因编码的统计数据。之后，WHO 其他成员国逐步开始使用 ICD-10，该版本也是目前最主要的应用版本。

1999 年，WHO 成立了 ICD-10 更新顾问委员会（URC）。作为唯一的权威机构，URC 负责分类原文版的修订工作，包括广泛收集建议、识别并确定所修订内容的影响程度。2005 年，WHO 在日内瓦正式出版了 ICD-10 修订本第二版三卷，并在以后每年持续通过官方渠道发布对 ICD-10 有关内容的修订。

2018 年 6 月 18 日，WHO 正式发布 ICD-11 实施版本。ICD-11 的修订首次引入本体的思想，并首次增加了传统医学的内容，还提出了新的编码方式"后组式编码"。2019 年 5 月 25 日，在世界卫生大会上会员国达成协议，批准了"疾病和有关健康问题的国际统计分类"第十一次修订本，并将于 2022 年 1 月 1 日正式启用。

ICD 的修订历程见表 8-1。

表 8-1　ICD 的修订历程

迭代	年份	名称	特征
0	1893	Bertillon 死因分类	由国际统计学会起草
1	1900	Bertillon /国际死亡原因列表	第一次修订死因名单
2	1909	国际死亡原因分类	179 个子类目，呼吁每 10 年修订一次
3	1919	国际死亡原因分类	
4	1929	国际死亡原因分类	由国际统计研究所和国际联盟卫生组织联合起草
5	1938	国际死亡原因分类	200 个子类目，增加传染性和寄生性

迭代	年份	名称	特征
6	1948	国际疾病，伤害和死因分类	除死亡原因外，还要识别疾病和伤害的分类
7	1955	国际疾病，伤害和死因分类	
8	1965	国际疾病，伤害和死因分类	
9	1975	国际疾病，伤害和死因分类	对损伤和障碍及医学程序的补充试验
10	1989	疾病和相关健康问题的国际统计分类	引入字母数字混合编码方案、术后病症；定期中间阶段更新
10	2005	疾病和相关健康问题的国际统计分类修订版第二版	
11	2018	疾病和相关健康问题的国际统计分类	后组式（集群编码），增加传统医学、不良事件编码

二、ICD-11 基本特征及应用

ICD-11 的修订首次引入本体的思想，通过 13 个属性参数来描述一个实体［实体是指物理意义上的人和物，包括所有生命体（如人和动物）、机构（正式的和非正式的）、材料（如持久和非持久的货物、食物、组织、容器和场地）等内容］。

在内容层面，ICD-11 建立了 ICD-11 功能组件，即 ICD-11 基础组件，共计 5.4 万实体，是多父节点的。实体可以是疾病、伤害、外部原因、体征和症状，或者遭遇的原因，共有 29 个大类。基础组件作为底层数据库存在，可根据特定的需求，从中抽取需要的内容形成线性化子集，而线性化子集是单父节点，ICD-11-MMS（ICD-11-mortality and morbidity statistics）就是从基础组件中抽出的线性化子集，是用于统计死亡率和发病率的疾病分类与代码，这也是我国目前组织编译的版本。

ICD-11-MMS 共 28 章，约 3.2 万实体，新增了传统医学的内容，并根据医学发展进行了内容新增和调整。另外，ICD-11-MMS 采用了新的编码框架，在编码结构和编码方式上都有改变。

第二节 国际疾病分类在中国的发展与应用

一、我国ICD发展历史

国家卫健委卫生统计信息中心是负责全国卫生统计工作的行政机构，也是北京协和医院世界卫生组织国际分类家族（WHO-FIC）合作中心的业务主管部门。医院的疾病分类工作基本上是按照信息中心统计处的工作规划进行的，1987年ICD-9在全国医院中的推广应用和统计报表的修订，以及1990年的全国病案首页的制定都是直接在统计处的指导下完成的。为了加快ICD-9的普及工作，提高疾病分类和统计报告的质量，在信息中心统计处的直接参与下，1988年成立了全国医院疾病分类协作组。这一学术组织对全国疾病分类做了大量的咨询、指导、培训工作，还编写了教材，对全国疾病分类工作起到了很大的促进作用，使我国县及县以上医院都普遍开展了国际疾病分类工作。

国际疾病分类标准第十版（ICD-10）是目前国际上共同使用的统一的疾病分类方法，由WHO疾病分类合作中心负责编制、推广和应用。在我国主要用于病案首页编码、医保报销等多个方面。然而WHO只提供四位码版本，在应用中是远远不能满足实际临床需求的，我国基于实际临床应用需求进行了四位码的扩充，最终有国家标准版、国家临床版、北京版、上海版等多个扩展版。除不同省份、自治区、直辖市使用的ICD-10扩展版不同之外，每个省的不同地区使用的ICD-10扩展版也不尽相同，如河北省、内蒙古自治区、辽宁省，省内不同地区在用的ICD-10扩展版多达3个。ICD-10扩展版清单见表8-2。

表8-2 ICD-10扩展版清单

序号	扩展版名称
1	国家标准版1.1
2	国家标准版1.0
3	国家版 GB/T 14396—2016
4	国家临床版1.1
5	国家临床版1.0

序号	扩展版名称
6	北京临床版 ICD-10 V6.01
7	疾病分类与代码（2011 年修订版）
8	疾病分类与代码全国 1.3 版
9	2013 上海 ICD-10 更新版
10	全国版 RC020-ICD-10 诊断编码
11	北京版 RC020-ICD-10 诊断编码
12	北京市疾病诊断名称与代码标准 V5.0
13	广东省 ICD-10 疾病分类与代码（2017 年版本）
14	山东省济南市卫生信息数据共享与交换规范值域代码：ICD-10 编码

2010 年，卫生统计信息中心与北京协和医院世界卫生组织国际分类家族（WHO-FIC）合作中心、中国医院协会病案专业委员会等机构联合编制了《疾病分类与代码（修订版）》，这是对 ICD-10 的本地化修订，将疾病分类编码扩展到 6 位数，统一了全国的扩展编码。

2016 年 10 月 13 日，国家标准化管理委员会批准发布了《GB/T 14396—2016 疾病分类与代码》国家标准，替代了 2001 的版本。国家卫健委组织世界卫生组织国际分类家族中国合作中心、中华医学会及有关医疗机构专家对世界卫生组织公布的《国际疾病分类第十一次修订本（ICD-11）》进行了编译，并于 2018 年 12 月 21 日印发《国际疾病分类第十一次修订本（ICD-11）中文版》（简称 ICD-11 中文版），要求自 2019 年 3 月 1 日起，卫生健康行政部门在开展医疗机构绩效考核、质量控制与评价等工作时，均应当采用 ICD-11 中文版进行医疗数据统计分析。但从 ICD-10 到 ICD-11 的转换工作不是一朝一夕能完成的，因各地版本不一，目前的工作是各省、自治区、直辖市先全部转换成为国家临床版 1.1，再进行与 ICD-11 转换，这也是目前国家临床版 1.1 覆盖度最广的原因之一。

2019 年 4 月 16 日，国家卫健委医政医管局下发《关于启动 2019 年全国三级公立医院绩效考核有关工作的通知》，要求使用统一的疾病编码及手术和操作编码，各三级公立医院要全面启用《疾病分类代码国家临床版 2.0》和《手术操作分类代码国家临床版 2.0》。

二、ICD-10

ICD 是将一个疾病或一组疾病转换成字母和数字形式的代码，来实现数据储存、检索、分析和应用，从而达到国内乃至国际交流的目的。目前广泛使用的是ICD-10。

ICD-10 是由 22 章组成的分类体系术语集，类亚目数量约 1.4 万，各地扩展数量最多可达 3.4 万。全书有三卷，第一卷为类目表，第二卷为指导手册，第三卷为索引，编码形式主要是英文和数字结合。ICD-10 采用多轴心（混合轴心）分类：病因、解剖部位、临床表现（症状、体征、分期、分型、性别、年龄、急慢性、并发症、发病时间等）和病理。ICD-10 主要应用于：卫生领域的统计分类，向卫生行政部门上报患者的诊疗信息；医疗、教学、科研、质量管理等；疫情、死因、肿瘤及慢性疾病统计；医疗保险结算；制作成医学专业字典和工具，用于查阅和学习，作为垂直领域的语料库；医疗付款中的疾病诊断相关分组等。

第三节　国际疾病分类各章的指导内容

一、第一章：某些传染病和寄生虫病（A00-B99）

第一章是典型的特殊组合章，它首先强调的不是疾病的发生部位，而是疾病的病因。本章分类包括了传染性和可传播性疾病。多数"节"的分类是某种特殊的病原体，而 A00-A09 肠道传染病和 A50-A64 主要为性传播模式的感染，两节所分类的是若干种病原体。本章的另一个特点是没有星号编码，但伴随着剑号编码列有分类于其他章的星号编码。

（一）关于"某些"的说明

"某些"的含义是并非所有的传染病和寄生虫病都分类于本章，有下列几种情况不分类于本章：

（1）传染病病原体的携带者或可疑携带者 Z22.—，如伤寒带菌者 Z22.0。

（2）某些局部感染见身体系统的有关章节。

（3）并发于妊娠、分娩和产褥期的传染病和寄生虫病分类于"除外产科破伤风和人类免疫缺陷病毒（HIV）病"（O98.—）。

（4）发生于围生期的传染病和寄生虫病分类于 P35-P39〔除外新生儿期的破伤

风、先天性梅毒、围生期的淋球菌感染和围生期的人类免疫缺陷病毒（HIV）病]（P35-P39）。

（5）流感和其他急性呼吸道感染（J00-J22）。

（二）编码规则

除另有说明者外，没有指明传染病或寄生虫病是慢性者，将按活动性或急性的情况进行分类，如肺结核，就要按活动性肺结核编码。

（三）其他有关分类的说明

（1）新生儿感染性腹泻别名：新生儿流行性腹泻、新生儿腹泻、新生儿感染性流行性腹泻。

新生儿腹泻有感染和非感染之分，对于感染性腹泻，新生儿的修饰词被忽略，不影响编码。分类时根据感染的病原体进行分类，新生儿非感染性腹泻则有明确的索引条目，指示编码于 P78.3。在 P78.3 下有注释，指出有的国家假定为传染性而分类于 A09。由于我们不做此假定，因此编码不变。临床上新生儿腹泻常常是感染性腹泻，所以才会作为新生儿感染性腹泻的别名，实际上这个别名不严谨，还是应当区分感染和非感染的性质。综合上述，新生儿腹泻有可能的编码如下：

1）新生儿非感染性腹泻 P78.3

2）新生儿某种病原体的感染性腹泻 A00-B99

（2）结核病 A15-A19：

1）在 ICD-10 中，将实验室对结核杆菌检查的证实情况作为 A15 和 A16 的分类轴心。其他类目不强调实验室证实情况。

A15 呼吸道结核病，经细菌学和组织学证实

A16 呼吸道结核病，未经细菌学和组织学证实

临床诊断的结核病一般都经过细菌学或组织学证实，但在诊断中又都不指出来。因此，在查找编码时得到的是 A16，这与实际情况不相符，需要看病案的化验结果，以确认诊断是否有细菌学和组织学证实。

2）粟粒性结核的分类轴心是急性和慢性（亚急性）。其索引如下：

结核病

-粟粒性 A19.9

－－急性 19.2

－－－多个部位 A19.1

－－－特指单一的部位 A19.0

－－慢性 A19.8

－－特指的 NEC A19.8

如果诊断为粟粒性肺结核，没有急慢性的修饰词就会编码到 A19.9。根据编码原则，没有指出传染病的急慢性情况，要按急性编码，则应编码于 A19.0。

（3）毛滴虫病＝滴虫病。在卷一中出现的是毛滴虫病，在卷三中出现的是滴虫病，卷一与卷三不统一，索引的位置需以滴虫病来确定。

（4）妊娠、分娩、产褥期和围生期的疾病是极为独立的，通常优先分类于特设的分类章。在 ICD-10 中仍然如此，但个别例外。例如：

A33 新生儿破伤风

A34 产科破伤风

（5）幼儿急疹＝第六病＝猝发疹＝exathema subitus B08.2。儿童轻型发热病＝第四病＝杜克疹热病＝猝发疹＝Dukes'disease B08.8。幼儿急疹是婴幼儿的一种急性短程病，可能是病毒所致，患儿高热 3～4 天后骤降至正常，在退热前、退热时和退热后不久，躯干出现斑丘疹，并波及其他区域，因在疹病中是第六个被报道，故又被称第六病。儿童轻型发热病特征是全身鲜红的玫瑰丘疹。如果两者都可称猝发疹，编码时必须了解疾病情况，换成其他诊断名称查找，而且猝发疹也不能作为主导词。

（6）细菌、病毒和其他传染性病原体 B95-B97：

1）严格规定 B95-B97 不能作为主要编码，只能作为附加编码，用于标明分类于他处疾病的传染病原体。例如急性鼻窦炎由流感嗜血杆菌引起，此时要以急性鼻窦炎 J01.9 为主要编码，流感嗜血杆菌 B96.3 为附加编码，用以说明感染的病原体。

2）在计算机程序中应设置审查逻辑的部分，使之不能作为主要编码。

（7）B20-B24 人类免疫缺陷病毒（HIV）病。HIV 病患者免疫系统受到严重损害，因此并发症常常不是单一的。这一节的编码就是为了分类 HIV 病的并发症。编码规则如下：

1）使用 B20-B24 的编码，一般不要将 HIV 所引起的并发症与 HIV 分别编码，如果医院为了科研的需要，可再编码一个说明并发症的编码作为附加编码。例如 HIV 感染伴卡波西肉瘤 B21.0，为科研需要，可编码 C46.9（卡波西肉瘤）作为附加编码。

2）当存在 B20-B22 中某一个类目中两个或两个以上亚目的情况时，应编码到该类目的 .7 中。需要时，可采用 B20-B24 中的编码作为附加编码以详细说明疾病情况。例如 HIV 病伴弓形体病和隐球菌病，编码 B20.7，需要时 B20.8（HIV 病造成的其他传染病和寄生虫病）和 B20.5（HIV 病造成的其他真菌病）可作为附加编码。

3）当存在 B20-B22 中两个或两个以上类目的情况时，要分类到 B22.7。需要时可采用 B20-B24 中的编码作为附加编码以详细说明所列情况。

4）当 HIV 病发生之前已存在某种疾病时，这个疾病不要当作 HIV 的并发症来编码，而要按一般疾病编码进行编码，且这个疾病的编码要作为附加编码。例如某病人在查出 HIV 阳性之前多年来都进行肺结核的治疗，此次住院除治疗肺结核外，还治疗由 HIV 引起的伯基特淋巴瘤，它的疾病编码应是 B21.1 和 A16.2。

二、第二章：肿瘤（C00-D48）

肿瘤是人体组织细胞的一种病理性增生。恶性肿瘤的细胞在不同程度上类似原发组织的不成熟幼稚阶段，不完全或根本不具备细胞在正常时所具有的功能、代谢类型和解剖特点，细胞以浸润性方式生长，并可以通过淋巴、血液、浆膜腔转移。良性肿瘤的细胞不以浸润性方式生长且生长缓慢，肿瘤有一个完整的被膜，细胞不转移。

（一）分类方法

一个肿瘤除了部位编码外，还有一个形态学编码。

肿瘤部位编码的第一个轴心是动态（恶性、良性、原位、未肯定、继发性），第二轴心是部位。

形态学编码是用来表明肿瘤细胞的结构和形态的。形态学编码的特点是有 M 字母，并在其后跟随 4 个数字，然后是一斜线加一个数字，如 M9800/3。

（二）编码方法

一个肿瘤编码包括部位编码和形态学编码，有时甚至还有功能活性的编码。如果肿瘤有转移，还需要编码转移部位的肿瘤。因此，一个肿瘤病人，至少有两个编码。肿瘤的形态学编码是采用组织学编码+动态编码构成。例如，M8550/3 腺泡细胞癌，M8550 是组织学编码，表示腺泡组织，而/3 表示恶性。肿瘤的动态编码有固定的意义，表示如下：

/0 良性

/1 是否良性恶性未肯定

/2 原位癌

/3 恶性，原发部位

/6 恶性，转移部位

肿瘤的编码方法不同于一般疾病，它需要首先确定形态学的主导词，查找形态学编码，然后再根据指示查找部位编码。查找编码步骤如下：

确定肿瘤形态学的主导词→在卷三的第一部分索引中查找肿瘤形态学编码→在第一卷中核对肿瘤形态学编码→根据形态学编码的指示在索引中（1364 页）肿瘤表的

相应栏内查找肿瘤的部位编码→在第一卷中核对肿瘤的部位编码。

例如，肺腺癌（部位编码 C34.9，形态学编码 M8140/3）

首先查：腺癌（M8140/3）　另见肿瘤，恶性（索引 1164 页）

然后查：肿瘤，肿瘤性（索引 1364 页）

－肺 C34.9（索引 1370 页），恶性栏

又如，膀胱移行性乳头状瘤（部位编码 D41.4，形态学编码 M8120/1）

查：乳头状瘤（M8050/0）　另见肿瘤，良性（索引 927 页）

－膀胱（泌尿道）（移行细胞）（M8120/1）D41.4

注：此例在主导词下列出了所需要部位的编码，因此不必到肿瘤表中查部位编码。

这种操作步骤不能颠倒，因为有四种情况肿瘤的部位编码直接在形态学编码后面给出，如果先查部位编码，反而不对。例如，胃淋巴肉瘤，要查淋巴肉瘤，得到正确的编码是 C85.0 M9592/3。如果先在肿瘤表中查胃恶性肿瘤的部位编码，得到 C16.9 则是一个错误的编码，因为淋巴肉瘤是不分部位的。

四种直接在形态学编码之后给出部位编码的情况如下：①无法区分部位的肿瘤，如血液性的肿瘤、淋巴瘤。②不区分部位的肿瘤，如脂肪瘤、血管瘤。③特殊组织或部位肿瘤，如肝细胞瘤、脑膜瘤。④某些未指出部位的肿瘤，内胚窦瘤、G 细胞瘤。

血液性的肿瘤有自己的独立分类，其部位编码不在肿瘤表中而在每种血液性的肿瘤的形态学编码后直接给出。

肿瘤的部位编码除了直接在形态学编码后给出的以外，都要到肿瘤表中查找。所谓肿瘤表，指以主导词"肿瘤"项下的部位列表，位于第三卷 1364 页。在肿瘤表中，要注意特指的组织，有皮肤、骨、结缔组织等。如果需要查找特指组织，则在形态学编码之后会给出提示，这时必须按提示查，不能直接查找部位，否则也会出错。例如特指组织肿瘤的查找方式：首先按照索引中的形态学编码指示，在"肿瘤"主导词下找到一级修饰词"结缔组织""骨""皮肤"等，然后再找具体的部位。如果用以上方法不能查到所要的部位，则直接在"肿瘤"主导词下查找部位。不能找到具体的某种结缔组织（如肌肉）时，查找顺序不能颠倒。例如，在查找上肢滑膜肉瘤的部位编码时，按照形态学编码后的指示"见肿瘤，结缔组织，恶性"，在主导词下先查结缔组织，则可查到上肢 C49.1 的编码。如果在主导词肿瘤下直接查找上肢，得到 C76.4，是错误的编码。

肿瘤的动态未定和性质未特指在 ICD-10 中部位编码合二而一，部位编码不再区分。但性质完全不同，前者是做了病理检查，肿瘤已明确处于交界恶性；而后者没有

做病理检查，其肿瘤形态学和动态不明确。在临床分类中，对于动态未定和性质未特指的肿瘤有区分的必要，可通过肿瘤形态学编码 M8000/1 来控制。

(三) 编码规则

(1) 如果诊断没有指明是继发性的肿瘤，索引中也没有其他说明，则肿瘤按原发性处理。

(2) 肿瘤的交搭跨越：原发部位不明确的肿瘤，如果涉及两个或两个以上相邻的部位，称为交搭跨越。编码的原则如下：

1) 相邻部位的肿瘤，类目相同，编码到该类目的 .8 中。如果索引另有特指，则按指示编码，如食管和胃癌 C16.0。

2) 类目不相同，按归属的系统分类，如下：

C02.8 舌交搭跨越的损害（具有两个或两个以上 C01-C02.4 亚目编码者）

C08.8 大唾液腺交搭跨越的损害（具有两个或两个以上 C07-C08.1 亚目编码者）

C14.8 唇、口腔和咽交搭跨越的损害（具有两个或两个以上 C00-C14.2 亚目编码者）

C21.8 直肠、肛门和肛管交搭跨越的损害（具有两个或两个以上 C20-C21.2 亚目编码者）

C24.8 胆道交搭跨越的损害（具有两个或两个以上 C22.0-C24.1 亚目编码者）

C26.8 消化系统交搭跨越的损害（具有两个或两个以上 C15-C26.1 亚目编码者）

C39.8 呼吸和胸腔内器官交搭跨越的损害（具有两个或两个以上 C30-C39.0 亚目编码者）

C41.8 骨和关节软骨交搭跨越的损害（具有两个或两个以上 C40-C41.4 亚目编码者）

C49.8 结缔组织和软组织交搭跨越的损害（具有两个或两个以上 C47-C49.6 亚目编码者）

C57.8 女性生殖器官交搭跨越的损害（具有两个或两个以上 C51-C57.7 和 C58 中亚目编码者）

C63.8 男性生殖器官交搭跨越的损害（具有两个或两个以上 C60-C63.7 亚目编码者）

C68.8 泌尿器官交搭跨越的损害（具有两个或两个以上 C64-C68.1 亚目编码者）

C72.8 中枢神经系统交搭跨越的损害（具有两个或两个以上 C70-C72.5 亚目编码者）

3) 跨越系统的肿瘤在 ICD-10 中分类于 C76.8。

（3）异位组织的恶性肿瘤编码于所提及的部位，如异位胰腺恶性肿瘤 C25.9。

（四）其他有关分类的说明

1. 原位癌

子宫颈发育不良Ⅲ级（CIN Ⅲ）、会阴发育不良Ⅲ级（VIN Ⅲ）和阴道发育不良Ⅲ级（VAIN Ⅲ）按原位癌分类。发育不良Ⅰ级和Ⅱ级按身体系统疾病分类。

2. 继发性肿瘤

继发性肿瘤编码的查找方法与原发性肿瘤一样。由于继发性肿瘤是从某原发部位转移到其他部位，其形态学编码的组织类型编码不变，但要将动态编码改为/6，其部位编码在肿瘤表中的继发性栏内查找。

例如：肺腺癌术后肝转移　　　C78.7　M8140/6（肺腺癌：C34.9　M8140/3）

3. 复发癌

复发癌指经过手术治疗或其他方法治疗后再次发生的肿瘤，在编码时按原发癌处理。

例如：肺腺癌术后复发　　　C34.9　M8140/3

4. 复合恶性肿瘤

ICD-10 中采用综合编码 C97 表示复合恶性肿瘤，其含义是指人体在多个部位发生了两个或两个以上独立的原发恶性肿瘤。复合恶性肿瘤作为主要编码时，具体的肿瘤部位编码和形态学编码要作为附加编码。例如，多发性骨髓瘤和前列腺腺癌编码为 C97，附加编码为 C90.0 多发性骨髓瘤和 C61 前列腺腺癌，C97 对应的形态学编码为 M8000/3。当同时对多处原发肿瘤进行诊断或治疗时，C97 作为主要编码；如果只治疗了其中的某一个肿瘤，则以该肿瘤为主，C97 作为附加编码。

5. 恶性变

恶性变也称癌变，可分为良性肿瘤的恶性变和非肿瘤的恶性变。其编码规则为：

（1）恶性变的形态学编码：

1）良性肿瘤的恶性变，形态学编码只将动态编码改为/3。

例如：子宫纤维肌瘤　　　D25.9　　　M8890/0
　　　子宫纤维肌瘤恶变　　C55　　　　M8890/3

2）非肿瘤的恶变直接采用 M8000/3。

例如：胃溃疡癌变　　　C16.9　　　M8000/3（增加）

（2）恶性变部位编码：无论良性肿瘤和非肿瘤的恶变都要到肿瘤表恶性栏中去查找。

例如：子宫纤维肌瘤恶变　　　C55　M8890/3

6. 诊断术语中具有两个定性形容词的肿瘤

即一个形态学诊断包含着两个具有不同编码定性形容词。若无一个能同时说明两个性质的编码，则采用较大的编码，因为其更具有特异性。

例如：移行性细胞表皮样癌　　M8120/3

移行性细胞癌 NOS　　M8120/3

表皮样癌 NOS　　M8070/3

7. 母细胞瘤　母细胞瘤的形态学查找有一定的规律性。例如视网膜母细胞瘤，查找的主导词是"成视网膜细胞瘤"，但肺母细胞瘤的主导词是"肺母细胞瘤"。

8. 囊肿

一般来说，囊肿是一种瘤样病变，不是肿瘤，分类时归入特定的解剖部位。但这一概念不是绝对的，具有肿瘤性质的囊肿按肿瘤分类，如某些部位的皮样囊肿M9084/0。这一概念也不适用于某种结构的囊肿。例如鳃裂 Q18.0，它不归类到身体系统中，而是分类到先天性疾病中。在第三卷索引中，囊肿主导词下所列的部位是有限的，如果在"囊肿"下不能找到部位编码，要转换主导词，以"病"为主导词查找。

9. 息肉

息肉一般不是肿瘤，属瘤样病变。在 ICD 中曾将发生于膀胱、胃、结肠的息肉归类于肿瘤，但澳大利亚提出结肠息肉与胃息肉不是肿瘤，应归于消化系统疾病，分别编码为 K63.5、K31.7，已得到了世界卫生组织的同意。ICD-10 第二版已修正了编码，如果在"息肉"主导词下查不到部位，可以以"病"为主导词。

10. 井号（#）

只用于第三卷索引的肿瘤表中，它表明当部位标有"#"时，如果肿瘤是鳞状细胞癌或上皮细胞癌（M801-M808），就要分类到该部位的皮肤的恶性肿瘤中；如果肿瘤是乳头状瘤（M8050/0），则分类于该部位的皮肤的良性肿瘤中。

例如，面部鳞状细胞癌的部位编码要查：

肿瘤

-皮肤

--面 C44.3（按原发性肿瘤编码）

不能查：肿瘤

-面 NEC#C76.3

11. 菱形号（◇）

只用于第三卷索引的肿瘤表中，它表明当部位标有菱形号时，对于任何类型的癌或腺癌，都需要认真阅读病理报告，确定是否为骨和牙的原发肿瘤。如果是从另外一部位转移而来，要编码于 C79.5。通常骨源性和牙源性肿瘤的形态学编码在 M918-M934。例如胫骨腺癌，在分类时要注意阅读病理报告和病案的其他相关内容，明确是原发恶性肿瘤还是继发性肿瘤 。

三、第三章：血液及造血器官疾病和某些涉及免疫机制的疾患（D50-D89）

本章是对各种贫血、凝血机制和免疫机制障碍性疾病的分类。

分类编码规则：

（1）如果分类于本章的疾病是由于其他章疾病所引起（除第二十章外），通常要以其他章的疾病为主要编码，本章的疾病为附加编码。如胃溃疡急性出血性贫血，主要编码为 K25.0（急性胃溃疡），附加编码为 D62（急性出血性贫血）。

（2）一病三码：在 ICD-10 索引中，出现了一个诊断有三个编码的情况。

例如：贫血

　　　-骨髓纤维化（M9960/1）D47.1† 　D63.0＊

肿瘤部位编码将作为主要编码，余下的形态学编码和贫血情况只能作为附加编码。

四、第四章：内分泌、营养和代谢疾病（E00-E90）

本章首先对内分泌腺体的疾病进行了分类，内分泌腺包括甲状腺、肾上腺、垂体腺、胸腺、卵巢和睾丸；还对各种营养不良、维生素缺乏和代谢疾患进行了分类。

（一）编码规则

（1）分类于本章的疾病有一些是由于药物或外因所致，应以本章的编码为主，第二十章的编码作为附加编码。

（2）当肿瘤具有功能活性或由于异位内分泌组织所致的功能活性，可用本章的适当编码（如 E05.8、E07.0、E16-E31、E34.-.）作为附加编码。

（二）其他有关分类的说明

1. 糖尿病分类

在对"主要情况"进行编码时，从适用于所有这些类目的列表中选择适当的亚目应以医务人员所记录的"主要情况"为基础。只有当糖尿病的多种并发症被记录为"主要情况"，而又没有一种并发症可以优先时，才把亚目 .7 作为"主要情况"编码。对所列逐个并发症的编码可以增加为选择性附加编码。

2. 类癌综合征

E34.0 是肿瘤功能活性编码。类癌综合征是伴随有类癌（嗜银细胞瘤）的复合症状，其特征为皮肤骤然呈现发绀潮红，持续数分钟至数天；水样腹泻；支气管收缩发作；血压突然降低；水肿及腹水。这些症状系因肿瘤分泌 5-羟色胺、前列腺素类及其他生物活性物质所致。

3. 局限性淀粉样变性

局限性淀粉样变性的编码为 E85.4，核对编码时可见没有星剑号标记。但当指出是某一器官的淀粉样变性时，索引中一般都附有星剑号编码。例如，肝淀粉样变性 E85.4††K77.8 *；心脏淀粉样变性 E85.4††I43.1 *。此时，要按索引的编码执行。

4. 营养缺乏与营养过度后遗症

如果指出了营养缺乏与营养过度后遗症的具体表现，则 E64.-及 E68. 就不能作为主要编码，可以作为选择性附加编码。

五、第五章：精神和行为障碍（F00-F99）

精神和行为障碍在许多情况下不能通过实验室的理化检查手段来诊断，因此本章中的类目标题和亚目标题下通常都附有定义，供医师做诊断时参考。主要情况的编码应在诊断的基础上加以指定，即使在医师的诊断与类目或亚目标题下的定义之间出现冲突，也要以诊断为主。

六、第六章：神经系统疾病（G00-G99）

本章的一些情况可能是由于药物或其他外因的效应所致。可以用第二十章的编码用作选择性附加编码。

有关分类的某些说明如下：

1. G09 中枢神经系统炎性疾病的后遗症

G09 是对 G00-G08 疾病后遗症的分类，但其中 G01 *、G02 *、G05 *、G07 * 类目的后遗症不能归类于 G09。例如，结核性脑膜炎引起耳聋后遗症，编码为 H91.9 B90.0，结核性脑膜炎后遗症的编码为 B90.0，作为附加编码。又如，一年前免疫接种后脑炎致轻度精神发育迟滞，本次因精神发育迟滞入院，编码为 F70.9 G09，免疫接种后脑炎后遗症的编码为 G09，作为附加编码。

2. G81-G83 瘫痪综合征

这一节编码的使用既可以作为主要编码也可以作为附加编码，使用时应注意诊断是否有疾病原因的描述（在这一节的注释有明确的说明）。

作为附加编码：如果住院的目的是为了治疗瘫痪的原因，这些编码就不能作为主要编码，而是作为附加编码补充说明某种疾病伴随的瘫痪情况。

3. 关于神经病

临床诊断中的神经炎与神经病常是相通的名称。若临床诊断为神经炎，多指单神经的病变；若诊断为某神经的变性，常是指多神经病，编码时注意分析诊断。"神经病""神经炎""多神经病""多神经炎"都是主导词，查找编码时可以灵活转换。

七、第七章：眼和附器疾病（H00-H59）

（一）编码规则

感觉器官的损伤编码常常可以在索引中得到，例如外伤性白内障 H21.6。如果是首次到医院就医的新近损伤，首先要编码损伤的部位，这样才能归入第十九章"损伤、中毒和外因的某些其他后果"，归入身体系统章的编码要作为附加编码。例如：

眼球穿通伤，斗殴中（匕首）所致 S05.6　X99.9

外伤性白内障 H21.6

（二）其他有关分类的说明

H54.- 盲和视力低下，如果指出了造成盲和视力低下的原因，H54.- 就不能作为主要编码，只能作为选择性附加编码。只有当治疗的目的本身就是为了盲和视力低下，这个类目的编码才能作为主要编码。

对于因创伤引起的盲和视力低下，应注意区分是近期损伤还是晚期效应。若为近期损伤所造成，其编码在第十九章。例如创伤性盲，近期编码 S05.9，主要编码体现在外伤的情况上。

八、第八章：耳和乳突疾病（H60-H95）

（一）有关分类的某些说明

慢性化脓性中耳炎可分为三型：

1. 单纯型

按慢性化脓性中耳炎分类，编码为 H66.3，主导词为"耳炎"。如果特指鼓室隐窝，则编码为 H66.2，咽鼓管的编码是 H66.1。

2. 胆脂瘤型

ICD-10 的编码为 H71，主导词为"胆脂瘤"。

3. 骨疡型（骨疽）

编码区分具体部位，听骨编码为 H74.3，乳突为 H70.1，笼统的中耳为 H74.8，主导词为"骨疽"。

（二）编码规则

H90-H91 听觉丧失，这两个类目只有当未指出其原因时才能作为主要编码，否则它们只能作为选择性附加编码。

对于 H91.0 耳毒性听觉丧失，需要时可使用附加外因编码（第二十章）标明毒性物质。

九、第九章：循环系统疾病（I00-I99）

本章分类的内容包括心脏、血管和淋巴管和淋巴结疾病，脑血管病中也分类于此章中，但不包括短暂性脑缺血性发作和相关的综合征、创伤性颅内出血和血管性痴呆。

其他有关分类的说明：

1. I15. - 继发性高血压

如果记录了原因，那么这个不作为"主要情况"的优选编码，除非医疗事件主要是为治疗高血压本身。当对原因编码时，I15. - 可以用作选择性附加编码。

2. 急性心肌梗死（AMI）

编码于 I21. -。这个编码的分类轴心是双轴心（一般是一个轴心贯穿于整个类目），I21.0 至 I21.3 以心肌发病的位置为轴心，而整个类目的主要轴心是透壁性和非透壁性。

3. I69 脑血管病后遗症

用于分类 I60-I67 脑血管病的后遗症，与 ICD-9 比较分类更详细，根据具体的临床表现和部位分类。

4. 痔疮

临床上分为内痔和外痔，某些患者同时发生内痔和外痔，编码时可以强调内痔，归类到 I84.0-I84.2 中，外痔可用附加编码说明。

十、第十章：呼吸系统疾病（J00-J99）

（一）编码规则

（1）当呼吸系统的疾病发生于一个以上的部位并且没有明确的索引指明其编码时，要按较低的解剖部位分类。例如气管支气管炎按支气管炎编码为 J40。

（2）年龄小于 15 岁的儿童，如果未指明气管炎的急慢性情况，可假定为急性支气管炎，分类于 J20. -。

（3）某些传染性病原体感染引起的疾病或由外因所致的疾病，需要时可用附加编码说明。

例如：急性咽炎，腺病毒感染 编码为 J02.8 B97.0

又如：急性肺水肿，由于吸入四氯乙炔蒸气致 编码为 J68.1，X46.6

（二）其他有关分类的说明

1. 关于流感的编码 J11.-

（1）当由于流感引起并发症或者伴有一些伴随疾病，而且治疗也与流感相关时，这是一个优先编码的疾病，也就是要以流感编码为主。

例如，流感伴心肌炎 J11.8† I41.1＊；流感伴有阻塞性肺气肿 J11.1（流感伴有其他呼吸道表现，病毒未标明）。

（2）流感伴有阻塞性肺气肿的编码，无论是在"流行性感冒"的主导词下还是在"肺气肿"的主导词下，都无法查到完整的修饰词。在"流行性感冒"的主导词下，伴有呼吸道表现 NEC J11.1，即可找到编码。在"J44.0 阻塞性肺气肿，伴有急性下呼吸道感染"的亚目下，有注释说明不包括伴有流感（J09-J11），也提示 J11.1 是正确的编码。

2. 支气管哮喘与喘息性支气管炎的分类

支气管哮喘（简称哮喘）是在支气管高压反应状态下，由于变应原或其他因素引起的广泛气道狭窄的疾病。其临床特点为发作性胸闷、咳嗽，大多呈带有哮鸣音的呼气性呼吸困难。多有过敏史，且呈季节性。编码为 J45.-。喘息性（型）支气管炎（又称哮喘性支气管炎）有慢性咳嗽、咳痰伴有喘息，并经常或多次出现哮鸣音者。可分为两种：喘息性（型）支气管炎的诊断必须分出急慢性，慢性的编码为 J44.8，按"支气管炎"查找；急性要查"细支气管炎"，才能查到 J21.-编码。

十一、第十一章：消化系统疾病（K00-K93）

有关分类的某些说明如下：

1. K13.7 口腔黏膜的其他和未特指损害

这个编码实际上所包含的内容远比它的标题内容更多，它包括了所有口腔不能分类于他处的疾病，例如悬雍垂肥大、小口畸形（后天性）等。

2. 贲门疾病的分类

大多数贲门疾病在主导词下并没有列出贲门部位，根据少数在索引中可以直接获得疾病编码的情况，可判断出在 ICD-10 中通常对普通疾病贲门是按食道分类。但在肿瘤的部位编码中，贲门却是按照胃来分类的。

例如：贲门口糜烂 K22.1

贲门憩室 K22.5（卷一中未列出）

十二、第十二章：皮肤和皮下组织疾病（L00-L99）

有关分类的某些说明如下：

（一）皮炎的分类

变应性接触性皮炎 L23 与刺激性接触性皮炎 L24 的区别：这两个编码的共同特点是接触了某种物质而导致皮炎，不同点是前者是对某一种物质的抗原过敏，后者通常是某种物质反复刺激导致的反应。编码时应注意审阅病案，确定皮炎的性质。

（二）药物性皮炎的分类

内服性药物性皮炎：指口服或注射药物引起的皮炎 L27.-。

药物性皮炎的编码方法：

如果诊断为"药物性皮炎"，ICD-10 会将其假定分类为内服性药物性皮炎，因此应注意阅读病案，区分皮炎的性质，以保证编码的准确性。需要时可用附加编码标明引起皮炎的药物。

例如：全身性皮炎，由于服用磺胺类药物 L27.0（主）Y41.0（附）

此种情况属于遵医嘱适量服用药物后的过敏反应，又称为药物的有害效应。

另如：全身性皮炎，由于错服大量磺胺类药物 T37.0（主）　L27.0　X44.9

此种情况是药物的意外中毒，中毒为主要编码，L27.0 作为附加编码说明临床表现。对于意外的、事故性的中毒，伴有临床表现时，应按中毒分类于第十九章，中毒所致的临床表现用附加编码表示。

十三、第十三章：肌肉骨骼系统和结缔组织疾病（M00-M99）

本章在第 500 页提供了一个共用部位的选择性细目表，除 M23 膝内部紊乱、M40-M54 背部病、M99 生物力学损害不可归类于他处者外，其他类目都可以使用。

例：特发性痛风累及肩、臂、手　M10.00

有关分类的说明：

1. 关节病 M15-M19

本节下的注释提示骨关节炎与关节病或骨关节病是同义词，在 ICD-10 中没有区别。

2. 鼻恶性肉芽肿

本病在 ICD-10 中归入 M31.2。本病的鼻肉芽肿通常是由致病（命）性中线肉芽肿所致的反复发作的肉芽肿，因其反复发作所以称其为恶性。

3. M35.1 其他重叠综合征

重叠综合征，即重叠性结缔组织疾病，分类于 M35.1，是指病人患有两种或两种以上的结缔组织疾病。分类以重叠综合征编码为主，再对不同的疾病分别编码。如病人同时患有干燥综合征及系统性红斑狼疮，其主要编码为 M35.1，附加编码为 M35.0 和 M32.9。

4. 颈椎病

这也是一个具有广义的诊断，它包括颈椎的任何疾病，有骨性关节炎、椎间盘脱出、椎管狭窄、颈椎裂等。在临床上，最常见的是骨性关节炎，其可伴有脊髓病或神经根病。

颈椎病的编码方法：

（1）假定分类如果不做具体的描述，此病将按临床最常见的情况进行假定，是骨性关节炎不伴有脊髓病或神经根病，分类于 M47.82。

（2）颈椎病伴有脊髓病，索引中可以获得的编码是 M47.12† G99.2＊。

（3）颈椎病伴有神经根病。

主导词：脊椎关节强硬

    -伴有

      --神经根病 M47.2

核对一卷，编码为 M47.22（注意卷一第 500 页共有细目）

此编码没有星号编码，转换路径另查：

主导词：脊椎关节强硬

    -伴有

      --压迫

        ---神经根或神经丛 M47.2† G55.2＊核对一卷 完整的编码为 M47.22† G55.2＊

另查"压迫"

主导词：压迫

    -神经

      --根或丛

        ---脊椎关节强硬 M47.2† G55.2＊

核对一卷，完整的编码为 M47.22† G55.2＊

说明颈椎病伴有神经根病正确的编码为 M47.22† G55.2＊。

5. 肌萎缩

如果在索引中直接查主导词"肌萎缩",得到编码是 G71.8;如果查"萎缩,肌肉",则编码为 M62.5。两者的区别是前者为肌的原发性疾病,而后者不是原发性疾病。此处再次提醒编码人员养成阅读病案的习惯。

十四、第十四章:泌尿生殖系统疾病 (N00-N99)

有关分类的某些说明如下:

1. 肾小球疾病

(1) 肾小球疾病 N00-N08。本节提供一个共用的亚目,其分类是以病理为轴心。ICD-10 除了肿瘤分类需要病理外,这是另一个需要按病理分类的地方。在本节的注释中又指出,通常情况下不用 .0 至 .8 的编码,除非有明确的资料来源,如通过肾的活组织检查或尸检等。

(2) N08.1 * 肿瘤性疾病引起的肾小球疾病。在此标题下列出了两个例子,将肿瘤的部位编码作为剑号编码,即表示肾小球疾病的病因。

2. 膀胱结石

分类时应注意膀胱结石不包括鹿角形结石 (见 N21.0 的不包括),这是因为鹿角形结石的形成是在肾脏,它是通过输尿管落到膀胱的,因此根据其产生的部位分类于肾结石中。

N60-N64 乳房疾患 本节包括男性乳房疾患。

乳腺囊肿编码时应注意区分囊肿的性质:

(1) 乳腺增生的编码是 N62,意思为乳腺肥大。

(2) 乳腺纤维增生的编码是 N60.3,意思为乳腺纤维硬化症。

(3) 乳腺纤维腺病 (又称为纤维囊性乳腺病) 的编码是 N60.2。这是非肿瘤所致的乳腺结节疾病,也是临床常指的乳腺增生。

(4) 乳液囊肿 (又称乳腺囊肿、乳性鞘膜积液) 的编码是 N64.8,是指含有乳液的乳腺囊性扩大。

3. 关于 N70-N77 女性盆腔器官炎性疾病

此处不包括合并有产科情况。

注意:男性盆腔炎应分类于盆腔腹膜炎中 K65.0,归入消化系统疾病。

4. N98.1 卵巢过度刺激

本病是因诱导排卵所致的综合性临床表现,因而临床常以卵巢刺激综合征这样的诊断术语出现,但查找编码时不能以"综合征"作为主导词,而是以"过度刺激"

作为主导词。

十五、第十五章：妊娠、分娩和产褥期（O00-O99）

本章是对发生于妊娠、分娩和产褥期疾病或并发症的分类。

（一）有关分类的某些说明

1. 流产 O03-O06 有共同使用的四位数亚目

（1）自然流产 O03。包括完全性、不完全性和难免流产。

（2）人工流产。没有专门的类目，而是根据人工流产不同目的详细分类为以下几种：

医疗性流产 O04

计划生育性流产 O04

宗教性流产 O05

自己不要的流产 O05

其他特指原因的流产 O05

未特指原因的人工流产 O06

O06 的编码在医院中应不被使用，否则说明医生对患者做人工流产的目的不明确，同时也反映出医院的管理状况，以及编码员的水平。医生如只写了"人工流产"而未描述人工流产的目的，编码码员应阅读病案记录以了解孕妇做人工流产的目的，从而给予正确的编码。

2. 流产后并发症的分类

根据并发症的发病时间将其分为即时并发症和过时并发症。

（1）即时并发症：指患者在同一次住院医疗期间内产生的并发症。① O00-O02 中情况的并发症，用 O08 作为附加编码来说明。例如，输卵管妊娠破裂伴大出血 O00.1，O08.1（O08 作附加编码）。② O03-O06 编码的并发症，则用其共用的亚目编码来说明并发症的情况。例如，自然流产伴大出血 O03.1。③ O07 编码的并发症，它本身有其亚目编码可以表示并发症的情况。

（2）过时并发症：指患者经医疗出院后又产生的，并因此再住院治疗的并发症。O00-O06 都采用 O08 的编码说明并发症的情况。

3. O08 流产、异位妊娠和葡萄胎妊娠后的并发症

O08 强调"……后"。当本类目所指的原有疾病不是本次住院治疗的情况，并发症是再次住院治疗的目的时，O08 作为主要编码。例如，输卵管妊娠经治疗出院后，发生延迟性过度出血，再住院治疗，编码为 O08.1。

（二）其他情况

1. O10-O16 妊娠、分娩和产褥期的水肿、蛋白尿和高血压疾患

应用本节的类目应注意研究临床资料。临床诊断常常只写作"妊娠高血压综合征"，而对诊断缺少进一步的描述。ICD-10 将临床中轻、中、重度妊娠高血压综合征分类于 O10-O16 中，并特别将其区分为两大类，即原有高血压者和由妊娠引起者，分类时应注意区分两类不同情况。

2. O20-O29 主要与妊娠有关的其他孕产妇疾患

本节包含了妊娠并发症，有一些还发生在妊娠的早期。对于此次住院不存在的并发症，无须给予编码。例如，先兆流产的编码为 O20.0，若这是妊娠早期的情况，保胎成功，本次是来院分娩的，则不考虑先兆流产的情况。

3. O32-O34 为已知或可疑问题给予孕产妇的医疗

不包括的含义：O32-O34 所列的任何一种情况，如果同时伴有梗阻性分娩，则不能分类于其中，而应分类于 O64-O66。

4. 梗阻性分娩

梗阻性分娩是指类目 O32、O33、O34 中的情况在临产时所造成的梗阻性分娩。或者说，当第一产程开始时，还存在有 O32、O33、O34 中影响分娩的情况，发生了梗阻性分娩，此时应分类于 O64、O65、O66 类目的梗阻性分娩的适当亚目中。采用手术分娩或其他方式助产不一定是梗阻性分娩，应注意根据具体情况分类。例如，孕 40 周分娩，臀位，剖宫产，若在产程开始前即行剖宫术，编码为 O32.1；若产程开始后仍存在臀位影响分娩而行剖宫产，则按梗阻性分娩处理，编码为 O64.1。

5. 胎盘滞留（O72.0）

对于没有指明是否伴有出血者，ICD-10 仍按假定为产后出血给予编码。要注意其通常与我国的临床情况相反，临床上不注明伴有出血，说明没有出血。因此要特别注意胎盘滞留的假定分类，明确是否伴有出血，以避免分类错误。

6. O80-O84 分娩方式

（1）在 ICD-9 中，正常分娩 650 的编码只说明了分娩中没有并发症。分娩方式则需要用选择性第五位数来表示（一般都不用）。ICD-10 的 O80-O84 编码用来表示包括正常分娩在内的分娩方式。

（2）只有当没有可分类于 O00-O99 其他情况的编码时，这一节编码才能作为主要编码。

（3）O80-O84 编码在有分娩活动发生的情况下，可以作为选择性附加编码。

（4）对于 O81-O84 操作性分娩情况，其操作名称还需要做手术编码。例如，孕

40 周分娩，臀位，自然分娩，单胎活产，编码为 O80.1（主要编码）Z37.0（附加编码）；足月分娩，左枕前，单胎活产，第一产程延长，编码为 O63.0（主要编码）Z37.0（附加编码）。

7. O98-O99 可归类于他处的疾病并发于妊娠、分娩和产褥期

当要分类的情况被医务人员指出是并发于妊娠状态、由于妊娠而加重或成为产科医疾的理由时，所提供的亚目应优先于 O00-O99 以外的类目作为"主要情况"。其他部分的疾病可作为选择性附加编码以详细说明情况。

十六、第十六章：起源于围生期的某些情况（P00-P96）

本章包括起源于围生期但在以后发病的情况。这里的"以后"并没有时间的限定，本章的编码可以用于婴儿，也可以用于成人。例如，智力低下，由于产钳分娩所致，现年 15 岁。由于病人住院治疗智力低下，因而主要编码为 F79.9，附加编码为 P03.2，辅助说明是起源于围生期的情况。

1. 新生儿肺炎

新生儿肺炎有一部分是产后感染性的，因此在 ICD-9 的分类中，我们将其分类到呼吸系统疾病中，而在 ICD-10 的索引中，明确地分类到 P23.9（先天性肺炎）中。

2. 胎儿和新生儿颅内非创伤性出血（P52）

此类目分类很详细，由于病案书写质量可能还不能完全满足 ICD 分类的需要，编码时对出血程度的详细分类会有困难，建议注意与医生沟通，只有在确实不能详细分类时才可编码于 P52.9。

十七、第十七章：先天性畸形、变形和染色体异常（Q00-Q99）

有关分类的某些说明如下：

本章索引的一个主要主导词是"异常 anomaly"，表示先天发育不正常。索引中还有一个"异常的 abnormal"，它主要表示不正常的意思，但通常不是先天性的，例如功能性检查结果不正常就要查"异常的 abnormal"这个主导词。

十八、第十八章：症状、体征和临床与实验室异常所见，不可归类在他处者（R00-R99）

本章的类目不应作为"主要情况"编码，除非症状、体征或异常所见明确为一次医疗事件期间所治疗或调查的主要情况并且与医务人员记录的其他情况无关。分类于本章的症状及体征如果指出它们的原因，则要选择这个原因作为主要编码。这时症状及体征可以作为选择性的编码，某些不重要的症状和体征甚至可以不予编码。

由于新的设备仪器越来越多地应用于临床诊断及治疗中，致使不少医生常选择实验室异常所见作为临床诊断。实际上还是应当做出临床诊断，只有当确实不能做出临床诊断或者需要强调实验室异常所见时，这种非临床诊断才能替代或作为补充诊断。

（一）编码规则

当症状、体征和实验室异常所见的病因明确时，此章的编码只作为附加编码。只有当病因不明确时，此章的编码才能作为主要编码。类似情况如下：

（1）当研究了全部资料后仍找不到能说明诊断的原因时。例如尿潴留 R33。若能在病案中找到尿潴留的原因时，则应对其原因进行编码。如肾性尿毒症（N19）或前列腺肥大（N40），此时尿潴留（R33）只可作为附加编码。

（2）由于起初的症状和体征很短暂而不能确定病因时。例如短暂性肢体麻痹 R29.8。

（3）诊断做出之前病人已转院、出院或死亡时。例如患者表现为急腹症 R10.0。

（4）当晚期效应的一些临床表现作为入院治疗的理由时。例如失语，脑损伤一年以后 R47.0。

（5）理化检查结果一般不能作为临床诊断，遇到此种情况应要求医师尽可能改为临床诊断，实在有困难时可根据具体情况分类。例如心电图（EKG，ECG）T 波倒置应按心电图异常编码于 R94.3。

（6）当某种症状、体征只限于是某一种疾病的表现，应相应地分类到其他章节中。例如，妊娠期体重过增分类于 O26.0，体重过增本身分类于 R63.5。

（7）当某些症状、体征属于医疗上的重要问题时，除了对已治疗的疾病进行编码外，还要对其症状、体征进行编码。例如，颅内闭合性损伤，失语 S06.90（主要编码）R47.0（附加编码）；支气管扩张，咯血 J47（主要编码）R04.2（附加编码）。

（二）其他有关分类的说明

R95-R99 原因不明确和原因不知的死亡。注意：不包括原因不明的胎儿死亡

（P95）、产科死亡（O95）。

十九、第十九章：损伤、中毒和外因的某些其他后果（S00-T98）

本章的编码涉及两个字母 S、T。S 编码是对单一部位损伤的编码；T 编码一部分用于对多部位损伤和损伤部位未特指的进行编码，另一部分是对中毒和外因的某些其他后果进行编码。

（一）损伤的类型

（1）浅表损伤：包括擦伤、水疱（非热伤性）和挫伤，也包括青肿、血肿、浅表异物（裂片）所致的损伤（不伴有大的开放性伤口）及昆虫咬伤（无毒的）。

（2）开放性伤口：包括动物咬伤、切割伤、撕裂伤、穿刺伤 NOS、穿刺伤伴有贯通性异物。

（3）骨折。

（4）脱位、扭伤和劳损，包括软骨的和关节（囊）韧带的。

（5）神经和脊髓损伤：包括脊髓完全性或不完全性损害、神经和脊髓连续性（连接）损害。

（6）血管损伤：包括血管的撕脱、切割伤和撕裂伤。

（7）肌肉、筋膜和肌腱损伤：包括肌肉和肌腱的撕脱、切割伤、撕裂伤和创伤性破裂。

（8）挤压伤。

（9）创伤性切断。

（10）内部器官损伤：包括内部器官的冲击性损伤、青肿、震荡性损伤、挤压伤和撕裂伤。

（二）编码规则

（1）多处损伤尽可能采用多数编码的原则逐个编码。例如小腿腘动脉、胫前动脉损伤，编码为 S85.0 和 S85.1。

（2）未特指开放性损伤者，按闭合性损伤处理编码。

（3）多处损伤的综合编码规则：①同一身体区域的同种类型损伤，其编码通常为 S00-S99 类目的第四位数 .7。例如，跟骨骨折（S92.00）和骰骨骨折（S92.20）综合编码为 S92.70（同一类目的第四位数 .7）。②同一身体区域的不同种类型的损伤，通常为每一节最后类目的第四位数 .7，即 S09、S19、S29、S39 等共 10 个类目。例如髌骨骨折（S82.00）和膝挤压伤（S87.0），综合编码为 S89.7。③不同身体区域的同种类型的损伤，综合编码为 T00-T05。例如左肩和上臂挫伤（S40.0）及腕和手擦伤（S60.8），综合编码为 T00.2。④多处损伤未特指损伤部位和类型的，编码为 T07。当多处损伤不能确定哪一处损伤更严重时，以综合编码为主要编码。

（4）颅骨和面骨骨折伴有颅内损伤时，要分开书写诊断，并选择颅内损伤为主要编码。例如，顶骨骨折伴有硬膜外出血，要分别写为创伤性硬膜外出血，编码为 S06.4；顶骨骨折，编码为 S02.0。

（5）本章中广泛使用的"和"是指"和（或）"的意思。例如，T14.3 身体未特指部位的脱位、扭伤和劳损，此亚目标题可以是三种损伤并存，也可以是仅有一种损伤情况。但是，在个别的地方"和"也有指"两者"而没有"或"的概念。例如，S52.4 尺骨和桡骨两者下端的骨折。

（6）本章的部分类目中含有选择性使用的第五位数，用以表明伤口的闭合性或开放性。本章的第五位数在我国要求使用，也就是说它不再是选择性细目，而是必须使用的细目。例如，额骨开放性骨折 S02.01，这是必须使用的细目编码，如果需要，也可以采用四位数编码 S01.8 附加说明损伤的性质。需要编码至细目的类目有 S02、S06、S12、S22、S26-S27、S36-S37、S42、S52、S62、S72、S82、S92、T02、T08、T10、T12 和 T14.2。

对于 T14 类目，仅有 T14.2（身体未特指部位的骨折）这个亚目可以有五位数细目，其他亚目没有细目，因为他们都明确指明损伤的情况是"浅表""开放"或"脱位"。

（三）其他有关分类的说明

1. 烧伤和腐蚀伤

（1）"烧伤"是指高温作用于身体局部所引起的损伤，这个词在本章中包括所有热性损伤，如电流、火焰、摩擦、闪电和非腐蚀性液体及蒸气。

（2）"腐蚀伤"是指由腐蚀性物质引起的化学性烧伤，如酸、碱等物质。烧伤和腐蚀伤在分类中一般都同等对待，但体表面积的烧伤（T31）和腐蚀伤（T32）是分别编码的。T20-T25 是分类体表的烧伤和腐蚀伤，第四位数表明烧伤的程度；T26-T28 是眼或内部器官的烧伤和腐蚀伤，第四位数表明烧伤的部位。T29-T30 是多部位的烧伤和腐蚀伤。T31 和 T32 两个编码只有当没有指出烧伤或腐蚀伤的部位时才可以作为主要编码，否则只能作为附加编码。

2. 中毒和有害效应的分类

在编码之前应分析疾病诊断，确定是中毒还是有害效应。有害效应是指恰当地使用治疗量或预防剂量的正确药物引起的过敏等不良反应。中毒是指给错物品或用错方法，或过量服用药物对机体的有害反应。

（1）对于有害效应可用 A00-R99 对其临床表现进行编码，并用第二十章的 Y 编码说明引起有害效应的物质。例如，变应性荨麻疹，按医嘱使用青霉素，编码为 L50.0，Y40.0。将药物和药剂未特指其临床表现的有害效应编码于 T88.7，将不明原因的有害效应编码于 T78.-。

有害效应的外因编码在第三个索引中查找，它是一个药物和化学制表，其最后一栏是有害效应的编码。有害效应是在合理使用正确物质时产生的"过敏"或"反应"的具体表现，应对其临床表现进行编码。例如，阿司匹林性胃炎 K29.-，它不能采用 S-T 编码，它的外因编码为 Y45.1。

（2）中毒的编码：中毒的物质分两大类，药物、药剂和生物制品的中毒分类于 T36-T50；非药用物质的毒性效应分类于 T51-T65。对于中毒的分类，不但要对中毒的临床表现给予编码，还要对中毒本身这一情况给予编码。若同时指明了中毒的外部原因，还应采用 X、Y 编码加以说明（增加）。

例如：急性呼吸衰竭，由于护士给予了 2 倍药量的吗啡

　　　　T40.2　J96.0　X42.9

中毒本身的编码可在索引的第一部分或第三部分查找，"中毒""药物或化学制剂"作为主导词。引起中毒的外因是按性质进行分类的，如意外、自害、意图不确定等，编码时需注意以下几点。

1）若病历中未说明引起中毒的性质，则假定为"意外"中毒编码。

2）若病历中未说明是给错药或服错药物，则假定为正确使用药物的有害效应进行编码。

3）对于非医源性物质引起的毒性效应，按中毒进行编码。

例如：氰化物中毒　T65.0　X49.9

　　　　敌敌畏自杀　T60.0　X68.9

中毒和有害效应的后遗症采用 T96-T97 的编码附加说明后遗症或陈旧性情况。例如慢性胃炎，一年前误服农药乐果所致，编码为 K29.5 T97（T60.0）。

3. 医疗并发症的分类

按如下三个方面分类：

（1）一些医疗并发症不被认为是操作的特有情况，如手术后食管炎 K20。此时要按临床表现归类，归入身体系统章中的某一个疾病编码。这些医疗并发症通常是迟发性并发症、有明确的临床表现且可归入某一个疾病编码者。为了表示此情况与医疗操作相关，可以用 Y83-Y84 作为附加编码。

（2）一些医疗并发症归入身体系统章中专设的手术操作后类目，通常是一些不

能归入某一个具体的疾病编码的迟发性并发症。

（3）一些医疗并发症归类于 T80-T88 手术和医疗的并发症。这一节编码主要是分类一些早期的医疗并发症和不能归类到系统章的并发症，其中许多是属于医疗事故。因此本节的内容也应当是管理中需要加倍重视的内容。

二十、第二十章：疾病和死亡的外因（V01-Y98）

这一章即原来 ICD-9 的 E 编码部分。其虽作为 ICD-10 核心分类的一部分，但在使用方面仍不能作为主要编码。它与第十九章"损伤、中毒和外因的某些其他后果"一起使用。按照 ICD-10 第二卷的指导，它只是选择性附加编码，但在我国，为了与 ICD-9 一致，还是应当对所有 S00-T98 的情况编一个第二十章的附加编码。

其他有关分类的说明：

1. 意外事故

在意外事故（V01-X59）节下，有许多定义性的注释，如与运输事故有关的定义。这些定义是准确分类的基础，在编码时需要逐一阅读。

2. 中草药中毒或有害效应的编码

对于中草药中毒或有害效应应尽量明确其药理作用，按其药理作用分类，若确实不能明确，则中毒编码为 T50.9，有害效应编码为 Y57.9。

例如：金银花中毒（清热解毒）-抗菌作用　T37.9　X44.9

3. 内科和外科医疗并发症 Y40-Y84

本节的编码是对内科和外科医疗并发症的外因分类，它包括医疗装置引起并发症、正确用药的副作用、手术中的意外事故等，但不包括药物过量、给错药物和意外服用药物的情况。

二十一、第二十一章：影响健康状态和与保健机构接触的因素（Z00-Z99）

在 ICD-10 中，明确说明本章不能作为国际资料的比较，不能作为主要死亡编码。

（一）使用本章编码的主要情况

（1）患者的疾病情况已得到解决，但仍存在影响健康的问题，如人工造口的维护、放疗、化疗等。

（2）某些类目并非医院患者的情况，是为人口健康普查设立的，因此这些类目在医院中是使用不到的，如 Z56 与就业和失业有关的问题。

（3）Z37 分娩的结局与 Z38 按照出生地点划分活产婴儿两个类目分类有些重复，医院要使用 Z37 类目。Z38 类目可作为选择性使用类目。

（二）其他有关分类的说明

1. Z47 其他矫形外科的随诊（继续）医疗

此标题的随诊医疗应改为继续医疗，是指主要治疗结束后的一些善后治疗，如去除骨折内固定的螺丝钉（Z47.0）。类目 Z48 也有相同情况。

2. Z54 恢复期与 Z98 其他手术后状态的区别

手术和操作都可以有恢复期，这是康复过程。但如果恢复期中有治疗，如对造口的维护等，就要强调治疗，恢复期可作为附加编码。手术后状态是指手术后长期处于某种状态下，如关节固定术后。

二十二、第二十二章：用于特殊目的的编码（U00-U89）

（1）U 字母编码虽然在 ICD-10 的第 1 版预留并指出了使用，如 U00-U49 用于新疾病或未知疾病的编码，U50-U99 可用于特殊的临床研究，但没有内容。在 ICD-10 第 2 版中新增了这一章。对新发生的不明原因疾病的临时安排（U00-U49）是对认识不明的疾病的临时性编码。目前使用的 U04 严重急性呼吸综合征（SARS），ICD-11 已经修正在第一章严重急性呼吸综合征（1D65）。

（2）对抗生素产生耐药性的菌株（U80-U89）。

第四节　国际疾病分类常见问题

一、国际疾病分类不是疾病命名的标准

国际疾病分类是国际标准，也是各国进行卫生信息交流的基础。国际疾病分类不是疾病命名的标准，国际上有一个组织称之为 IND，负责疾病名称标准化工作。ICD-10 中文译本大量引用了我国医学名词审定委员会出版的医学标准名称，这必将在很大程度上影响编码人员，一些人们早已熟悉的名称可能会查不到，例如虹膜缺损代之为虹膜劈裂症。无论如何，国际疾病分类中使用的疾病名称不能都认定是标准的名称。因此，医生在书写疾病诊断时可以参考 ICD-10 中的疾病诊断，但不能要求完全按照 ICD-10 书写诊断，因为 ICD-10 不是疾病命名标准。

二、在临床工作中会遇到的情况

1. 一种疾病有几种不同的名称

一种疾病有不同的名称是常见的情况（例如肝豆状核变性又称威尔逊病），它将会导致分类困难，如果不是专科医生，有时很难判断这些不同的名称同属于一种疾病，会导致分类的错误。

2. 以人名或地名命名疾病

以人名或地名命名的疾病虽然反映了疾病的最初发现者或疾病的发生地，可以铭记发现者或发生地，但这种方法不能反映疾病的性质。如果在分类时索引不能准确地包含这个名称，就需要仔细地去了解疾病的性质和发生部位，才能进行编码。

3. 随意命名疾病

随意命名的情况最为常见，影响也最大。分类人员几乎每天都要面对不规范的疾病名称，如闸门综合征、盆底综合征。他们无法理解在实际病例记录中闸门综合征指的是一例后天性直肠纵隔，当然也无法理解盆底综合征是大便困难。

4. 与国际上命名有冲突的特定含义命名

这是一种比较常见的情况，如颈椎病、乳腺增生。在国际上，如果笼统地称颈椎病，它是包括颈椎所有的疾病，如颈椎管狭窄、颈椎管裂、颈椎突出、颈椎骨性关节炎等。而我们临床的特定含义是指颈椎骨性关节炎（骨质增生）。乳腺增生在国际疾病分类中归类于乳腺肥大，而我国临床上通常是指乳房纤维囊性病。在分类中一定要了解临床的实际含义，这样才能正确分类。

参考文献

［1］刘爱民.病案信息学［M］.北京：人民卫生出版社，2014.

［2］刘爱民.国际疾病分类：手术与操作（第九版临床修订本 ICD-9-CM-3）（2011版）［M］.北京：人民军医出版社，2013.

［3］杨天潼，尤萌.国际疾病分类（ICD）的发展史［J］.证据科学，2014，22（5）：622-631.

［4］ICD-11 Reference Guide ［EB/OL］ https：//icd.who.int/icd11refguide/en/index.html＃1.1.0Part1purposeandmultipleusesofICD｜part-1-an-introduction-to-icd11｜c1.

［5］张萌，廖爱民，刘海民，等.ICD-11 与 ICD-10 分类体系的对比研究［J］.中国病案，2016，17（6）：21-24.

［6］刘爱民.病案信息学［M］.北京：人民卫生出版社，2009.

［7］ HE M，SANTIAGO ORTIZ A J，MARSHALL J，et al. Mapping from the International Classification of Diseases（ICD）9th to 10th revision for research in biologics and biosimilars using administrative healthcare data.［J］. Pharmacoepidemiology and drug safety，2020，29（7）：770-777.

［8］ AL-QURAYSHI Z，ROBINS R，PAGEDAR N，et al. Impact of international classification of diseases，10th revision，on head and neck surgery.［J］. The Laryngoscope，2020，130（2）：398-404.

［9］ 吴文健，刘颖，王丽，等. 国际疾病分类研究的进展与探讨［J］. 江苏卫生事业管理，2019，30（5）：616-618.

［10］ 杨兰，于明. ICD-11 的模型与修订进展［J］. 中国病案，2015，16（5）：20-24，61.

［11］ 邹俊卿，傅万明，徐少青. ICD-10 概述［J］. 江苏卫生事业管理，1999（5）：41-43.

第一节 手术操作概述

手术操作分类和疾病分类一样，历来都被认为是病案/卫生信息管理人员所需知识和技能的重要组成部分，也是卫生信息管理的一项重要工作。伴随着医学的发展，手术操作分类的定义也在不断地演变、修改。早期的手术定义局限为：在手术室进行的、采用麻醉方式和利用手术刀的外科操作。手术分类的内容也仅限于这样的"手术"名称范围。随着医学科学和现代工业的发展，新的医疗器械层出不穷，医生们利用器械对疾病进行检查和治疗，从而演绎出"医疗操作分类"这个术语。它通常是指对内科诊断性、治疗性操作的分类，如在用各种内镜进行单纯诊断性检查或检查的同时伴有治疗。现在采用"手术操作分类"这样的名称是将早期的"手术"和后来的"医疗操作"两个概念结合在一起，形成了一个综合的术语。严格来讲，狭义的"手术分类"定义仍可沿用上述定义，但还应当包括利用冷凝、电灼、激光等手段的手术方式，手术室的外科操作仍然是医院管理者所关心的重要数据。但现在使用的常常是广义的定义，也就是将"手术"和"操作"合并一起统称为"手术操作分类"。当三个词的任何一个出现，其含义也通常是指广义的含义。现在广义的手术操作分类可定义为：对病人直接施行的诊断性及治疗性操作，包括传统意义的外科手术、内科非手术性诊断和治疗性操作、实验室检查及少量对标本诊断性操作的分类。由于长期使用狭义的手术分类定义，许多医生没有意识到手术操作分类名称的变化和发展，致使在填写病案首页时，仅填写外科手术而内科诊断性和治疗性操作得不到反映，资料收集不完整。

在一次医疗事件中，各种手术和医疗操作的描述同疾病诊断一样都是全面地描述病人信息，反映医疗资源投入状况所必不可少的指标。手术操作分类对于医院统计、医院管理、医疗、教学和科研等方方面面都很重要，手术操作分类编码已逐渐成为一项必须进行的工作。

第二节　我国手术操作分类的发展史

我国早期的手术操作分类见于 1921 年北京协和医院病案科开展的手术操作编目，以解剖部位和手术术式进行分类。1927 年，北京协和医院病案科结合医院临床工作情况编印了《疾病、病理情况和手术操作名称（Nomenclature of Diseases，Pathological Conditions and Operative Procedures）》，指导医生填写疾病诊断和手术操作名称。1935 年以后将美国医学会编著的《疾病和手术标准名称（Standard Nomenclature of Diseases and Operations）》作为医生书写疾病及手术名称与病案科做编目索引的依据。1950 年，卫生部责成北京协和医院编写手术分类资料由原卫生部印发《疾病和手术标准命名（SNDO）》。20 世纪 60 年代，我国很多医院的病案室均采用该文件进行疾病和手术分类编目。1980 年北京协和医院编写了《疾病分类及手术分类名称》，经卫生部推荐由人民卫生出版社出版。由于手术操作更新发展较快，经过分析考察，我国从 20 世纪 90 年代开始引进美国版 ICD-9-CM-3，于 2008 年发布了《国际疾病分类：手术与操作（第九版临床修订本 ICD-9-CM-3）（2008 版）》，该版本共 17 章。在应用 3 年后，2008 版的分类已无法满足临床应用，需要尽快进行更新，于是 2011 年卫计委卫生统计信息中心基于 ICD-9-CM-3 2008 年版进行修订，发布了《国际疾病分类：手术与操作（第九版临床修订本 ICD-9-CM-3）（2011 版）》，该版本共 18 章。

因手术操作分类代码缺乏维护机制，2017 年卫计委卫生统计信息中心以北京、上海、广东的 ICD-9-CM-3 为蓝本，参考其他省市的 ICD-9-CM-3 字典库，发布了 2017 年维护版。同年 12 月，中国卫生信息与健康医疗大数据学会（原中国卫生信息学会）批准发布了《T/CHIA001—2017 手术、操作分类与代码》团体标准，并通知以该标准作为《GB/T 14396—2016 疾病分类与代码》的配套标准，于 2018 年 1 月 1

日起正式实施。

第三节　手术操作分类 ICD-9-CM-3 基础知识

ICD-9-CM 共分为三卷。第一、二卷完全与 ICD-9 兼容，但在第五位数上对 ICD-9 进行了增补；第三卷则是对 ICPM（国际医学操作分类）的改编，ICPM 的第五章主要来源于美国的手术操作分类资料，而 ICD-9-CM-3 又是在 ICPM 第五章的基础上进行细分，并得到了世界卫生组织的承认。ICD-9-CM-3 大量引自 ICPM 第五章 "外科操作"，并且在恰当的情况下附加了 ICPM 其他章一些有选择的细节。ICD-9-CM-3 以自成一卷的方式出版，包括一个类目表和一个索引，主要涉及外科手术、显微镜检查、X 线/超声诊断及其他诊疗操作的分类。

一、ICD-9-CM-3 的结构

ICD-9-CM-3 分为类目表和索引两个部分，索引是对类目表的重要补充，因为它包括许多具体的手术及操作名称，其中有相当一部分没有被列入类目表，只有查找索引才能得到其在类目表中的位置。类目表共分为 18 章，除第 1 章、第 5 章和第 18 章外，其他各章是按解剖系统分类，按编码的大小顺序排列。由于 ICD-9-CM-3 每年都做更新，因此，最新的一些操作如介入治疗、内镜检查与治疗等均收录其中，能够反映最新的临床检查与治疗性操作。

二、ICD-9-CM-3 的术语、符号及缩略语

ICD-9-CM-3 一书中采用了许多与 ICD-9 一致的符号、术语和缩略语，如方括号、圆括号、大括号、见、另见、NOS、NEC 等，其功能和 ICD-9 保持一致。下面列出一些有区别的或新的符号、术语和缩略语。

（一）类目、亚目和细目

ICD-9-CM-3 也有类目、亚目和细目的术语。但类目是指两位数编码，亚目指三位数编码，细目指四位数编码。除少数没有细目条目者可编码至亚目外，其余的应编码至细目。

例如：07 类目，其他内分泌腺手术

07.0 亚目，肾上腺区的探查手术

07.00 细目，肾上腺区的探查术 NOS

当一个手术诊断是肾上腺区的探查术，又没有其他特指时，要编码到 07.00，不能编码于 07.0 亚目。

(二) 另编 (code also)

在类目表中经常可见到"另编任何同时进行的操作"或"另编……手术"。这时如果确定做了某一操作，那就应该再编一个手术码。例如，回肠代膀胱手术，实际上是由膀胱再造术 57.87 和回肠切除为了插补术（间置术）45.51 这两个手术所构成。所以在核对类目表时，就能得到"另编"的指示，有时索引中可一次提供两个编码。

另编又称也要编码，是一个重要的指示词，提示在该编码下常会出现哪些伴随的其他手术或操作，这些同时伴随的手术不能相互包括和省略，也要进行编码，并给出了编码的范围。在类目表中核对编码时，要特别注意此注释，提示不要将此附加编码漏掉。在类目表中使用这个指示词有两个目的。

例如：42.6 胸骨前食管吻合术

　　　任何同时进行的下列手术也要编码：

　　　食管切除术 (42.40-2.42)

　　　胃造口术 (43.1-43.2)

(三) NOS 和 NEC

NOS 和 NEC 在类目表（正文部分相当于 ICD-9 卷一）中均有出现。索引中也使用了 NEC，但很少使用 NOS。例如，类目表中 84.10 下肢截断术 NOS，未说明切除范围（部位）、残端是否修正；78.8 骨的诊断性操作有 NEC。

三、主导词的确定

选择主导词是手术操作编码的关键，要求编码员要不断积累工作经验，并对手术方式有所了解。如果有可能，掌握一定程度的医学英语对于主导词的选择也会有所帮助。因为我们使用的中文译本完全按英文词来排列主导词，如果根据中文习惯，很可能会被分解。例如，"Gastrectomy 胃切除术"为一个整体词，"胃切开术Gastrotomy""胆囊切除术 Cholecystectomy""胆囊切开术 Cholecystotomy"都是整体词。掌握手术操作名词的构成，如词根 ectomy 是切除术、otomy 是切开术，结合词干，也就是部位，就可以直接构成手术操作的主导词。

常见的主导词转换：

(1) 切开术。可以用"切开"作主导词的手术包括引流术、异物取出术、探查术、减压术、穿刺术、切断术、取出术、清除术、脓肿去除术、血肿去除术等。

（2）修补术、建造术、成形术、再造术、整形术、重建术、矫正术、扩张术、裂伤缝合术、闭合术、造口术、松解术、移植术等术式是相互关联的，当用其中某个术式作为主导词查不到编码时，可以按照对手术方法的了解转换成这里的其他适当术式作为主导词查找，即可以互为交叉索引。例如，眼睑内翻矫正术 08.49，用"矫正术"作为主导词查找不到编码，则转换为主导词"修补术"。

（3）分流术、旁路术、吻合术等可以互为交叉索引。

第四节　ICD-9-CM-3 各章的指导内容

一、操作和介入，不能分类于他处（00）

这是一个残余章，并非所有的介入治疗或操作都分类到本章，它只是其他章的补充。例如，介入性磁共振被分类到了其他诊断性和治疗性操作一章，编码为 88.96；血管系统的操作主要在心血管系统的手术一章中。

有关手术操作及其编码的说明：

（一）介入治疗

介入治疗是利用现代高科技手段进行的一种微创性治疗，是在医学影像设备的引导下，将特制的导管、导丝等精密器械引入人体，对体内病态进行诊断和局部治疗。介入治疗应用数字技术，扩大了医生的视野，借助导管、导丝延长了医生的双手，它的切口（穿刺点）仅有米粒大小，不用切开人体组织就可治疗许多过去无法治疗、必须手术治疗或内科治疗疗效欠佳的疾病，如肿瘤、血管瘤和各种出血等。介入治疗具有不开刀、创伤小、恢复快、效果好的特点。

例如，肾动脉栓塞术

栓塞(经导管)

　　-动脉（选择性）

　　--腹的

　　---肾（经导管）38.86

（二）超声

（1）超声显像：超声显像检查技术是指运用超声波的物理特性，通过高科技电子工程技术对超声波的发射、接收、转换，以及电子计算机的快速分析、处理和显像，从而对人体软组织的物理特性、形态结构与功能状态做出判断的一种非创伤性检查方式。

（2）介入性超声：介入性超声是在超声引导下把穿刺针、导管或其他器械经皮或经内腔带入病灶或管道等处，做抽液、活组织检查、注药、置管引流或其他诊断和治疗的先进诊疗技术。在介入性超声技术中，超声为穿刺针指出前行的方向。介入性超声属微创性的诊断和治疗方法。

（3）超声操作的分类方法：在分类中，A超、B超、M超和彩色多普勒编码并没有区别。超声分类可概括为：

介入性超声

  非治疗性超声：血管内超声显像00.2

  治疗性超声00.0

    循环系统治疗性超声00.01-00.03

    非血管治疗性超声00.09

非侵入性超声

  诊断性超声（非侵入性超声）

    一般诊断性88.7

    特殊器官

      眼95.13

      内耳20.79

      心内超声心动图37.28

  治疗性超声（非侵入性超声）

    超声疗法93.35

    白内障超声乳化（伴抽吸）13.41

    泌尿系结石超声碎石59.95

（三）药物制剂

药物制剂的应用一般不需要分类。涉及药物的操作编码有两处可以分类：一处是在00.1编码，主要是一些新的肿瘤用药。例如白细胞介素-2（IL-2），目前主要应用于对肿瘤的治疗，还可望用于病毒感染、免疫缺陷病及自身免疫病的治疗。另一处涉及药物的操作编码是99.1和99.2编码，除99.25肿瘤化学治疗性药物外，其他是非肿瘤性的治疗药物和药剂，治疗的方式是通过注射和输注。

（四）计算机辅助外科

计算机辅助外科（computer aided surgery，CAS）是一种基于计算机对大量数据信息的高速处理及控制能力，通过虚拟手术环境为外科医生从技术上提供支援，使手术更安全、更准确的一门新技术。近年来，随着 CT、MRI 等图像诊断仪的发展，计算机虚拟现实技术在医学中的应用得到了飞速的发展。利用计算机对这些图像信息进行三维图像重建，为外科医生进行手术模拟、手术导航（navigator）、手术定位、制订手术方案提供了客观、准确、直观、科学的手段。计算机辅助外科只是一种手段，真正的手术另有名称。也就是说，00.3 的编码只是一个附加编码。例如计算机导航副肺内镜下切除术 32.28，00.39。

（五）支架

支架主要是对血管和食管等管腔狭窄处、病灶处起扩张和支撑作用，以达到改善流通的目的。支架有三种：裸支架（bare stent）、药物涂层支架（coated stent）和洗脱支架（eluting stent）。

血管支架编码的特点：

（1）血管动脉支架：血管主要分为冠状和非冠状血管。非冠状血管只列出几个重要的血管，即颈动脉、颅外动脉、颅内动脉等，其他的都归类于周围血管。

（2）药物洗脱：一些文章将药物涂层支架与药物洗脱支架混为一谈，完全等同，但在分类中有区别；而分类中裸支架和药物涂层支架被分类在一起，药物洗脱支架单独分类。

从索引中可见：

插入

-支架

--动脉（裸）（结合的）（药物涂层）（非药物洗脱）

---非冠状动脉

----周围的

-----裸，药物涂层 39.90

------药物洗脱 00.55

（3）虽然手术中一般都称为置入术、植入术，但实际分类操作时应查插入术。例如裸支架和药物涂层支架的置入。

血管支架置入术编码要素：

另编码

其他非冠状血管成形术（39.50）

其他非冠状血管粥样硬化切除术（17.56）

置入血管支架的数量（00.45、00.48）

分叉血管操作（00.44）

另编码：任何与监控器植入或置换有关的情况（00.57）用于其他血管内操作（39.71-39.79）

二、神经系统手术（01-05）

传统意义的手术仍然是医院管理者和医生们所关心的指标，常常有人要求提供在某一时间内手术室做了多少手术以及手术类型的资料。除第一章操作与介入、第十八章其他诊断性和治疗性操作明确为非手术外，其他章的主体分类虽然是手术，但也包括了一些非手术性操作的编码。

（一）切开术、引流术、探查术

在手术操作中，切开是一个步骤，因此切开通常不用编码。当切开是治疗的一个方式时，切开就需要编码；而此时，切开的目的通常是为了引流，为了探查。所以，切开术、引流术和探查术在实际含义相同时，三个主导词是可以互用的，在切开术下面列出的修饰部位越全，查找越方便。

（二）插入、置入术、植入术

植入术通常是移植，最常见的是活组织植入，但临床上习惯于将一些假体装置放置于人体中也称为植入。假体的放置应为置入或插入，在索引中应以"插入"作为主导词查找。

（三）清创术

清创术指从外伤或感染的病灶及其附近除去异物、无生命的或污染的组织，直到暴露周围的健康组织为止。清创术有时会伴随着缝合术，而相较于缝合，清创操作显得更为重要，缝合只是清创后的一个步骤，常常可以省略编码。如同切开引流术一样，关键是切开。清创术可以包含缝合术，而缝合术则不包括清创术。

（四）修补术

修补术是指通过手术的对合，使损伤或病变组织自然地或机械性地恢复。其含义比较广，包括了缝合、闭合、移植、补片、结扎、切除、烧灼等。应明确操作的主要内涵，以确定选择这个广泛含义的主导词或是查找准确的主导词，两种方法会有不同的编码结果。例如颅骨自体骨移植术，医生可能会称之为颅骨修补术，而两者的编码分别为02.04和02.03。又如脑膜修补术，如果是单纯的脑膜缝合术，编码为02.11；还要注意有无特异性的操作，如移植、补片等。

三、内分泌系统手术（06-07）

（1）在切开术中，甲状腺与甲状腺区同等编码。

（2）两个切除术的区别：

切除术（excision）：其含义是器官或结构的全部切除，如果是部分切除，在其索引中应有特别的修饰词加以说明。

切除术（部分）（resection）：其含义是器官或结构的部分切除术，如果是全部切除术，在索引中也会有特别说明。

在实际操作中，通常采用第一个主导词，因为其修饰词更多、更完整。如果为明确的器官，如肝切除术，一般是部分切除，这时用第二个切除术更方便。当然，由于这两个切除术都有说明，相同的手术操作查出的结果是相同的。

（3）07 其他内分泌腺手术：内分泌腺包括肾上腺、松果体、垂体腺和胸腺。垂体腺切除术首先要确定切除部分还是全部，其次还要区分手术入路是经额部还是经蝶部。类目 07 不包括具有内分泌功能的胰腺及性腺、卵巢和睾丸。

四、眼部手术（08-16）

（一）白内障手术

白内障手术编码时主导词要选择"摘出术（抽出）"，要特别注意人工晶体的植入术是一期还是二期。如果是一期手术，则首先要编码不同手术方式的摘出术，例如白内障超声乳化抽吸术伴人工晶状体植入术，主要编码为 13.41，人工晶状体一期植入 13.71 作为附加编码。如果是二期手术，则只编码人工晶体的植入，主导词查"插入"，编码为 13.72。

（二）热灼术与烧灼术

临床上热灼术、烙除术和烧灼术等名称混用，主要用于破坏术，其主导词只能查"烧灼术"。而透热疗法既可用于破坏术，也可用于视网膜的附着术。

（三）眼内异物去除

该手术分为切开和磁铁吸出两步。临床医生经常只是笼统写为眼内异物取出术。编码员应阅读病案，编出具体部位和手术方式。

例：去除

-异物

结膜（通过磁铁）98.22

通过切开 10.0

磁铁吸出眼内异物的主导词可查"磁吸术"。

（四）眼肌手术

涉及眼肌手术的疾病主要是眼斜视，临床常称该手术为斜视矫正术，这个手术名称是不明确的。眼肌手术首先要区分是一条、两条还是多条眼肌，其次要区分是不切断、部分切断还是全部暂切断。对于不切断的手术，则要区分是徙前术、后徙术、延长术还是缩短术。其编码从类目水平到亚目水平都不一样。

例如：15.11　一条眼外肌的后徙术

15.12　一条眼外肌的徙前术

15.13　一条眼外肌的部分切除术

15.19　一条眼外肌从眼球暂时性脱离手术

15.21　一条眼外肌的延长术

15.22　一条眼外肌的缩短术

五、其他各类诊断性和治疗性操作（17）

这是最新增加的一章，从章的名称上可见也是一个残余章。它是近年来手术发展的情况，针对原分类类目设计不足而目前又需要统计的情况增设的一章，仅有一个类目。

（一）腹腔镜腹股沟疝修补术

腹股沟疝修补术有两处四个亚目，他们的分类是17.1（一）17.2和53.0.53.1。前一组是内镜下的操作，后一组是开腹手术。无论哪一组分类都要注意单侧和双侧，另外是否有补片（假体）或移植物。直疝和斜疝也影响编码。

（二）机器人援助操作

亚目00.3计算机辅助外科手术是利用计算机和影像设备定位和导航，只能作为附加编码。而机器人援助操作是指医生控制机器人进行手术，要作为主要编码。

（三）附加的心血管操作

补充心血管操作分类共有三处，分别为：①00.5　其他心血管操作；②00.6　心血管操作；③17.5　附加的心血管操作。这也是ICD-9-CM3需要更新版本的原因，在顶层设计时没有考虑到发展的需要。

（四）诱导下激光间质热疗法

诱导下激光间质热疗法又称激光导热疗法（LITT），对局部组织创伤小，治疗肝脏、脑、乳腺及耳鼻喉科范围内实质性肿瘤和转移癌。

六、耳部手术（18-20）

（一）建造术和重建术

建造术是从无到有的一种手术，例如耳缺如的建造术。重建术是有，但功能或形态不完善，例如外耳道闭锁的重建术。两个主导词有时可以相通、互用。

（二）矫正术

矫正术主要是对位置的调整，例如 18.5 前突耳的手术矫正术。但一些矫正术有具体的对象、术式，例如眼斜视矫正的对象是眼肌，有切断、延长、缩短、前徙、后徙等多种不同术式。又如，脊柱侧弯矫正术是对脊柱的楔形切骨术、骨的融合术。类似上述情况，临床上多数矫正术的名称都不规范，应指出具体的方式。

（三）注射

注射主要是在皮下、肌内、静脉内进行，其作用可能是局部，也可能是全身性。从该主导词可见，一般的药物注射都是编码于 99 类目其他非手术性操作，但也有相当部分的注射归入不同的解剖系统，如空气的腹腔注射 50.96、内耳注射 20.72、鼓室注射 20.94。

七、鼻、口、咽部手术（21-29）

（一）成形术、整形术、修补术

修补术可能因缺损而整形，因而整形术可列入修补术中。在索引中也指示要更换主导词为修补术。成形术常常是通过手术，形成新的形状。例如，隆鼻术，可视为鼻成形术。成形术不能作为主导词，一般要以部位+成形术构成主导词。

（二）鼻腔内镜手术

在 2011 版 的 ICD-9-CM-3 中，尚未体现综合性内镜下的治疗编码，因此在分类时，仍要强调手术的切除。

例如：内镜下鼻中隔黏膜切除术 21.5

内镜下鼻甲部分切除术 21.69

内镜下上颌窦根治术 22.31

内镜下筛窦开放术 22.51

（三）鼻中隔矫正术

这是一个不规范的手术名称，传统的手术方法称为鼻中隔黏膜下切除术，编码为21.5。现在这一手术逐步过渡到内镜下做。由于临床诊断常不能正确反映手术方式，易导致编码人员错误分类，因此要注重实际阅读手术记录。

例如：鼻中隔偏曲矫正术

主导词：切除

-鼻中隔（黏膜下）21.5

或：鼻中隔成形术

-用于鼻中隔黏膜下切除 21.5

（四）鼻内上颌窦切开术

传统治疗慢性上颌窦炎的方法是采用上颌窦根治术，即经鼻外上颌窦切开。现在一般都采用鼻内上颌窦切开术，临床上常称为"下鼻道开窗术"。后者是一个不规范的名称，应按上颌窦切开术才能查到准确的编码。上颌窦切开术或上颌窦根治术22.31，主导词用"窦切开术（鼻的）"。这里的根治术和肿瘤的根治术不是一个概念，该手术主要用于解决上颌窦的慢性脓肿或囊肿，手术目的在于彻底清洗窦腔。

八、呼吸系统手术（30-34）

肺手术。单纯的肺部手术从轻微的、部分到全部如下：

32.2 肺病损或组织的局部切除术或破坏术

32.3 肺节段切除术

32.4 肺叶切除术

32.5 全肺切除术

32.6 胸腔结构的根治性清扫术（包括支气管、肺叶、臂丛神经、肋间结构、肋骨和交感神经的清扫）

可见，手术名称不能简单地用疾病性质+切除术，例如肺恶性肿瘤切除术，这里手术的范围不明确，将会被按最轻微的病损（病灶）切除术对待。

九、心血管系统手术（35-39）

（一）体外循环

辅助心血管手术的体外循环直视心血管手术大都需要体外循环，这时需要另编码体外循环（39.61），体外循环的主导词为"体外"。

（二）心脏瓣膜手术

心脏瓣膜疾病是由于先天性或后天性的原因造成心脏瓣膜病变，引起的心脏血流障碍等改变。当心脏瓣膜出现病变时会出现两种情况：一是瓣膜口出现狭窄，血液在心内流通不畅；二是瓣膜关闭不全，使得心脏收缩时血液会向前、后两个方向流动。心脏瓣膜手术主要分为两类：一类是瓣膜修复，一类是瓣膜置换。

　　心脏瓣膜的修补术、切开术（临床通常称为分离术）分类时首先要区分是闭合性（35.0）还是开放性（直视）（35.1）的。经皮的球囊瓣膜成形术不分类于闭合性心脏瓣膜手术，有独立的编码（35.96）。例如，二尖瓣闭式扩张术 35.02，这种手术是不打开心包，在使用特殊器械的操作下进行二尖瓣的扩张术，因此称为闭式手术。主导词选择"瓣膜切开术"。又如，二尖瓣缝合术 35.12，主导词为"瓣膜成形术"或"修补术"。二尖瓣缝合术并不是简单意义上的缝合，而是一项比较复杂的手术，只有对本病和手术操作方式充分了解，才能准确选择主导词，正确编码。

　　（三）搭桥术、吻合术、旁路术

　　旁路移植术简称旁路术，俗称搭桥术，主要用于血管、消化管和泌尿道，主导词只能查"旁路"。由于旁路术肯定涉及吻合，因此"吻合术"也是一个参考的主导词。

　　冠状动脉血管搭桥术的分类，有对一根动脉、两根动脉、三根动脉、四根或更多动脉搭桥术的分类。如果临床未指明是对几根动脉进行的搭桥术，则按一根动脉的手术处理编码。必须在实际阅读病案（手术记录）或与医生沟通后再进行分类。

　　吻合是指对两条管道间的连接。吻合方法一是在原先分离的结构间造一条通路以连接；二是通过吻合以相互连接，如动脉和静脉的连接（吻合）。吻合术是将两个正常分开的腔隙或空腔器官间，通过手术对其因创伤或病理方式造成的开口的再连接。例如：颈总动脉–腋动脉吻合术，人工架桥。

　　主导词：吻合术

　　　　　–颈–锁骨下动脉 39.22

　　　　或：分流术

　　这里需要用解剖知识帮助选择修饰成分。腋动脉是锁骨下动脉的延续，因此当修饰词中找不到腋动脉时，采取放大归类的原则，归入锁骨下动脉。

　　分流术、吻合术、旁路术：分流需要吻合，吻合是为了分流（不仅是为了分流），旁路术也需要吻合，可以看出这三个术式中有相同之处，所以这三个主导词可以互相参见。分流术有另见吻合术和旁路术的指示词。

　　（四）止血术

　　止血术是通过对血管的结扎达到控制出血的目的。但出血止血术的主导词只能查"控制"，如果查"结扎"，可见到指示词，要求转换为主导词"控制"。

十、造血和淋巴系统手术（40-41）

（一）淋巴结构手术

所谓淋巴结构是指淋巴结和淋巴管。单纯淋巴结构的切除如果是为了活组织检查，分类于40.11；如果是治疗性的切除，编码为40.2-。

淋巴结构的其他切除术主要是为防止肿瘤转移的预防性切除，一般是区域性的清扫术和根治术，编码于类目40.3-40.5。

例如：舌癌根治术，双侧颈淋巴联合清扫术 25.4 40.42

　　　　主导词：舌切除术

　　　　　　　　-根治性 25.4

　　　　主导词：切除术

　　　　　　　　　　-淋巴的

　　　　　　　　　　--结 40.29

　　　　　　　　　　---颈部 40.21

　　　　　　　　　　----根治性 40.40

　　　　　　　　　　-----单侧 40.41

　　　　　　　　　　-----双侧 40.42

当核对编码25.4时，提示"如有颈淋巴结清扫术也应编码"。

（二）骨髓和造血干细胞移植

骨髓的来源需要用00.91-00.93的编码说明骨髓供者。分类骨髓和造血干细胞移植时，需要了解以下信息：①明确供体类型，是自体移植，还是异体移植。②明确有无移植物的净化过程。

十一、消化系统手术（42-54）

消化道手术是按消化器官由上至下排列，在每一个消化器官中又按切开、诊断性操作、病损切除、部分切除、全部切除术这样的基本规律来排列。

（一）间置术

间置术是在管腔的中间置放另一段管腔。间置术的目的主要也是切除病灶段，因此这样的手术编码涉及三个，一个是说明切除管腔，一个说明间置术，一个说明间置物的切除。按理说还应当有一个说明间置物切除段的吻合术，但由于在45.9肠吻合术中有说明端对端的吻合术可以省略编码，因此第四个编码可以不编。

例如：食管部分切除术伴胸内结肠间置术

编码：

（1）42.41 食管部分切除术

（2）42.55 胸内食管吻合术伴结肠间置术

（3）45.52 大肠段部分分离术

这是一个十分复杂的手术，它必须通过分期手术才能达到最终目的。首先要进行无功能性食管的部分切除，还要进行结肠段分离术，最后是结肠间置食管吻合术（即结肠代食道术）。

（二）直肠癌根治性切除术

许多根治术并没有标准，直肠癌根治术就是案例。一些学者认为，直肠癌的根治术应该包括以下四方面：①充分切除原发灶；②合理清扫淋巴结；③直肠系膜全切除术（TME）；④保留盆腔自主神经，减少术后排尿及性功能障碍。没有统一的切除方式的标准。从编码看，48.5~48.6 都可能用于治疗直肠癌。换言之，直肠癌根治性切除术不是一个标准的手术操作名称，应当指出具体的手术方式才能正确编码。

（三）剖腹探查

剖腹探查如果同时进行了治疗，应以治疗方法为主要编码可以省略 54.11。从医疗、教学、研究角度考虑可以给予编码，并可将剖腹探查率作为医疗水平评估的一项指标。

例如：剖腹探查，阑尾切除术

剖腹探查术的编码为 54.11

阑尾切除术的编码为 47.0

（四）其他常见手术术式

1. 闲置术

闲置术也称旷置术，手术使肠段不再有任何功能和作用。主导词用"旷置术"。

2. 外置术

手术使器官置于体外。如食管袋的外置、肠外置。

3. 包埋术

包埋术又称袋形缝合术。囊肿手术的袋形缝合术，即切除囊肿前壁，其余囊壁与毗邻组织缝合建立囊袋。

4. 还纳术

疝气的还纳术，主导词用"修补术"；造口的还纳术，主导词用"闭合术"。

5. 肠段分离术

肠段分离术是对正常肠段的切除，目的是用于代替其他空腔器官。

十二、泌尿系统手术 (55-59)

(一) 机械肾

机械肾是指可置入人体的肾透析装置，是一种治疗肾衰竭的典型方法。机械肾的手术包括植入、置换、去除，均被分类于肾的其他手术 55.9 中。

(二) 脐尿管切除术

在胚胎期脐尿管脐端与膀胱端相通，在正常下应完全闭合，如出生后仍不闭合，脐部经常有尿液漏出，称为脐尿管瘘，也称脐尿管未闭，这种情况可持续至成人。脐尿管瘘归类于膀胱疾病，因此脐尿管瘘的切除术也归类于膀胱的其他切除术 57.51。

(三) 根治性膀胱切除术

根治性膀胱切除术对于男性而言，就是男性盆腔内容物剜出术，包括膀胱、前列腺、精囊和脂肪去除；对于女性而言，只是膀胱、尿道和脂肪去除，只能算是女性盆腔内容物的部分剜出术，如果是全部，则编码是 68.8。

根治性膀胱切除术一定要编码同时进行的尿路转流术，其编码范围在 56.51-56.79。

当根治性膀胱切除术采用的是分离肠段形成膀胱建造术，即回肠或乙状结肠（闭合性回肠膀胱）代膀胱时，还要编码膀胱重建术及肠段分离术的编码。

十三、男性生殖器官手术 (60-64)

(一) 男性绝育术

男性绝育术是一种长期性避孕措施。常用的男性绝育手术有输精管结扎、输精管粘堵、输精管栓堵、输精管银夹钳闭等手术。

输精管的结扎术可以达到绝育的目的，但也会导致睾丸的萎缩。

精索静脉曲张是男性青壮年尤其是未婚者较为常见的疾病，与男性不育症有关。精索静脉曲张的高位结扎可以提高精液质量，达到治疗不育的目的。它不同于精索结扎术。男性绝育术应当说明是输精管结扎术（输精管挤压、输精管切断）63.71（一）精索结扎术 63.72 或输精管切除术 63.73 等不同的具体名称，否则将会被笼统分类到未特指手术部位及类型的 63.70 男性绝育术中。

(二) 射频疗法

射频疗法简称 RF 射频，就是射频电流。射频疗法无论临床描述为消融还是切除，都是一种破坏术。在分类的索引中，主要的主导词是"破坏"，其他相关的主导词很多，如凝固、切除、高温疗法、热疗法、消融等。

（三）男性去势术

男性去势术实际上就是双侧睾丸切除术，主要用于肿瘤的根治性切除术。查找编码时，主导词用"睾丸切除术"或"阉割"。

（四）性转变手术

对于性别的转换手术，应当描述清楚，逐一具体地编码。64.5 这个编码是被假定为女性转为男性的笼统手术名称。

十四、女性生殖器官手术（65-71）

（一）卵巢癌根治术

对早期（Ⅰ ~ Ⅱa 期）患者，手术范围为常规全子宫及双附件切除、大网膜切除等，同时应行腹水或腹腔冲洗液细胞学检查、盆腹腔全面探查及多部位活组织检查、腹膜后淋巴结切除，对早期卵巢癌患者是否行常规阑尾切除术尚有争议。对晚期（Ⅱb~Ⅳ期）患者，手术范围包括盆腹腔内各脏器的癌灶及腹膜后淋巴结等。

对于卵巢癌手术还应视其具体的手术范围进行逐一编码。

（二）女性去势术

女性去势术是女性性腺的双侧切除术。女性去势术常用于乳腺癌术后预防性治疗，这样通过内分泌的调节可以减少乳腺癌的复发。

（三）女性绝育术

女性绝育术是输卵管结扎术、切断术和化学药物粘堵或栓堵术。查找编码时，主导词用"结扎术"或"破坏"。如果临床上省略手术的方式，只写明是绝育术，将会被分类到不明确的 66.39 编码中。

（四）女性盆腔内容物摘出术

女性盆腔内容物比较复杂，包括卵巢、输卵管、子宫、阴道、膀胱和尿道。该手术主要用于治疗盆腔广泛转移的恶性肿瘤。由于涉及输尿管，因此需要编码尿路转流术（56.51-56.79），还可能需要编码结肠造口术（46.12-46.13）及淋巴结清扫术（40.3，40.5）。

十五、产科操作（72-75）

（一）产钳助产

产钳术的临床分类根据先露高低将产钳分为高位产钳、中位产钳及低位产钳和出口产钳，其中中位产钳又分为高中位产钳及低中位产钳。高位产钳是指先露骨质部在 0 以上。一般出口产钳和低位产钳对孩子影响不大，如果是中、高位产钳，因为位置比较高、牵拉力比较大，有时候会造成孩子的损伤，包括面神经损伤、颅内出血等等。在产钳助产中，也有少量失败的，其编码是 73.3。通常这个编码不能作为主要编码，因为失败的结果常常是剖宫产，此时剖宫产就要作为更重要的编码。

（二）引产

在索引中要查"诱发"，而"诱发"主导词下要分是分娩还是流产。类目 73 下的引产属于分娩的引产，不是流产性质的引产。

（三）剖宫产

剖宫产术式在分类上有古典式剖宫产、低位子宫下段剖宫产、腹膜外剖宫产、其他特指类型剖宫产、未特指类型剖宫产五种。一般根据病情需要、手术指征和术者手术的熟练程度来决定采用哪一种。临床常省略具体的方式，这样则会被分类到"74.99 未特指类型剖宫产"中。剖宫产同时行子宫切除、子宫肌瘤切除、绝育的，应另编码子宫切除、子宫肌瘤切除、绝育。

（四）羊膜腔内注射

用于流产。第十五章产科操作有涉及为获取活产婴儿的操作，也有以流产为目的的操作。亚目 75.0 羊膜腔内注射目的明确为流产。

十六、肌肉骨骼系统手术（76-84）

（一）肌肉骨骼系统手术分类

骨骼系统手术分类时，应当注意"不包括"的内容，也就是说一些特殊部位的骨不分类于本章。例如，鼻骨（21.00-21.99）、颅骨（01.01-02.99）分别被分类于呼吸系统和神经系统的手术中。

肌肉骨骼系统一章拥有大量的共用细目，如类目 77-80，它们有不同的共用细目表，这些细目都标注具体的骨骼部位。

（二）脊柱融合术

脊柱融合术是脊柱关节的固定术，分类时应当注意以下几点。①融合部位：不同椎体的融合有不同的编码；②手术入路：相同椎体不同入路编码也不同；③手术植入物：在内固定时，常采用护架、骨钉，需要编码 84.51；④融合的椎骨数量：编码 81.62-81.64 说明椎骨的融合数量。

（三）膝五合一修补术

骨科的一些手术常常是融合了多个步骤，尽量将它们的步骤构成一个能表达这个手术的总和名称进行分类。这是一个典型的例子，它包括了内侧半月板切除术、内侧副韧带修补术、股内侧肌徙前术、半腱肌徙前术和鹅足转移术，不能分开逐一编码。

另一个典型的例子是髌骨固定术。

（四）假肢装置的植入或安装

假肢装置的植入或安装按常理应当归类到非手术性操作第十八章中，但这里却归类为肌肉骨骼系统手术，也可以算是特例。分类时要注意临床有时会省略具体假肢的部位，这会影响到具体的细目编码。

（五）移位术和移植术

移位术又称为转移术，在组织移植的过程中，供体组织的一端（带蒂）仍在原位与身体保持有神经、血管和淋巴管的联系，待受体区域一端的组织长好后再将其切断，也称带蒂移植术。移植术是将同体或异体的组织从原来生长的部位转移到另一部位或机体所进行的操作。

例如：

手肌肉移位术 82.59

手肌肉移植术 82.58

手肌肉的分离，为移植 82.34

主导词：切除术

–肌

––手 82.36

–––用于移植物 82.34

十七、体被系统手术（85-86）

在手术操作分类中，体被系统是指覆盖人体表面的所有组织，包括乳房。乳房手术包括女性和男性的乳房手术。

（一）皮肤化学外科疗法

皮肤化学外科疗法通常是一种美容法，又称化学剥脱术，是利用强酸对皮肤表层的腐蚀性治疗。可治疗由外伤和多种皮肤疾患所致的软组织缺损及萎缩性瘢痕，是目前用于临床的一种安全、有效的非外科疗法。编码为 86.24，随后为皮肤瘢痕磨除 86.25 和皮肤附属物结扎术 86.26。

（二）手术单双侧的分类

在疾病分类中，疾病发生于身体或器官的单侧或双侧，其编码不受影响，而手术则会受到影响，因为它可以说明医疗操作的范围。

例如：单侧乳房缩小术 85.31

双侧乳房缩小术 85.32

（三）组织或器官切除手术的分类

在类目表中，组织或器官的切除手术按严重程度由小到大排序，通常的规律是病损切除术、部分切除、全部切除、根治性切除、扩大根治性切除。有时全部切除与根治性切除编码相同。乳房的切除术基本也是按照这个规律分类。

（四）亚目 86.6 的分类轴心

这个亚目具有两个分类轴心。

部位轴心：手、其他部位、毛发。

类型轴心：异体、同种、人造皮肤。

（五）双轴心分类

双轴心分类时，一般要以编码小的为主要编码。假如人造皮肤移植到手上，则要编码 86.62，同时还应当编码 86.67，而且以前者为主要编码。

又如：左前臂全厚皮片移植 86.63

　　　主导词：移植物

　　　　　　　-皮肤 86.69

　　　　　　　--全层 86.63

十八、其他诊断性和治疗性操作（87-99）

本章中有一些很难列入首页内容，例如会诊。有一些名称则应当是门诊的操作，如义齿安装。

诊断性操作分类：

（一）开放性或闭合性活组织检查

开放性或闭合性的活组织检查都被分类于各身体系统手术中。例如，颅骨活组织检查，编码为 01.15，归类于神经系统手术。

（二）其他诊断性检查

一些利用或不利用设备仪器的诊断性检查被归类于第十八章，如放射性检查、超声波检查、标本检查和手法检查等。例如：乳房管造影 87.35，卵巢超声检查 88.76。对器官的手术诊断性检查则归类到各身体系统中，如卵巢的其他诊断性检查 65.19。

第五节　手术操作编码有关的其他问题

一、索引中的指示词"见"和"另见"

索引中无论是主导词还是修饰词后，如果遇到"见"，表示需要按提供的主导词重新查找编码。例如，瓦达试验-见 Wada 试验。在索引中遇到"另见"的指示词，该条目一定提供了相关的编码，如果这个编码的内容不符合要求，需要按提供的主导词重新查找。例如，外生骨疣切除术（另见切除术，骨）77.60。只有当没有指明骨的具体部位时，这个编码才能使用，否则还需要按切除术这个主导词查找相关骨的部位编码。

二、内镜检查与治疗

早期内镜仅用于检查，随着医学的发展，现在也用于治疗。内镜有三种不同的处理方式：

（1）单纯的内镜检查：以"内镜"为主导词进行查找，按内镜检查分类。

（2）内镜伴有活组织检查：要以活组织检查为主进行分类，内镜检查必要时可编一个单纯的内镜检查码作为附加编码。

（3）内镜检查伴有治疗：按切除术或破坏术查找，不能查内镜检查。

例如：内镜下脾囊肿切除术 41.42。

三、病损切除术（excision of local lesion）

病损一词包括各种疾病，而病损切除一般是对各种疾病局部病变部位的切除，但手术要区分一般病变和恶性肿瘤的病损切除术。例如，胃溃疡切除术、胃肿瘤切除术编码都是 43.42，均是按病损切除处理的编码。

手术分类中，通常不必指出疾病的性质。其理由有两个：第一是疾病的性质在疾病分类中已给予编码；第二是手术主要是强调手术的部位范围和术式，因此有时没有必要指出疾病的性质，这样可以减少索引条目。例如，胃部分切除术，它可以对多种疾病进行治疗。如果一一指出疾病，则手术名称的条目将呈几何级数增长。

病损是各种疾病的代名词，如果只是对疾病发生的局部位置进行手术，手术范围是很小的，不累及正常组织，那么在索引中常常用"病损"来代替。例如，胃溃疡切除术，查找时以"切除术"为主导词，然后再查"病损"，最后查修饰词"胃"就可以得到编码。但是要区分一般病变和恶性肿瘤的病损切除术。对于某些恶性肿瘤的切除术，要在明确手术切除的范围后，再进行编码。肿瘤的切除术不仅仅是病损的切除，而且可能是器官部分或全部的切除，有些恶性肿瘤的手术还包括对周围组织的切除。

四、关于肿瘤的分类

(一) 假定分类

如果切除的方式有多种，而且医生没有指出具体是哪一种，将假定为"病损切除术"进行编码。如果是恶性肿瘤，而且发生的部位在手术时至少要做某器官全切术，则分类到该器官的切除术中。例如，阑尾黏液癌切除术按阑尾切除术分类，即使手术范围实际上可能更大。

假定分类是分类学中的重要方法，它一般是根据临床发生的多数情况假定。但在可能的情况下，应尽量找出明确的结果，不要使用假定分类。

(二) 肿瘤根治术

根治术在 ICD-9-CM-3 中很少，但实际临床上却比较常见。例如，卵巢癌根治术在索引中是没有的，而临床上却经常遇到。原因是有一些手术各医院的切除方式并不完全一致，因而 ICD-9-CM-3 不承认这些手术名称。根治术编码的方法如下：

(1) 根治术要以"切除术"为主导词查找，部分名称可以直接查到编码。索引中查不到编码者，要按该器官的全切术进行编码。

(2) 如果某器官在未做器官移植时不适合全切术，则参照具体的切除范围按该器官的大部 (或部分) 切除术分类。例如，肝癌根治术，未做器官移植，按肝部分切除术分类，需要参照手术的具体切除范围。

参考文献

[1] 刘爱民. 病案信息学 [M]. 北京：人民卫生出版社，2014.

[2] 刘爱民. 国际疾病分类：手术与操作 (第九版临床修订本 ICD-9-CM-3) (2011 版) [M]. 北京：人民军医出版社，2013.

[3] 慈璞娲，刘爱民. 国际常见手术及操作分类系统的比较研究 [J]. 中国病案，2015，16 (9)：29-32.

［4］沈洁，赖丽文，黄日琼，等.手术与操作分类的维基运维机制研究［J］.中国医院统计，2015，22（2）：87-90.

［5］叶演红，邢庆芳，古莲香.影响手术操作编码准确性的因素及处理策略［J］.中国医院统计，2014（5）：395-396.

［6］钟倩君.手术操作名称书写与分类编码的意义及常见错误的分析［J］.医学信息（中旬刊），2011，24（5）：1930-1931.

［7］古莲香，刘丽青.医师应正确书写手术操作名称［J］.中国病案，2010，11（5）：14-16.

［8］单守魁.新版手术操作分类 ICD-9-CM-3 的实用性先进性研究［J］.中国病案，2008（8）：36.

［9］关于手术操作分类［J］.中国病案，2007（6）：2.

［10］梁迎春，邹以新.浅谈手术操作编码难点要点［J］.现代医院，2009，9（4）：143-144.

［11］手术分类的定义［J］.中国病案，2007，9（8）：2.

［12］宋文燕.关于 ICD-9-CM-3 中"手术"定义的探讨［J］.江苏卫生事业管理，1999（2）：55，59.

第十章

病案首页数据采集与质量控制

住院病案首页信息是医疗卫生信息的重要组成部分，是各级卫生行政部门进行宏观决策、核拨卫生经费、评价医院医疗工作的重要依据。DRGs 分组方案是建立在住院病案首页数据项基础上的。通过何种方式采集数据、如何保证数据质量，直接影响到 DRGs 分组方案的准确性。

第一节　病案首页数据采集

2019 年 1 月，《国务院办公厅关于加强三级公立医院绩效考核工作的意见》（国办发〔2019〕4 号）文件下发，三级公立医院绩效考核工作启动，要求三级公立医院通过医院质量监测系统（HQMS）进行病案首页上报工作。

目前，我国应用的是 2011 年版住院病案首页，采集内容包括六方面：

1. 患者的基本情况

包括患者的姓名、性别、年龄、职业、现住址等基本信息，以及入院科别、住院次数、病案号、入院时间、出院时间等入院、出院基本信息。

2. 疾病诊断信息

包括出院主要诊断、其他诊断、损伤中毒诊断信息、病理诊断信息等。

3. 手术/操作信息

包括手术操作编码、名称、术式、主刀医师、麻醉医师、手术时间等。

4. 反映个体差异及疾病严重程度的项目

包括颅脑昏迷情况、新生儿情况等。

5. 患者转归信息

包括医嘱离院、医嘱转院、医嘱转社区医疗机构、非医嘱离院、死亡和其他。

6. 费用信息

包括床位费、护理费、手术费、西药费、放射费、化验费等共 38 项。

病案首页 2011 版具体内容见表 10-1。

表 10-1　病案首页 2011 版

医疗机构＿＿＿＿＿＿＿＿＿＿＿＿＿　（组织机构代码：＿＿＿＿＿＿＿）

住 院 病 案 首 页

医疗付费方式：□

健康卡号：　　　　　　第　　次住院　　　　　病案号：

姓名＿＿＿＿＿＿　性别□ 1. 男 2. 女　出生日期＿＿＿年＿＿月＿＿日　年龄＿＿＿　国籍＿＿＿

（年龄不足 1 周岁的）年龄＿＿＿＿月　　新生儿出生体重＿＿＿＿＿克　　　新生儿入院体重＿＿＿＿＿克

出生地＿＿＿＿＿省（区、市）＿＿＿市＿＿县　籍贯＿＿＿省（区、市）＿＿＿市　民族＿＿＿

身份证号＿＿＿＿＿＿＿＿＿＿＿＿＿职业＿＿＿　婚姻□ 1. 未婚 2. 已婚 3. 丧偶 4. 离婚 9. 其他

现住址＿＿＿＿＿省（区、市）＿＿＿市＿＿＿县　电话＿＿＿＿＿＿＿邮编＿＿＿＿＿

户口地址＿＿＿＿＿省（区、市）＿＿＿市＿＿＿县　　　　　　　　　邮编＿＿＿＿＿

工作单位及地址＿＿＿＿＿＿＿＿＿＿＿＿　单位电话＿＿＿＿＿＿＿邮编＿＿＿＿＿

联系人姓名＿＿＿＿＿关系＿＿＿＿＿地址＿＿＿＿＿＿＿＿　电话＿＿＿＿＿＿＿

入院途径□ 1. 急诊　2. 门诊　3. 其他医疗机构转入　9. 其他

入院时间＿＿＿＿年＿＿月＿＿日＿＿时　入院科别＿＿＿＿＿病房＿＿＿＿　转科科别＿＿＿＿＿

出院时间＿＿＿＿年＿＿月＿＿日＿＿时　出院科别＿＿＿＿＿病房＿＿＿＿　实际住院＿＿＿＿＿天

门（急）诊诊断＿＿＿＿＿＿＿＿＿＿＿＿＿＿＿＿＿＿　疾病编码＿＿＿＿＿＿

出院诊断	疾病编码	入院病情	出院诊断	疾病编码	入院病情
主要诊断：			其他诊断：		
其他诊断：					
入院病情：1. 有；2. 临床未确定；3. 情况不明；4. 无					

续表

损伤、中毒的外部原因 _____ 疾病编码 _____

病理诊断：_____ 疾病编码 _____

_____ 病理号 _____

药物过敏 □ 1. 无　2. 有，过敏药物：_____　死亡患者尸检 □ 1. 是　2. 否

血型 □ 1. A　2. B　3. O　4. AB　5. 不详　6. 未查　Rh □　1. 阴 2. 阳 3. 不详 4. 未查

科主任 _____　主任（副主任）医师 _____　主治医师 _____　住院医师 _____

责任护士 _____　进修医师 _____　实习医师 _____　编码员 _____

病案质量 □ 1. 甲　2. 乙　3. 丙　质控医师 _____　质控护士 _____

质控日期 _____年 ____月 ___日

手术及操作编码	手术及操作日期	手术级别	手术及操作名称	手术及操作医师			切口愈合等级	麻醉方式	麻醉医师
				术者	Ⅰ助	Ⅱ助			
							／		
							／		
							／		
							／		
							／		
							／		
							／		
							／		

离院方式 □ 1. 医嘱离院　2. 医嘱转院，拟接收医疗机构名称：_____

3. 医嘱转社区卫生服务机构/乡镇卫生院，拟接收医疗机构名称：_____ 4. 非医嘱离院 5. 死亡 9. 其他

是否有出院 31 天内再住院计划 □ 1. 无　2. 有，目的：_____

颅脑损伤患者昏迷时间：入院前 ___天 ___小时 ___分钟　　入院后 ___天 ___小时 ___分钟

住院费用（元）：总费用＿＿＿＿＿＿＿＿＿＿　　（自付金额：＿＿＿＿＿＿＿　）

1. 综合医疗服务类：（1）一般医疗服务费：＿＿＿＿　（2）一般治疗操作费：＿＿＿＿　（3）护理费：＿＿＿＿

（4）其他费用：＿＿＿＿＿

2. 诊断类：（5）病理诊断费：＿＿＿＿＿　（6）实验室诊断费：＿＿＿＿＿　（7）影像学诊断费：＿＿＿＿＿

（8）临床诊断项目费：＿＿＿＿＿

3. 治疗类：（9）非手术治疗项目费：＿＿＿＿＿＿＿　（临床物理治疗费：＿＿＿＿　）

（10）手术治疗费：＿＿＿＿＿＿　（麻醉费：＿＿＿＿　手术费：＿＿＿＿　）

4. 康复类：（11）康复费：＿＿＿＿＿

5. 中医类：（12）中医治疗费：＿＿＿＿＿＿

6. 西药类：（13）西药费：＿＿＿＿＿　（抗菌药物费用：＿＿＿　）

7. 中药类：（14）中成药费：＿＿＿＿＿　（15）中草药费：＿＿＿＿＿

8. 血液和血液制品类：（16）血费：＿＿＿＿　（17）白蛋白类制品费：＿＿＿　（18）球蛋白类制品费：＿＿＿＿＿

（19）凝血因子类制品费：＿＿＿＿＿　（20）细胞因子类制品费：＿＿＿＿＿

9. 耗材类：（21）检查用一次性医用材料费：＿＿＿＿＿＿＿　（22）治疗用一次性医用材料费：＿＿＿＿＿＿

（23）手术用一次性医用材料费：＿＿＿＿＿＿

10. 其他类：（24）其他费：＿＿＿＿＿＿

说明：（一）医疗付费方式 1. 城镇职工基本医疗保险　2. 城镇居民基本医疗保险　3. 新型农村合作医疗 4. 贫困救助　5. 商业医疗保险　6. 全公费　7. 全自费　8. 其他社会保险　9. 其他

（二）凡可由医院信息系统提供住院费用清单的，住院病案首页中可不填写"住院费用"。

病案首页 2011 版采集内容见表 10-2。

表 10-2　病案首页 2011 版采集内容

分类轴心	信息/数据
病情严重程度及复杂性	主要诊断、合并症和伴随病、个体因素（如年龄、性别、婴儿的出生体重等）
医疗需要及使用强度	手术室手术、非手术室手术和操作、其他辅助的医疗和护理服务（如呼吸机使用等）
医疗结果	出院状态（死亡、医嘱出院、非医嘱出院、转院）
资源消耗	医疗费用、住院时间
编码系统	诊断：ICD-10 临床版　手术和操作：ICD-9 临床版
数据来源	出院病历的病案首页

第二节　病案首页质量控制

保证数据质量是数据管理者的永恒使命。如何利用有限的人力在海量数据中追踪到问题数据，持续改进问题环节，减少不合格产品（数据）数量，直至达到接近零缺陷目标，是一项具有挑战性的工作。

一、病案首页质量控制的依据

病案首页质量控制的依据有《病历书写基本规范》（原卫生部 2010 年版）、《电子病历应用管理规范（试行）》（国卫办医发〔2017〕8 号）、《卫生部关于修订住院病案首页的通知》（卫医政发〔2011〕84 号）、《住院病案首页数据填写质量规范（暂行）》（国卫办医办〔2016〕24 号）、《住院病案首页数据质量管理与控制指标》（国卫办医办〔2016〕24 号）。以上法律、法规和规范性文件分别从业务基础、系统功能、数据标准、应用标准等多个方面，对电子病案系统的建设和使用给出了方向性指导，以便于医院相关工作人员准确理解国家关于电子病案建设、管理和应用的有关要求。

二、质量管理常用方法

（一）PDCA 循环

PDCA 循环最早由美国戴明博士所倡导，故又称"戴明环"，是全面质量工作的基本程序，共分为四个阶段、八个步骤。

1. 计划阶段（plan）

在制订计划前应认真分析现状，找出存在的质量问题并分析产生质量问题的各种原因或影响因素，从中找出影响质量的主要因素，制订有针对性的计划。此阶段分为四个步骤：第一步，分析现状，找出问题；第二步，找出造成问题的原因；第三步，找出其中的主要原因；第四步，针对主要原因制订计划与措施。

2. 执行阶段（do）

按预定计划和措施具体实施，此阶段为第五步。

3. 检查阶段（check）

把实际工作结果与预期目标对比，检查在执行过程中的落实情况，此阶段为第六步。

4. 总结处理阶段（action）

在此阶段，将执行检查的效果进行标准化处理，完善制度条例，以便巩固。在此循环中出现的特殊情况或问题，将在下一个管理计划中完善。此阶段分为两个步骤，即第七步，采取巩固措施，对检查结果按标准处理，制定制度条例，以便巩固；第八步，对不能做标准化处理的遗留问题，转入下一轮循环，或做标准化动态更新处理。

这四个阶段循环不停地进行下去，称为 PDCA 循环。质量计划工作运用 PDCA 循环法（计划—执行—检查—总结），即计划工作经过四个阶段为一次循环，然后再向高一步循环，使质量步步提高。

（二）"零缺陷"管理

"零缺陷"管理是由著名质量专家菲利普·克劳士比（Philip Crosby）于 1961 年提出，他指出"零缺陷"是质量绩效的唯一标准。其管理思想内涵是"第一次就把事情做好"，强调事先预防和过程制度。"零缺陷"管理的工作哲学的四个基本原则是"质量的定义就是符合要求，而不是好""产生质量的系统是预防，而不是检验""工作标准必须是零缺陷，而不是差不多就好""质量以不符合要求的代价来衡量，而不是指数"。企业应树立以顾客为中心的企业宗旨，创造以"零缺陷"为核心的企业质量环境。

1. "零缺陷"病案质量管理原则

"零缺陷"作为一种新兴的管理模式，首先用于制造业，逐渐受到更多的管理层的关注，被多个领域所借鉴引用。我国很多医疗机构将其用于医疗服务质量的控制和管理。"零缺陷"的内涵是，通过对生产各环节、各层面的全过程管理，保证各环节、各层面、各要素的缺陷等于"零"。病案质量管理是医疗质量的重要组成部分，"零缺陷"管理模式是病案质量管理的目标，是促进病案管理先进性和科学性的有效途径。

要将"工作标准必须是零缺陷，而不是差不多就好"的原则应用于质量管理体系的建立，制定可行性强的病历书写规范、病案质量管理标准、质量管理流程、各岗位职责等，加大质量控制的有效力度。强化全员、全过程的质量意识，实施病案质量各个环节的全过程控制，从建立病历、收集患者信息开始，要求病历质量形成的各个环节的医务人员以"患者为中心"，在每个环节、每个层面建立管理制度和规范，使医务人员知晓所执行的内容、标准、范围和完成时限，增强工作的主动性和责任感，规范医疗行为，认真书写病历，同时严格按规定程序实施管理，并将责任落实到位，使病历形成的每一基础环节都符合质量要求，而不是"差不多"；使医疗质量符合要求，彻底消除失控的漏洞，建立良好的质量环境。

2. 病案质量不能以检查为主要手段

病案质量管理要强化预防意识，"一次就把事情做好"，而不是通过病历完成后的检查发现缺陷、修改病历来保证质量。要求医务人员从一开始就本着严肃认真的态度，把工作做得准确无误，不应将人力物力耗费在修改、返工和填补漏项等方面。病案质量管理在医疗质量管理中占有重要的地位，病案质量已经成为医院管理的重点和难点。20 世纪 50 年代以来病案质量管理是将重点放在终末质量监控上，将大量的医疗资源耗费在检查病历、修改病历、补充病历方面，质量管理是被动的和落后的。利用先进的管理模式替代传统的质量控制模式势在必行。实行"零缺陷"管理方法，病历质量产生的每个环节、每个层面必须建立事先防范和事中修正措施，保证差错不延续，并提前消除。病历质量管理中实施的手术安全核查制度，要求手术医师、麻醉医师和巡回护士三方在麻醉实施前、手术开始前和患者离开手术室前，共同对患者身份、手术部位、手术方式、麻醉和手术风险、手术使用物品清点等内容进行核对、记录并签字。这项措施有利于保证患者安全，降低手术风险的发生率。

（三）六西格玛（6σ）数据质量管理方法

现代意义上的质量管理活动是从 20 世纪初开始的，历经百年发展，积累了各种各样的方法，其中六西格玛管理是质量管理在 20 世纪末最具魅力的新发展之一。六西格玛管理的起源、发展正是在质量概念演进和质量管理发展的大背景下进行的。

六西格玛概念于 1986 年由摩托罗拉公司的比尔·史密斯提出，此概念属于品质管理范畴。西格玛（Σ，σ）是希腊字母，在这是统计学里的一个单位，表示与平均值的标准偏差。六西格玛是一套系统的、集成的业务改进方法体系，旨在持续改进企业业务流程，实现客户满意。它通过系统地、集成地采用业务改进流程，实现无缺陷的过程设计，并对现有过程进行过程界定（define）、测量（measure）、分析（analyze）、改进（improve）、控制（control），简称"DMAIC 流程"，消除过程缺陷和无价值作业，从而提高质量和服务、降低成本、缩短运转周期，达到客户完全满意，增强企业竞争力。

DMAIC 是六西格玛管理中最重要、最经典的管理模型，主要侧重在已有流程的质量改善方面，关注数据流环节，持续改进业务流程。下面结合北京市每年住院病案首页数据质量督导工作的案例进行阐述。

1. 界定（define）

界定是六西格玛 DMAIC 方法的第一个阶段，也是非常重要和关键的一步。通常是按照随机方法抽取一定比例的住院病案首页进行督导检查，但是由于北京市每年采集 200 余万份病历数据，经费与人力均无法支持合理比例抽取的督导检查工作量；同时，随机的、无针对性的待检病历抽取，往往不能反映真实情况，不利于发现问题和持续改进。因此，如何能够准确聚焦到问题病案首页数据成为亟待解决的首要问题。

DRGs 分组系统主要应用病案首页中的疾病诊断和手术操作信息，因此，聚焦点应界定为主要诊断（主要手术/操作），对涉及该数据的各个工作环节构建病案首页上报质量追踪体系。追踪数据问题的发生是在医生书写病历阶段主要诊断选择错误，还是在病案编目阶段工作人员录入诊断编码和手术编码错误，还是在标准维护阶段工作人员日常维护数据字典出现了错误，还是信息技术人员在根据统一标准技术文档导出接口文件时发生了问题。

2. 测量（measure）

测量阶段是 DMAIC 过程的第二个阶段。从测量阶段起就要开始收集数据并着手对数据进行分析。通过测量阶段的数据收集和评估工作，可以获得对问题和改进机会的定量化认识，并在此基础上获得项目实施方面的信息。制定统一的检查表，记录每一份被检病案首页数据的问题，是该环节尤为重要的一项工作。

检查人员在医院现场检查每一份被抽样到的病案首页时，将每一份病案首页所发现的问题记录在一张检查表中，检查多少份病案首页就应有多少份检查表。现场检查结束后，这些检查表会统一由相关人员进行数据的录入、整理和汇总，成为下一步数据分析的重要基础数据。

3. 分析（analyze）

通过上一阶段数据的收集、整理和汇总，可以应用统计学方法展示出被检病案首页问题的构成和发生频度等；同时，通过这些问题展示，分析其发生的原因、发生的环节，以及数据流中存在的漏洞。

4. 改进（improve）

通过前面三个阶段的工作，对发生的问题及导致该问题的原因有了比较准确的把握，进入了关键性的"改进"阶段。

本阶段最重要的措施就是根据数据流的方向，对以往不合理的业务流程进行改造和优化，减少不必要的步骤，优化流程顺序；尽可能合并流程中的一些功能；尽可能使用标准化的操作方法，如表格、文件和软件。

5. 控制（control）

作为 DMAIC 过程的最后一个阶段，控制阶段的目的在于保持项目取得的成效并实现持续改进，避免回到旧的习惯和程序。要保持改进的成果，需要将改进阶段对流程的修改或新的流程作业指导书纳入作业标准和受控的文件体系，对人们的工作方式形成长期影响并得以保持。为此，不仅需要测量和监视结果，还要不断宣传贯彻理念，两者都是必要的。

在一家医院里涉及填报病案首页数据的部门和工作人员大致有四类：①临床医生，负责主要诊断的选择及手术操作的完整填写；②相关医务工作人员，负责住院登记时患者基本信息的准确与完整填写、费用信息的准确导出；③病案编目人员，负责准确编目疾病诊断与手术、操作，日常维护相关数据字典；④信息系统开发及维护人员，负责病案首页数据按照统一规范的标准接口文档导出病案首页数据。针对不同岗位用简洁明确的语言制定岗位说明书，并建立长期的、可持续的培训计划。例如，对医生要重点培训主要诊断的选择问题、其他诊断及手术与操作是否填写完整等；对病案编目人员，要培训主要诊断及主要手术、操作的判定，对于医生写的诊断及手术、操作的正确理解等。最后，要建立持续的过程检查控制机制，对于重点环节进行日常监控，可建立由临床医生和病案工作人员共同组成的质控小组，每日对归档后的病案首页数据进行督导检查等。

三、病案首页质量控制

有效地组织医院的病案质量管理，落实工作流程是完成工作目标的基础。医院各类人员均对病案首页质量负有责任。

(一) 岗位职责

1. 医院领导

根据当地政府对医院的区域规划、性质、任务、门诊患者流量、开放床位数等要求来规划医院病案科的设置，包括任务范围、功能定位、人员配置、设备配备、场地要求等。定期召开医院病案管理委员会会议，协商并决定加强医院病案信息管理、持续改进病案质量等内容。

2. 医务处 (科)

根据医疗管理、信息管理的要求对病案科工作进行协调、监督、推动，并按照要求，组织全院医生进行病案首页书写的规范化培训，组织对环节病历进行督察考核以提高病案首页质量，协助推进病案科信息管理工作。

3. 病案科 (室)

做好医院病案首页信息标准化的培训工作，推动、落实好标准化工作以保障病案首页信息的准确性、有效性和时效性；做好病案库房管理工作以保障病案的安全；做好病案的服务以满足医疗、科研、教学和医院管理的需要，满足医疗保险等工作的需要。

4. 信息中心（处/科）

在各个环节为医院病案信息、医疗管理信息搭建并维护好相关网络设施，根据医务处（科）、病案科的要求及临床科室的要求完成相关软件开发、数据接口等工作。

5. 医护人员

严格执行《住院病案首页数据填写质量规范》标准，认真填写病案首页，做好主要诊断的选择，准确书写疾病名称、手术操作名称，以保证病案首页书写质量。

（二）首页数据质优标准

（1）严格执行《住院病案首页数据填写质量规范》标准，填写诊断手术编码符合规范要求。

（2）病案首页信息完整。对病案首页要进行完整度质控，同时进行全面查漏补缺。

（三）质量管理流程

病案质量管理流程是病案质量管理实施的基本内容，是医院病案质量管理的核心内容之一。医院病案质量管理流程主要包括以下四个方面。

1. 环节质量监控

病案质量控制人员对从入院到出院前的病案首页质量进行检查、考核以发现存在的问题，及时反馈给临床医务人员并督促其改进，是病案质量控制的最重要环节。应将特殊病历作为重点对象实施监控，尽量把问题解决在终末质量控制之前。

2. 终末质量监控

病案质量控制人员对出院归档的病案首页质量进行检查、考核，以发现存在的问题，并反馈给临床医务人员督促改进，是病案首页质量控制的另一个重要环节。

3. 专项质量监控

重点关注影响 DRG 或影响医疗服务绩效评价指标准确性的病历数据。具体情况如下：

（1）未入 DRGs 组病历。在未入 DRGs 组病历中分为出院主要诊断与主要手术操作不符，疾病诊断编码、手术/操作编码与 DRGs 分组系统要求不符两种情况。这两种情况均能直接追踪到疑似病历。

（2）每个 DRGs 组中离散度高的病历。例如，每个 DRGs 组中住院费用离散度高的病历，住院费用小于 5 元、大于 200 万元；住院天数大于 60 天。

（3）复杂及特殊病历。对病案首页数据库中显示住院情况较为复杂或特殊的病历进行抽查，具体核查病历包括以下五类：①转科的病历；②主要诊断入院病情为无的病历；③手术（不含操作）条数≥2 的病历；④诊断条数≥10 的病历；⑤住院日期为 40~60 天的病历；⑥重返病例。

（4）低风险组死亡病历。低风险组死亡病历是一项能反映医疗质量安全的指标，泛指本不应该发生死亡的患者发生死亡，直指医疗过程环节中可能存在质量安全问题；同时，在数据质量方面，也是非常容易出错的环节。因此，这类病历也是重点聚焦的。

（5）明显与"出院主要诊断选择原则"不符的病历。病案首页中出院主要诊断明显与主要诊断选择原则相悖的病历，也是重点筛选关注范围。

（6）危、急、重症病组和高频编码病历。危、急、重症病组是医政管理部门评价医疗机构危、急、重疾病抢救能力的重要基础数据，在上述筛选原则抽取病历数量不够的情况下，可抽取危、急、重症病组病历和各医院的高频编码病历进行补充。

4. 电子病案首页的质量监控

病案首页质量控制人员按照《住院病案首页填写质量规范（暂行）》提出病案首页校验审核条件，由计算机技术人员建立组合检测模块，嵌入电子病案系统中，对病案首页部分信息实现自动质量控制，但疾病诊断、手术操作内涵方面的质量控制仍需病案质量控制人员人工监控。电子病案首页质量监控需要医院医务管理人员、病案管理人员对计算机工作人员提出质量控制考核要点，真正将每一个细小的病案质量控制要点都做到电子病案系统中，并规定好质量控制功能要求，才能有效实现电子病案首页的质量监控。

（四）病案首页诊疗信息填写常见问题

1. 主要诊断问题

主要诊断问题分为与主要手术/操作不符、与核心治疗不符、缺少重要诊断依据、疾病编码选择错误和其他五类。

案例 1：与主要手术/操作不符。某患者主要诊断：肺部感染。主要手术：膀胱切开取石术。其他诊断：N39.000-泌尿道感染，E78.500-高脂血症，I63.900-脑梗死，K21.001-反流性食管炎，I25.203-陈旧性前壁心肌梗死，Z98.800x108-胃术后，N13.301-肾盂积水，J44.802-慢性喘息性支气管炎，I25.103-冠状动脉粥样硬化性心脏病，N21.000-膀胱结石，N18.900x005-慢性肾功能不全等。应将主要诊断改为：N21.001-膀胱结石。

案例 2：与核心治疗不符。某患者主要诊断：煤尘肺。主要手术：无。主要治疗：抗感染治疗。西药费：抗菌药物费。其他诊断：J98.414-肺部感染，J43.905-阻塞性肺气肿，I25.105-冠状动脉粥样硬化性心脏病，I20.801-稳定型心绞痛，I50.903-心功能Ⅱ级，I10.x05-高血压Ⅲ期，J44.802-慢性喘息性支气管炎。应将主要诊断改为：J98.402-肺部感染。

案例 3：主要诊断选择错误。如急性冠状动脉综合征（I24.901）。"急性冠状动脉综合征"一般不应出现在出院主要诊断中，入院后短时间内应明确患者是否存在急性心肌梗死或其他冠状动脉问题，若排除心肌梗死，应诊断为不稳定型心绞痛。若此诊断出现，应仅见于入院后很快转、出院，未能在院内取得任何进一步诊断资料的患者。原主要诊断为 I24.901 急性冠状动脉综合征；经检查阅读病历后，改为 I21.401 非 ST 段抬高型心肌梗死。

案例 4：缺乏重要诊断依据。首页填写主要诊断：慢性支气管炎合并肺部感染。浏览病历及各项检查报告单后，发现肺部感染诊断依据不足。正确主要诊断：慢性支气管炎、上呼吸道感染。

案例 5：疾病编码选择错误。首页填写主要诊断：消化道出血。阅读病历发现患者因呕血来院就诊，经胃镜确诊为肝硬化伴食管-胃底静脉曲张破裂出血，消化道出血原因明确，应考虑采用合并编码。

2. 其他诊断问题

其他诊断也是非常值得重视的一个病案首页数据质量问题，大致分为诊断依据不足、低编码、未联合编码、高编码、多编码、漏报及其他类型的问题。其中，其他诊断漏报和多编码是较为普遍的错误，而且是对 DRG 分组影响较大的两类错误，应给予足够的重视。

案例 1：其他诊断存在漏报。已有其他诊断：C77.103-纵隔淋巴结继发恶性肿瘤，J98.414-肺部感染，150.900x002-心功能不全，R74.000x001-转氨酶升高，D64.900-贫血，E80.600x003-非新生儿高胆红素血症，J96.900-呼吸衰竭，I31.800x004-心包积液。通过查阅病历，从临床医生的出院诊断中发现，漏报其他诊断：I10x00x002-高血压 II 期，I63.905-多发性脑梗死，I25.103-冠状动脉粥样硬化性心脏病。

案例 2：未采用合并编码。诊断中同时出现：J42.x00-慢性支气管炎，J43.904-阻塞性肺气肿。正确编码：J44.803-慢性气肿性支气管炎。

案例 3：过度编码——高编、多编。急性阑尾炎 K35.9，高编到急性阑尾炎伴弥漫性腹膜炎 K35.0。

案例 4：编码不足——低编。急性化脓性阑尾炎伴穿孔 K35.0，低编到急性阑尾炎 K35.9。

3. 主要手术问题

主要手术问题又分为未与主要诊断对应、缺少手术/操作记录报告、手术编码过于简单（不能满足术式）和漏报 4 类。其中，错误较为集中的问题是未与主要诊断对应和手术编码过于简单两类错误。

案例 1：手术/操作编码选择错误。当"剖腹探查术"是手术的一个步骤时，应选择与主要诊断相对应的主要术式作为主要手术，而不能将"剖腹探查术"作为所有腹部手术的主要术式。例如，将"B 超引导下肝病损射频消融术"错误填报为"剖腹探查术"；腹腔镜下进行手术，主要手术错误填报为"腹腔镜检查"。

案例 2：主要手术编码过于简单（编码不能满足术式）。例如，将"宫腔镜下诊断性刮宫术"只编码为"宫腔镜检查"，将"冠状动脉药物洗脱支架置入术"只编码为"冠状动脉支架置入术"。

4. 其他手术/操作问题

其他手术/操作问题分为编码选择错误、缺少手术/操作记录或报告单、错报和漏报 4 类。其中错误非常集中的是漏报。

案例 1：其他手术操作错报。例如，双侧输卵管-卵巢切除术、盆腔淋巴结根治性切除术，应为腹腔镜下双侧输卵管-卵巢切除术、腹腔镜下盆腔淋巴结根治性切除术；胰腺恶性肿瘤的其他手术名称错报为淋巴结扩大性区域性切除术；白内障摘除伴人工晶体一期置入术，误编为人工晶体置入术。

案例 2：其他手术漏报。例如心脏瓣膜置换术漏编体外循环，呼吸机治疗漏报，腹腔镜下阑尾切除术、会阴产科裂伤缝合术、单侧腹股沟斜疝修补术等漏报。

案例 3：缺手术操作记录/报告。例如，静脉造影、磁共振、CT 检查等已填报，病历中未找到报告单。阑尾炎手术中往往同做"肠粘连松解术"，查阅手术记录实际为阑尾周围渗出、炎症反应导致的黏着，有诊断依据不足的嫌疑。

5. 其他项目问题

重点关注的其他项目问题为新生儿出生体重和入院体重、重症监护时间、呼吸机使用时间、入院前昏迷时间、入院后昏迷时间共 6 项指标。而其错误也无外乎这 6 个项目的漏报或错报。但这些看似少量的错误，对于 DRG 分组的影响却很大，尤其是重症监护时间、呼吸机使用时间、颅脑昏迷时间这些项目是影响医疗资源消耗的重要因素，因此也需要继续加强培训，提高此部分的数据质量。

（五）建议

病案数据质量是客观公正地评价各级医疗机构住院医疗服务绩效的关键，如果在失真的数据基础上进行绩效评价，不仅没有任何意义，还会给决策者带来误导，产生不良影响。在一家医疗机构中，信息上报是一项需要多部门协同合作的工作，涉及医院的临床、医务、病案、统计、物价、药品部门等多个部门，每个中间环节的操作人员所具备的专业知识、业务水平及岗位能力对其上报的信息质量都有着重要的影响。因此，医院管理者要明确各部门职责，加强组织协调，确保上报信息流的通畅；同时，卫生管理部门也应加强对医院相关人员的培训及对病案信息上报质量的督导工作。

1. 加强组织管理

（1）医院管理者应提高对病案首页填报工作的重视，并采取相关措施加强对病案首页数据上报质量的监管。

（2）加强相关科室的人员配置和责任分工。目前，尚有部分二级医院缺少专职编码员，大部分编码员还同时负责门诊或住院病案的管理工作，编码时间不能保证，无法详细阅读病案，导致主要诊断选择、编码不准确；部分医院物价和临床药学部门也没有专职人员，从而造成工作责任分工不明，数据报送质量无法保证。

（3）加强病案、临床、医务、物价部门及信息中心等多部门之间的协作与沟通，将病案首页信息质量控制责任落实到人。

2. 提高工作人员业务能力

（1）加强对临床医生的病案首页填报培训工作，使其掌握好主要诊断选择的原则，比如主要诊断的选择既要遵循与核心治疗相符的原则，又要避免诊断依据不足的问题，其他诊断要避免漏报漏填的现象。主要手术/操作应该与主要诊断相对应，其他手术/操作要做到不漏报、不错填。

（2）加强病案科编码员的技术培训与对外沟通交流，使其熟练掌握 ICD 编码原则和主要诊断的选择原则，不能完全按照医生所写的诊断顺序编码录入；不断学习临床专业知识，学会阅读病历，结合病历内容进行编码，对临床医生填写的报告和记录能起到审核的作用，减少编码漏报、错报。

（3）监护室病案应重视呼吸机使用时间及重症监护时间的填写，做到不漏报、不错报。

3. 做好信息系统建设与标准维护工作

（1）加强对收费分类和药品分类标准的维护。

（2）提高病案统计部门的电脑和网络配置条件，使相关工作人员能够定期查阅统计信息平台，及时升级更新字典库和了解最新需求。

（3）加强病案部门与信息技术部门的沟通，对上传数据进行抽样检查，如发现标准对照错误、项目漏报等情况应及时联系，进行接口改造。医院信息系统管理部门也应及时做好支持配合工作，及时跟踪并解决数据上报过程中出现的问题。

（4）大型检查如磁共振、CT 检查等操作偶有遗漏，建议医院信息技术部门采取相关措施，用自动化的方式避免出现类似问题。

第三节 《住院病案首页数据填写质量规范（暂行）》内容及解读

一、基本要求

第一条 为提高住院病案首页数据质量，促进精细化、信息化管理，为医院、专科评价和付费方式改革提供客观、准确、高质量数据，提高医疗质量，保障医疗安全，依据《中华人民共和国统计法》《病历书写基本规范》等相关法律法规，制定本规范。

第二条 住院病案首页是医务人员使用文字、符号、代码、数字等方式，将患者住院期间相关信息精练汇总在特定的表格中，形成的病例数据摘要。

住院病案首页包括患者基本信息、住院过程信息、诊疗信息、费用信息。

第三条 住院病案首页填写应当客观、真实、及时、规范，项目填写完整，准确反映住院期间诊疗信息。

第四条 住院病案首页中常用的标量、称量应当使用国家计量标准和卫生行业通用标准。

第五条 住院病案首页应当使用规范的疾病诊断和手术操作名称。诊断依据应在病历中可追溯。

第六条 疾病诊断编码应当统一使用 ICD-10，手术和操作编码应当统一使用 ICD-9-CM-3。使用疾病诊断相关分组（DRGs）开展医院绩效评价的地区，应当使用临床版 ICD-10 和临床版 ICD-9-CM-3。

第七条 医疗机构应当建立病案质量管理与控制工作制度，确保住院病案首页数据质量。

二、填写规范

第八条 入院时间是指患者实际入病房的接诊时间；出院时间是指患者治疗结束或终止治疗离开病房的时间，其中死亡患者是指其死亡时间；记录时间应当精确到分钟。

第九条 诊断名称一般由病因、部位、临床表现、病理诊断等要素构成。出院诊断包括主要诊断和其他诊断（并发症和合并症）。

第十条　主要诊断一般是患者住院的理由，原则上应选择本次住院对患者健康危害最大、消耗医疗资源最多、住院时间最长的疾病诊断。

第十一条　主要诊断选择的一般原则

（一）病因诊断能包括疾病的临床表现，则选择病因诊断作为主要诊断。

例：尿潴留

前列腺增生

主要诊断：前列腺增生

（二）以手术治疗为住院目的的，则选择与手术治疗相一致的疾病作为主要诊断。

（三）以疑似诊断入院，出院时仍未确诊，则选择临床高度怀疑、倾向性最大的疾病诊断作为主要诊断。

例 1：只有一个疑似诊断

肠梗阻？

主要诊断：肠梗阻

例 2：有一个临床表现，后面跟了几个可疑的诊断

腹痛

肠梗阻？

肠痉挛？

主要诊断：腹痛

例 3：几个都是可疑诊断

横结肠不完全肠梗阻？

肠结核？

主要诊断：横结肠不完全肠梗阻

（四）因某种症状、体征或检查结果异常入院，出院时诊断仍不明确，则以该症状、体征或异常的检查结果作为主要诊断。

例 1：发热

主要诊断：发热

例 2：血红蛋白尿

主要诊断：血红蛋白尿

（五）疾病在发生发展过程中出现不同危害程度的临床表现，且本次住院以某种临床表现为诊治目的，则选择该临床表现作为主要诊断。

例：冠状动脉粥样硬化性心脏病

急性前壁侧面心肌梗死

主要诊断：急性前壁侧面心肌梗死

疾病的临终状态原则上不能作为主要诊断。

例：死亡病例，主要诊断应该是病因。临死的方式（呼吸循环衰竭、全身衰竭、多脏器衰竭等）不能填写在主要诊断栏。

（六）本次住院仅针对某种疾病的并发症进行治疗时，则该并发症作为主要诊断。

例：高血压

高血压性心脏病伴心力衰竭

主要诊断：高血压性心脏病伴心力衰竭

第十二条 住院过程中出现比入院诊断更为严重的并发症或疾病时，按以下原则选择主要诊断：

（一）手术导致的并发症，选择原发病作为主要诊断。

例：结肠息肉行肠内窥镜手术造成肠穿孔

主要诊断：结肠息肉

其他诊断：内窥镜手术造成肠穿孔

（二）非手术治疗或出现与手术无直接相关性的疾病，按第十条选择主要诊断。

例：患者在做胆囊切除术时，突发前壁急性透壁性心肌梗死，放入支架

主要诊断：前壁急性透壁性心肌梗死

第十三条 肿瘤类疾病按以下原则选择主要诊断：

（一）本次住院针对肿瘤进行手术治疗或进行确诊的，选择肿瘤为主要诊断。

（二）本次住院针对继发肿瘤进行手术治疗或进行确诊的，即使原发肿瘤依然存在，选择继发肿瘤为主要诊断。

（三）本次住院仅对恶性肿瘤进行放疗或化疗时，选择恶性肿瘤放疗或化疗为主要诊断。

（四）本次住院针对肿瘤并发症或肿瘤以外的疾病进行治疗的，选择并发症或该疾病为主要诊断。

第十四条 产科的主要诊断应当选择产科的主要并发症或合并症。没有并发症或合并症的，主要诊断应当由妊娠、分娩情况构成，包括宫内妊娠周数、胎数（G）、产次（P）、胎方位、胎儿和分娩情况等。

例：宫内孕 G_1P_1 手术产 LOA（剖宫产）

前置胎盘

失血性休克

单一活产

主要诊断：前置胎盘伴出血

第十五条　多部位损伤，以对健康危害最大的损伤或主要治疗的损伤作为主要诊断。

例 1：胸部穿刺伤伴有血气胸

主要诊断：创伤性血气胸 S27.2

例 2：颅骨和面骨骨折伴随有颅内损伤

主要诊断：颅内损伤作为主要编码

例 3：颅底骨折伴有大脑挫裂伤

主要诊断：大脑挫裂伤 S06.3

例 4：颅内出血伴随有头部其他损伤

主要诊断：颅内出血

例 5：创伤性硬脑膜下出血伴有头部挤压伤

主要诊断：创伤性硬脑膜下出血 S06.4

第十六条　多部位灼伤，以灼伤程度最严重部位的诊断为主要诊断。在同等程度灼伤时，以面积最大部位的诊断为主要诊断。

第十七条　以治疗中毒为主要目的的，选择中毒为主要诊断，临床表现为其他诊断。

例：昏迷

催眠药中毒

主要诊断：催眠药中毒

第十八条　其他诊断是指除主要诊断以外的疾病、症状、体征、病史及其他特殊情况，包括并发症和合并症。

并发症是指一种疾病在发展过程中引起的另一种疾病，后者即为前者的并发症。

合并症是指一种疾病在发展过程中出现的另外一种或几种疾病，后发生的疾病不是前一种疾病引起的。合并症可以是入院时已存在，也可以是入院后新发生或新发现的。

第十九条　填写其他诊断时，先填写主要疾病并发症，后填写合并症；先填写病情较重的疾病，后填写病情较轻的疾病；先填写已治疗的疾病，后填写未治疗的疾病。

第二十条 下列情况应当写入其他诊断：入院前及住院期间与主要疾病相关的并发症；现病史中涉及的疾病和临床表现；住院期间新发生或新发现的疾病和异常所见；对本次住院诊治及预后有影响的既往疾病。

第二十一条 由于各种原因导致原诊疗计划未执行且无其他治疗出院的，原则上选择拟诊疗的疾病为主要诊断，并将影响原诊疗计划执行的原因（疾病或其他情况等）写入其他诊断。

例：青年女性，因早孕入院欲行人流，但因家人劝阻，未行任何治疗出院

主要诊断：医疗性流产 O04.9

其他诊断：病人决定不进行操作

第二十二条 手术及操作名称一般由部位、术式、入路、疾病性质等要素构成。

多个术式时，主要手术首先选择与主要诊断相对应的手术。一般是技术难度最大、过程最复杂、风险最高的手术，应当填写在首页手术操作名称栏中第一行。

既有手术又有操作时，按手术优先原则，依手术、操作时间顺序逐行填写。

仅有操作时，首先填写与主要诊断相对应的、主要的治疗性操作（特别是有创的治疗性操作），后依时间顺序逐行填写其他操作。

例1：消化系统主要操作选择，消化道手术普遍存在着吻合术的情况，在许多类目或亚目下都有提示，需要另外编码任何同时进行的操作。

例2：42.41 部分食管切除术，亚目下指出需要另编码同时进行的操作

非端对端的吻合术（42.5-42.69）

食管造口术（42.10-42.19）

胃造口术（43.11-43.19）

如果食管部分切除术伴胸内食管胃造口，其编码应是 42.41 和 42.52，其主要编码的选择应是手术的目的，即切除术 42.41。

选择主要手术操作时，只重规则，不考虑它与出院科别的关系。

当主要手术操作与主要疾病不相关时，在医疗付款中可能会被认为不影响医疗费用，即不给予更多的赔偿。

三、填报人员要求

第二十三条 临床医师、编码员及各类信息采集录入人员，在填写病案首页时应当按照规定的格式和内容及时、完整和准确填报。

第二十四条 临床医师应当按照本规范要求填写诊断及手术操作等诊疗信息，并对填写内容负责。

第二十五条　编码员应当按照本规范要求准确编写疾病分类与手术操作代码。临床医师已作出明确诊断，但书写格式不符合疾病分类规则的，编码员可按分类规则实施编码。

第二十六条　医疗机构应当做好住院病案首页费用归类，确保每笔费用类别清晰、准确。

第二十七条　信息管理人员应当按照数据传输接口标准及时上传数据，确保住院病案首页数据完整、准确。

附　河南省住院病案首页质控情况分析

住院病案首页是一份病案的综合性信息载体，它包含患者疾病、住院诊疗及住院医疗费用信息，是医院统计的信息来源，直接反映医院的医疗质量和医疗管理水平。随着全国三级公立医院绩效改革、医保支付方式改革及 DRGs 工作的开展，病案首页的重要性与日俱增。病案首页数据质量高低直接影响各级医院医疗信息的真实可靠性，也客观地反映医院医疗质量的高低。因此，应用先进的管理理念和管理方法，建立科学的质量控制体系，做好病案首页质量控制工作显得尤为重要。

2019 年，河南省病案质量控制中心在全省三级公立医院中开展了病案首页质控情况调查，并根据 2011 年卫生部印发的《卫生部关于修订住院病案首页的通知》（卫医政发〔2011〕84 号）和 2016 年国家卫计委印发的《住院病案首页数据填写质量规范（暂行）》和《住院病案首页数据质量管理与控制指标（2016 版）》等标准，对参与调查的 51 所医院 2018 年 1 月至 12 月的病案首页进行质量分析，研究探讨了河南省三级公立医院病案首页质量的相关影响因素。

一、资料与方法

（一）数据来源

河南省病案质量控制中心在全省范围内开展了病案管理情况调查，通过河南省病案质量控制平台收集并分析河南省三级公立医院 2018 年全年住院病案首页数据。

（二）数据处理与分析

1. 数据处理

应用病案首页数据质量分析系统对收集到的三级医院的病案首页数据进行质量检

测，按照《国家卫生计生委办公厅关于印发住院病案首页数据填写质量规范（暂行）和住院病案首页数据质量管理与控制指标（2016 版）的通知》（国卫办医发〔2016〕24 号）中的病案首页数据信息分类标准对住院病案首页的填报质量进行分析评价，重点检查病案首页信息的完整性、规范性、逻辑性和准确性，共 100 分（按照原国家卫计委《住院病案首页数据质量评分标准》分配分数）。

2. 数据分析

采用 SPSS 21.0 对数据进行分析，计量资料采用均值±标准差表示，两组之间比较采用 t 检验或校正 t 检验；计数资料用"率"表示，两组之间比较采用 χ^2 检验或 Fisher 确切概率法。检验水准 $\alpha = 0.05$。

二、结果与分析

（一）基本情况

选取河南省 51 家参与调查的三级公立医院病案质控工作情况上报数据，其中：省级医院 18 家，包括 12 家省级三级公立综合医院，6 家省级三级公立专科医院；市级医院 33 家，包括 24 家市级三级公立综合医院，9 家市级三立公立专科医院。数据收集范围为 2018 年 1 月 1 日至 2018 年 12 月 31 日。

（二）河南省三级公立医院开展病案首页质控情况

病案首页数据填写的准确性和规范性是整个病案质控工作中的最重要的一个环节。数据显示，62.7%的三级公立医院已经开展病案首页质控工作，其中省级综合医院开展首页质控工作情况明显优于省级专科医院（$\chi^2 = 4.047$，$P = 0.044$）。此外，调查发现，住院病案首页质控采用手工方式的医院占 39.2%，采用信息化方式的医院占 23.5%，这表明住院病案首页质控仍以手工质控为主，其中省级综合医院病案首页质控的开展方式、信息化程度优于省级专科医院（$\chi^2 = 7.638$，$P = 0.022$）。详见表 10-3、表 10-4。

表 10-3　河南省三级公立医院开展病案首页质控情况

分级	n	开展首页专项质控		χ^2	P
		是（%）	否（%）		
省级医院	18	12（66.7）	6（33.3）	0.318[*]	0.573
综合	12	6（50.0）	6（50.0）	4.047[#]	0.044
专科	6	6（100）	0（0）		

分级	n	开展首页专项质控		χ^2	P
		是（%）	否（%）		
市级医院	33	20（60.6）	13（39.4）		
综合	24	14（58.3）	10（41.7）	0.19#	0.663
专科	9	6（66.7）	3（33.3）		

注：＊表示省级医院与市级医院比较，#表示同级综合医院与专科医院比较。

表 10-4　河南省三级公立医院病案首页质控方式

分级	n	首页质控方式			χ^2	P
		信息化（%）	手工质控（%）	无质控（%）		
省级医院	18	6（33.3）	6（33.3）	6（33.3）	1.479＊	0.473
综合	12	4（33.3）	2（16.7）	6（50.0）	7.638#	0.022
专科	6	2（33.3）	4（66.7）	0（0）		
市级医院	33	6（18.2）	14（42.4）	13（39.4）		
综合	24	6（25.0）	8（33.3）	10（41.7）	5.506#	0.064
专科	9	0（0）	6（66.7）	3（33.3）		

注：＊表示省级医院与市级医院比较，#表示同级综合医院与专科医院比较。

（三）河南省三级公立医院编码员队伍建设情况

病案首页编码质量是病案首页质量管理的重要组成部分，是病案首页能否真实反映医疗质量的关键因素。数据显示，参与此次调查的 51 家医院编码员中，拥有本科学历者所占比例最高达到 68.7%，拥有硕士及以上学历者主要集中在省级医院，省级医院编码员学历构成优于市级医院（$\chi^2 = 10.966$，$P = 0.012$）。三级公立医院编码员中，专业为医学相关人员占比最高达到 48.8%，初级技术职称人员比例高，高级职称技术人员比例低。编码人员少而工作负荷大，其中省级综合医院、市级综合医院编码工作量均高于省级专科医院与市级专科医院（$t = 2.127$，$P = 0.048$；$t = 2.085$，$P = 0.045$）。

表 10-5 河南省三级公立医院编码人员学历构成

分级	n	编码人员学历				χ^2	P
		硕士及以上（%）	本科（%）	大专（%）	中专及以下（%）		
省级医院	86	20（23.3）	57（66.3）	9（10.5）	0（0）	10.966*	0.012
综合	59	11（18.6）	44（74.6）	4（6.8）	0（0）	6.110#	0.047
专科	27	9（33.3）	13（48.1）	5（18.5）	0（0）		
市级医院	125	12（9.6）	88（70.4）	20（16.0）	5（4.0）		
综合	105	11（10.5）	77（73.3）	15（14.3）	2（1.9）	9.735#	0.021
专科	20	1（5.0）	11（55.0）	5（25.0）	3（15.0）		

注：*表示省级医院与市级医院比较，#表示同级综合医院与专科医院比较。

表 10-6 河南省三级公立医院编码人员专业构成

分级	n	编码人员专业			χ^2	P
		医学相关专业（%）	卫生信息统计管理专业（%）	其他（%）		
省级医院	86	46（53.5）	24（27.9）	16（18.6）	1.500*	0.472
综合	59	34（57.6）	16（27.1）	9（15.3）	1.778#	0.411
专科	27	12（44.4）	8（29.6）	7（25.9）		
市级医院	125	57（45.6）	44（35.2）	24（19.2）		
综合	105	44（41.9）	40（38.1）	21（20.0）	3.747#	0.154
专科	20	13（65.0）	4（20.0）	3（15.0）		

注：*表示省级医院与市级医院比较，#表示同级综合医院与专科医院比较。

表 10-7 河南省三级公立医院编码人员职称构成

分级	n	编码人员职称			χ^2	P
		高级（%）	中级（%）	初级及其他（%）		
省级医院	86	4（4.7）	36（41.9）	46（53.4）	0.317*	0.853
综合	59	2（3.4）	23（39.0）	34（57.6）	1.581#	0.454
专科	27	2（7.4）	13（48.1）	12（44.4）		
市级医院	125	8（6.4）	50（40.0）	67（53.6）		
综合	105	7（6.7）	41（39.0）	57（54.3）	0.279#	0.870
专科	20	1（5.0）	9（45.0）	10（50.0）		

注：*表示省级医院与市级医院比较，#表示同级综合医院与专科医院比较。

表 10-8　河南省三级公立医院编码人员工作量对比

分级	n	编码工作量		t	P
		$\bar{X}$	S		
省级医院	18	17735	7564	0.446 *	0.658
综合	12	19726	5856		
专科	6	14036	4024	2.127#	0.048
市级医院	33	16823	6529		
综合	24	18140	6212		
专科	18	17735	7564	2.085#	0.045

注：＊表示省级医院与市级医院比较，#表示同级综合医院与专科医院比较。

（四）河南省三级公立医院病案首页质量情况

利用首页质控系统对参与调查的 51 家三级公立医院 2018 年全年病案首页数据进行分析，结果显示省、市级综合医院病案首页质量显著优于省、市级专科医院（$t=2.784$，$P=0.021$；$t=2.238$，$P=0.033$）。

表 10-9　河南省三级公立医院首页质量评分情况

分级	n	首页质量评分		t	P
		$\bar{X}$	S		
省级医院	18	94.53	1.96	1.379 *	0.169
综合	12	95.28	2.70		
专科	6	95.71	0.29	2.784#	0.021
市级医院	33	93.47	3.33		
综合	24	94.69	3.65		
专科	18	92.79	1.22	2.238#	0.033

注：＊表示省级医院与市级医院比较，#表示同级综合医院与专科医院比较。

系统评估病案首页信息包括诊疗信息、患者信息、费用信息、住院信息 4 类共212 项内容，通过系统完整性规则、规范性规则、逻辑性规则检查，将存在错误按照性质重新划分类别，发现住院病案首页信息系统评估前 10 位错误依次为："质控日期（取值应在入院日期与出院日期之间）""责任护士（不能为空）""入院病房（不能为空）""身份证号（年龄在 18 岁以上时不能为空）"、"损伤、中毒的外部原因疾病编码 1（损伤、中毒 1 疾病编码和外部原因，必须同时为空或同时不为空）"

"出院病房（不能为空）""编码员（不能为空）""质控护士（不能为空）""血型（不能为空）""质控医师（不能为空）"。详见图 10-1。在所查出的全部差错信息中，按完整规则、规范规则、逻辑规则划分的错误所占比例如图 10-2 所示。其中，逻辑规则错误所占比例最高达 44.03%。

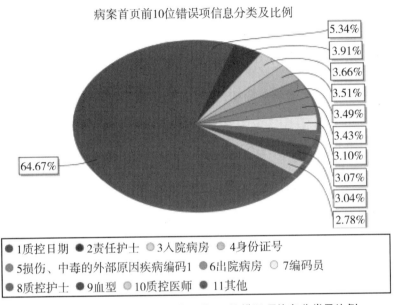

图 10-1　2018 年住院病案首页前 10 位错误项信息分类及比例

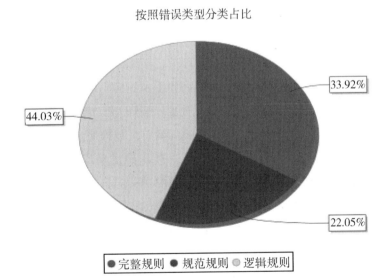

图 10-2　河南省三级公立医院病案首页错误类型构成

三、问题及建议

（一）病案首页质量的管理与控制缺乏统一标准

数据显示，参与调查的医院中仅有 62.7% 的三级公立医院已经开展病案首页质控工作，这表明在河南省范围内医院对于病案首页质量控制工作还存在开展不普遍、认识不充分的现象，住院病案首页质量管理规范的制定和执行需要进一步完善。临床数据四统一，即统一住院病案首页填写规范、统一疾病编码、统一手术操作编码、统一医学术语。其中，统一住院病案首页填写规范，还需要国家层面进一步规划和执行，进而统一全国病案首页质量评估标准，建立完善的病案首页管理质量体系，提升病案首页数据质量。

（二）住院病案信息化建设水平有待提高

一个完善的电子信息管理系统所整理出的新版电子病历不仅能方便病人进行后续治疗，还能让各相关科室通过医学影像、检验结果等存储信息了解到病人的病情，同时，医生也能在任意一台连接内网的电脑上通过电子病历查看病人的历史就诊记录，提高临床工作效率。医院病案管理信息化水平的高低对病案首页填写的准确度和完整度至关重要。调查结果显示，对住院病案首页采用信息化方式质控的医院仅占样本医院的 23.5%，手工质控仍是主流质控方式。因而，医院加大对病案首页平台的投入，升级病案首页信息平台，强化其服务水平，不仅可以提高病案首页的质控效率，减轻医务工作者和专职质控人员的工作压力，还会对控制病案首页填写错误率起到积极作用。

（三）病案编码人员缺乏，专业素质参差不齐

病案首页质量管理是病案管理中的重要环节，而编码质量管理更是病案首页质量管理的重中之重。只有不断提高病案首页疾病和手术的编码水平，实现病案首页质量管理的制度化、标准化，才能提高病案首页质量。编码人员专业素质的高低将直接影响疾病和手术操作分类与编码质量，进而影响病案首页数据质量。调查显示，按全职编码员全年工作 220 天计算，河南省三级公立医院编码员平均每日需完成 79.1 份病案首页编码工作，编码员本科以上学历人员占 83.9%，非医学背景人员占 51.2%，这表明编码工作人员工作任务繁重，专业素质参差不齐，为医院病案首页编码工作的开展增加了难度。此外，病案科编码人员职称为中级及以下的人员占 94.3%，这与我省一直缺乏病案信息技术高级职称评审资格有关，晋升空间的缺乏将进一步降低编码人员的工作积极性。因此，加大专业编码人员的培养工作，减轻编码员工作负荷显得尤为重要。此外，编码人员需经常参与各类病案编码培训活动，加强相关专业的学习

与实践，提高自身编码水平，从而更好地应用于病案工作。

（四）医务工作者责任意识、首页填写与自我管理水平有待提高

住院病历是医院医疗质量管理的重要依据，也是医患纠纷发生时最有说服力的法律文件。医院的诊疗水平需要通过病历书写质量的规范化与科学性得以体现。为减少不必要的医疗纠纷，医务工作者提高自身病案质量管理意识与责任意识显得尤为重要，准确真实地记录诊疗过程，将大大提高病案首页的质量，同时保障患者与医务工作者双方的权益。医院应定期对住院医师展开住院病历规范化书写培训工作；科室可自行组织对本科室病历的抽查活动，将每月出现的病案首页错误信息汇总归类，及时整改。此外，科室还可邀请病案管理专家开展具有针对性的培训，使每位住院医师均学会填写病案首页各个项目，以保障病案首页数据的真实性和客观性。住院医师对患者出院诊断的入院病情填写标准应加强学习，保证准确填写，使各级医疗质量管理者得到准确有效的数据。必要时还可采用奖惩手段，如对病案首页填写质量高的住院医师予以表扬或奖励，对填写质量差的人员予以处罚等，以此调动医务工作者的积极性，从而提高住院病案首页数据质量。

参考文献

［1］邓小虹．北京 DRGs 系统的研究与应用［M］．北京：北京大学医学出版社，2015.

［2］刘爱民．病案信息学［M］．第 2 版．北京：人民卫生出版社，2014.

［3］曹荣桂．医院管理学·病案管理分册［M］．第 2 版．北京：人民卫生出版社，2014.

［4］薛明．住院病案首页数据质量控制体系建设［J］．中国卫生统计，2019，36（3）：348-350.

［5］杨帆，王磊，张睿，等．基于 PDCA 循环法的病案首页数据质量控制研究［J］．中国医疗管理科学，2018，8（2）：29-34.

［6］冷艳，钱邦富．病案首页数据质量控制实践［J］．中国病案，2014，15（12）：9-11.

［7］周仲炜．浅谈疾病编码人员对病案首页的质量控制［J］．中国卫生产业，2017（27）：154-155.

［8］戴建军．浅析病案首页质量管理的重要性［J］．中国现代医学杂志，2003，13（17）：157-158.

［9］闫巍．我国新型健康服务模式已现端倪：今年实现临床诊疗数据规范化管理的"四统一"［EB/OL］．http：//www.nhc.gov.cn/xcs/s3574/201611/9998e5e86b8b4688874a0946650385c1.shtml，2016-11-17/2020-02-07.

［10］王宇．病案首页中信息填写完整的价值与意义分析［J］．临床医药文献电子杂志，2019，6（22）：183.

［11］ 崔丽君 . 编码员素质对 ICD 编码准确性的影响 ［J］. 中国病案，2004，5（12）：38.

［12］ 胡桂周，鲁鸿 . 病案质控是减少医疗纠纷的重要因素 ［J］. 中国病案，2009（1）：16-17.

［13］ 谢敏，唐建中 . 对提高我院外科病历书写质量的探讨 ［J］. 中国医疗管理科学，2017，7（2）：37-40.

［14］ 焦建军，王妍艳 . 基于病案首页加强对医院获得性问题的管理 ［J］. 中华医院管理杂志，2017，33（10）：761-763.

附表

附表1 医疗卫生机构年报表

1. 基本情况

代号	指标名称	本年
机构名称		
统一社会信用代码		
组织机构代码		
1.1	机构属性代码（要求新设机构和属性代码变动机构填写）	
1.1.1	登记注册类型代码	
1.1.2	医疗卫生机构类别代码	
1.1.3	机构分类管理代码	
1.1.4	行政区划代码	
1.1.4.1	管理区划代码	
1.1.5	乡镇街道代码	
1.1.6	设置/主办单位代码	
1.1.7	政府办医疗卫生机构隶属关系代码	
1.1.8	单位所在地是否民族自治地方	
1.1.9	是否分支机构	
1.1.10	是否独立机构	

代号	指标名称	本年
1.2	基本信息（默认上年数，请修改）	
1.2.1	主院地址	
1.2.2	邮政编码	
1.2.3	联系电话	
1.2.4	单位电子邮箱	
1.2.5	单位网站域名	
1.2.6	单位成立时间（年）	
1.2.7	法人代表（单位负责人）	
1.2.8	第二名称是否为社区卫生服务中心	
1.2.9	下设直属分站（院、所）个数	
1.2.9.1	其中：社区卫生服务站个数	
1.2.10	政府主管部门确定/评定的医院等级	
	级别	
	等次	
1.2.11	是否政府主管部门确定的区域医疗中心	
	区域医疗中心类别	
	级别	
1.2.12	政府主管部门确定的临床重点专科个数	
	国家级	
	省级	
	市级	
1.2.13	年内政府投资的临床重点专科建设项目个数	
	国家级	
	省级	
	市级	
1.2.14	是否达到建设标准	
1.2.15	是否 120 急救网络覆盖医院	

代号	指标名称	本年
1.2.16	是否国务院或卫生健康行政部门公布的住院医师规范化培训基地（含全科医生临床培养基地）	
	当年招收人数	
	其中：全科医生	
	内：中医类别全科医生	
	当年在培人数	
	其中：全科医生	
	内：中医类别全科医生	
	当年结业人数	
	其中：全科医生	
	内：中医类别全科医生	
1.2.17	是否政府认定的全科医生实践基地（限第二名称为社区卫生服务中心填）	
1.2.18	医保定点医疗机构	
1.2.19	是否与医保经办机构直接结算	
1.2.20	是否与新农合经办机构直接结算	
1.2.21	信息系统建设情况（可多选）	
1.2.22	药房总数（个）	
1.2.22.1	门诊药房	
1.2.22.2	住院药房	
1.2.22.3	中药房	
1.2.23	是否取得母婴保健技术服务执业许可证	
1.2.24	是否开展卫生监督协管服务（限开展机构填报）	
1.2.25	是否开展互联网诊疗服务	
1.2.26	是否第二名称为互联网医院	
1.2.27	是否参与医联体	
1.2.28	参与医联体形式（可多选）	

2. 人员数（人）

代号	指标名称	本年	人力表数据
2.0	编制人数		
2.0.1	其中：在编人数		
2.1	在岗职工数		
2.1.1	卫生技术人员		
2.1.1.1	执业医师		
2.1.1.1.1	其中：临床类别		
2.1.1.1.2	中医类别		
2.1.1.1.3	口腔类别		
2.1.1.1.4	公共卫生类别		
2.1.1.2	执业助理医师		
2.1.1.2.1	其中：临床类别		
2.1.1.2.2	中医类别		
2.1.1.2.3	口腔类别		
2.1.1.2.4	公共卫生类别		
2.1.1.2.5	执业（助理）医师中		
2.1.1.2.5.1	注册为全科医学专业的人数		
2.1.1.2.5.2	取得全科医生培训合格证的人数		
2.1.1.2.5.3	注册多地点执业的医师数		
2.1.1.3	注册护士		
2.1.1.3.1	其中：助产士		
2.1.1.4	药师（士）		
2.1.1.4.1	西药师（士）		
2.1.1.4.2	中药师（士）		
2.1.1.5	检验技师（士）		
2.1.1.6	影像技师（士）		
2.1.1.9	其他卫生技术人员		
2.1.1.9.1	其中：见习医师		
2.1.1.9.1.1	其中：中医		
2.1.2	其他技术人员		

代号	指标名称	本年	人力表数据
2.1.3	管理人员		
2.1.4	工勤技能人员		
2.2	离退休人员		
2.2.1	其中：年内退休人员		
2.3	年内培训情况		
2.3.1	参加政府举办的岗位培训人次数		
2.3.2	接受继续医学教育人数		
2.3.3	进修半年以上人数		
2.4	年内人员流动情况		
2.4.1	流入		
2.4.2	流出		
2.5	在岗人员中：取得母婴保健技术服务资质的人员		

3. 床位数（张）

代号	指标名称	本年	上年
3.0	编制床位（张）		
3.1	实有床位（张）		
3.1.1	其中：特需服务床位		
3.1.2	负压病房床位		
3.2	实际开放总床日数		
3.3	实际占用总床日数		
3.4	出院者占用总床日数		
3.5	观察床数（张）		
3.6	全年开设家庭病床总数（张）		

4. 房屋及基本建设

代号	指标名称	本年	上年
4.1	年末房屋建筑面积（平方米）		
4.1.1	其中：业务用房面积		

续表

代号	指标名称	本年	上年
4.1.1.9	业务用房中：危房面积		
4.2	年末租房面积（平方米）		
4.2.1	其中：业务用房面积		
4.2.9	本年房屋租金（万元）		
4.3	本年批准基建项目（个）		
4.3.1	本年批准基建项目建筑面积（平方米）		
4.3.2	本年实际完成投资额（万元）		
4.3.2.1	其中：财政性投资		
4.3.2.2	单位自有资金		
4.3.2.3	银行贷款		
4.3.3	本年房屋竣工面积（平方米）		
4.3.4	本年新增固定资产（万元）		
4.3.5	本年因新扩建增加床位（张）		

5. 设备

代号	指标名称	本年	上年
5.1	万元以上设备总价值（万元）		
5.2	万元以上设备台数		
5.2.1	其中：10 万~49 万元设备		
5.2.2	50 万~99 万元设备		
5.2.3	100 万元及以上设备		

6. 收入与支出（千元）

代号	指标名称	本年	上年
6.1	总收入		
6.1.1	财政拨款收入		
6.1.1.1	其中：财政基本拨款收入		
6.1.1.2	财政项目拨款收入		
6.1.2	事业收入		
6.1.2.1	医疗收入		

代号	指标名称	本年	上年
6.1.2.1.1	门诊收入		
6.1.2.1.1.1	挂号收入		
6.1.2.1.1.2	诊察收入		
6.1.2.1.1.3	检查收入		
6.1.2.1.1.4	化验收入		
6.1.2.1.1.5	治疗收入		
6.1.2.1.1.6	手术收入		
6.1.2.1.1.7	卫生材料收入		
6.1.2.1.1.7.1	高值耗材收入		
6.1.2.1.1.8	药品收入		
6.1.2.1.1.8.1	西药收入		
6.1.2.1.1.8.2	中成药收入		
6.1.2.1.1.8.3	中药饮片收入		
6.1.2.1.1.9	其他门诊收入		
6.1.2.1.2	住院收入		
6.1.2.1.2.1	床位收入		
6.1.2.1.2.2	诊察收入		
6.1.2.1.2.3	检查收入		
6.1.2.1.2.4	化验收入		
6.1.2.1.2.5	治疗收入		
6.1.2.1.2.6	手术收入		
6.1.2.1.2.7	护理收入		
6.1.2.1.2.8	卫生材料收入		
6.1.2.1.2.8.1	高值耗材收入		
6.1.2.1.2.9	药品收入		
6.1.2.1.2.9.1	西药收入		
6.1.2.1.2.9.2	中成药收入		
6.1.2.1.2.9.3	中药饮片收入		
6.1.2.1.2.10	其他住院收入		

代号	指标名称	本年	上年
6.1.2.1.3	结算差额		
6.1.2.2	科教收入		
6.1.2.1.2.11	门诊和住院药品收入中：基本药物收入		
6.1.3	上级补助收入		
6.1.4	附属单位上缴收入		
6.1.5	经营收入		
6.1.6	非同级财政拨款收入		
6.1.7	投资收益		
6.1.8	捐赠收入		
6.1.9	利息收入		
6.1.10	租金收入		
6.1.11	其他收入		
6.2	总费用		
6.2.1	业务活动费用		
6.2.1.1	财政基本拨款经费		
6.2.1.2	财政项目拨款经费		
6.2.1.3	科教经费		
6.2.1.4	其他经费		
6.2.2	单位管理费用		
6.2.2.1	财政基本拨款经费		
6.2.2.2	财政项目拨款经费		
6.2.2.3	科教经费		
6.2.3.4	其他经费		
6.2.3	经营费用		
6.2.4	资产处置费用		
6.2.5	上缴上级费用		
6.2.6	对附属单位补助费用		
6.2.7	所得税费用		
6.2.8	其他费用		

代号	指标名称	本年	上年
6.2.9	业务活动费用和单位管理费用中：		
6.2.9.1	人员经费		
6.2.9.1.1	工资福利费用		
6.2.9.1.2	对个人和家庭的补助费用		
6.2.9.2	固定资产折旧费		
6.2.9.3	卫生材料费		
6.2.9.4	药品费		
6.2.9.4.1	其中：基本药物支出		

7. 资产与负债（千元）

代号	指标名称	本年	上年
7.1	总资产		
7.1.1	流动资产		
7.1.2	非流动资产		
7.1.2.1	其中：固定资产		
7.1.2.2	在建工程		
7.1.2.3	无形资产		
7.2	负债与净资产		
7.2.1	流动负债		
7.2.2	非流动负债		
7.2.2.1	其中：长期借款		
7.2.3	净资产		
7.2.3.1	其中：累计盈余		
7.2.3.2	专用基金		
7.2.3.3	其他净资产		

8. 医疗服务

代号	指标名称	本年	上年
8.1	总诊疗人次数		
8.1.1	其中：门诊人次数		
8.1.2	急诊人次数		
8.1.2.1	其中：死亡人数		
8.1.3	家庭卫生服务人次数		
8.1.4	其中：预约诊疗人次数		
8.2	互联网诊疗服务人次数		
8.3	观察室留观病例数		
8.3.1	其中：死亡人数		
8.4	健康检查人次数		
8.5	入院人数		
8.6	出院人数		
8.6.1	其中：转往基层医疗卫生机构人数		
8.6.2	死亡人数		
8.7	住院病人手术人次数		
8.8	门诊处方总数		
8.8.1	其中：使用抗菌药物处方数		
8.8.2	中医处方数		
8.9	肾透析人次数		
8.10	药物不良反应报告例数		
8.11.1	医疗纠纷例数		
8.12	临床用血总量（U）		
8.12.1	其中：全血量（U）		
8.12.2	红细胞量（U）		
8.12.3	血浆量（U）		
8.12.4	血小板量（U）		

9. 基本公共卫生服务（限提供服务的单位填报）

代号	指标名称	本年	上年
9.1	年末服务（常住）人口数		
9.1.1	其中：0~6 岁儿童数		
9.1.1.1	0~3 岁儿童数		
9.1.2	65 岁及以上人口数		
9.2	年末居民健康档案累计建档人数		
9.2.1	其中：规范化电子建档人数		
9.3	年内公众健康咨询活动总受益人数		
9.4	年内健康知识讲座总受益人数		
9.5	年内 0~6 岁儿童预防接种人次数		
9.6	年末 0~6 岁儿童健康管理人数		
9.7	年末孕产妇早孕建册人数		
9.8	年末 65 岁以上老人健康管理人数		
9.9	年末高血压患者累计管理人数		
9.10	年末糖尿病患者累计管理人数		
9.11	年末严重精神障碍管理人数		
9.12	年末肺结核患者健康管理人数		
9.13	年内传染病和突发公共卫生事件报告例数		
9.14	卫生监督协管巡查次数		
9.15	年末中医药健康管理人数		
9.15.1	其中：0~3 岁儿童中医药健康管理人数		
9.15.2	65 岁以上老人中医药健康管理人数		

10. 分科构成（1. 综合医院及专科医院填报）

代号	科室名称	实有床位		门急诊人次		出院人数	
		本年	上年	本年	上年	本年	上年
	按科室分						
01	预防保健科						
02	全科医疗科						
03	内科						

代号	科室名称	实有床位		门急诊人次		出院人数	
		本年	上年	本年	上年	本年	上年
03.1	其中：老年病专业						
04	外科						
05	妇产科						
06	妇女保健科						
07	儿科						
08	小儿外科						
09	儿童保健科						
10	眼科						
11	耳鼻咽喉科						
12	口腔科						
13	皮肤科						
14	医疗美容科						
15	精神科						
16	传染科						
17	结核病科						
18	地方病科						
19	肿瘤科						
20	急诊医学科						
21	康复医学科						
22	运动医学科						
23	职业病科						
24	临终关怀科						
25	疼痛科						
26	重症医学科						
27	中医科						
27.1	其中：老年病专业						
28	维吾尔医学科						
29	藏医学科						

代号	科室名称	实有床位		门急诊人次		出院人数	
		本年	上年	本年	上年	本年	上年
30	蒙医学科						
31	彝医学科						
32	傣医学科						
33	其他民族医学科						
34	中西医结合科						
35	其他						

11. 其他

单位负责人	
统计负责人	
填表人	
联系电话	
报出日期	
填表说明	

附表 2 三级公立医院绩效考核表

一级指标	二级指标	三级指标	指标性质	指标说明
一、医疗质量	（一）功能定位	1. 门诊人次数与出院人次数比	定量	计算方法：门诊患者人次数/同期出院患者人次数（急诊、健康体检者不计入）。 指标来源：医院填报。
		2. 下转患者人次数（门急诊、住院）	定量	计算方法：本年度向二级医院或者基层医疗机构下转患者人次数（门急诊、住院）。 指标来源：医院填报。

一级指标	二级指标	三级指标	指标性质	指标说明
一、医疗质量	（一）功能定位	3. 日间手术占择期手术比例	定量	计算方法：日间手术台次数/同期出院患者择期手术总台次数×100%。 指标来源：医院填报。
		4. 出院患者手术占比▲	定量	计算方法：出院患者手术台次数/同期出院患者总人次数×100%。 指标来源：病案首页。
		5. 出院患者微创手术占比▲	定量	计算方法：出院患者微创手术台次数/同期出院患者手术台次数×100%。 指标来源：病案首页。
		6. 出院患者四级手术比例▲	定量	计算方法：出院患者四级手术台次数/同期出院患者手术台次数×100%。 指标来源：病案首页。
		7. 特需医疗服务占比	定量	计算方法：特需医疗服务量/同期全部医疗服务量×100%，特需医疗服务收入/同期全部医疗服务收入×100%。 指标来源：医院填报。
	（二）质量安全	8. 手术患者并发症发生率▲	定量	计算方法：手术患者并发症发生例数/同期出院的手术患者人数×100%。 指标来源：病案首页。
		9. Ⅰ类切口手术部位感染率▲	定量	计算方法：Ⅰ类切口手术部位感染人次数/同期Ⅰ类切口手术台次数×100%。 指标来源：病案首页。
		10. 单病种质量控制▲	定量	计算方法：符合单病种质量控制标准。 指标来源：病案首页。
		11. 大型医用设备检查阳性率	定量	计算方法：大型医用设备检查阳性数/同期大型医用设备检查人次数×100%。 指标来源：医院填报。

一级指标	二级指标	三级指标	指标性质	指标说明
一、医疗质量	（二）质量安全	12. 大型医用设备维修保养及质量控制管理	定性	引导医院关注医用设备的维修保养和质量控制，配置合适维修人员和维修检测设备。评价内容包括但不限于：①配置合理维修人员和维修场地，涉及有毒有害作业应有合适的维修场所和有效防护；②制订急救、生命支持类等设备的预防性维护维修计划；③开展日常保养和维护，有巡检、保养、维修等相关记录及设备管理部门对临床使用部门的监管、培训记录；④配置必备的检测和质量控制设备，医学设备管理部门定期对设备特别是急救、生命支持类设备进行预防性维护，确保在用设备完好，有记录和标识，并对发现的问题及时处理。
		13. 通过国家室间质量评价的临床检验项目数▲	定量	计算方法：医院临床检验项目中通过国家临床检验中心组织的室间质量评价项目数量。 指标来源：国家卫生健康委。
		14. 低风险组病例死亡率▲	定量	计算方法：低风险组死亡例数/低风险组病例数×100%。 指标来源：病案首页。
		15. 优质护理服务病房覆盖率	定量	计算方法：全院已经开展优质护理服务的病房总数/全院病房总数×100%。 指标来源：医院填报。
	（三）合理用药	16. 点评处方占处方总数的比例	定量	计算方法：点评处方数/处方总数×100%。 指标来源：医院填报。

续表

一级指标	二级指标	三级指标	指标性质	指标说明
一、医疗质量	（三）合理用药	17. 抗菌药物使用强度（DDDs）▲	定量	计算方法：本年度住院患者抗菌药物消耗量（累计 DDD 数）/同期收治患者人天数×100。收治患者人天数 = 出院患者人次数×出院患者平均住院天数。 指标来源：医院填报。
		18. 门诊患者基本药物处方占比	定量	计算方法：门诊使用基本药物人次数/同期门诊诊疗总人次数×100%。 指标来源：医院填报。
		19. 住院患者基本药物使用率	定量	计算方法：出院患者使用基本药物总人次数/同期出院总人次数×100%。 指标来源：医院填报。
		20. 基本药物采购品种数占比	定量	计算方法：医院采购基本药物品种数/医院同期采购药物品种总数×100%。 指标来源：省级招采平台。
		21. 国家组织药品集中采购中标药品使用比例	定量	计算方法：中标药品用量/同种药品用量×100%。 指标来源：医院填报。
	（四）服务流程	22. 门诊患者平均预约诊疗率	定量	计算方法：预约诊疗人次数/总诊疗人次数×100%（急诊人次数不计入）。 指标来源：医院填报。
		23. 门诊患者预约后平均等待时间	定量	计算方法：门诊患者按预约时间到达医院后至进入诊室前的等待时间。 指标来源：医院填报。
		24. 电子病历应用功能水平分级▲	定性	计算方法：按照国家卫生健康委电子病历应用功能水平分级标准评估。 指标来源：国家卫生健康委。

一级指标	二级指标	三级指标	指标性质	指标说明
二、运营效率	（五）资源效率	25. 每名执业医师日均住院工作负担	定量	计算方法：全年实际占用总床日数/医院平均执业（助理）医师人数/365。医院平均执业（助理）医师人数＝（本年度人数+上一年度人数）/2。 指标来源：医院填报。
		26. 每百张病床药师人数	定量	计算方法：医院药师（包括药剂师和临床药师）总人数/医院实际开放床位数×100。 指标来源：医院填报。
	（六）收结结构	27. 门诊收入占医疗收入比例	定量	计算方法：门诊收入/医疗收入×100%。 指标来源：财务年报表。
		28. 门诊收入中来自医保基金的比例	定量	计算方法：门诊收入中来自医保基金的收入/门诊收入×100%。 指标来源：财务年报表。
		29. 住院收入占医疗收入比例	定量	计算方法：住院收入/医疗收入×100%。 指标来源：财务年报表。
		30. 住院收入中来自医保基金的比例	定量	计算方法：住院收入中来自医保基金的收入/住院收入×100%。 指标来源：财务年报表。
		31. 医疗服务收入（不含药品、耗材、检查检验收入）占医疗收入比例▲	定量	计算方法：医疗服务收入/医疗收入×100%。医疗服务收入包括挂号收入、床位收入、诊察收入、治疗收入、手术收入、药事服务收入、护理收入。 指标来源：财务年报表。
		32. 辅助用药收入占比	定量	计算方法：辅助用药收入/药品总收入×100%。 指标来源：医院填报。
		33. 人员支出占业务支出比重▲	定量	计算方法：人员支出/业务支出×100%。 指标来源：财务年报表。

一级指标	二级指标	三级指标	指标性质	指标说明
二、运营效率	（六）收结结构	34. 万元收入能耗支出▲	定量	计算方法：年总能耗支出/年总收入×10000。总能耗为水、电、气、热等能耗折算为吨标煤后之和。 指标来源：财务年报表。
		35. 收支结余▲	定量	计算方法：业务收支结余+财政项目补助收支结转（余）+科教项目收支结转（余）。业务收支结余=医疗收支结余+其他收入-其他支出，其中：医疗收支结余=医疗收入+财政基本支出补助收入-医疗支出-管理费用。财政项目补助收支结转（余）=财政项目支出补助收入-财政项目补助支出。科教项目收支结转（余）=科教项目收入-科教项目支出。 指标来源：财务年报表。
		36. 资产负债率▲	定量	计算方法：负债合计/资产合计×100%（反映负债合理性，引导医院避免盲目负债扩张或经营，降低医院运行潜在风险）。 指标来源：财务年报表。
	（七）费用控制	37. 医疗收入增幅	定量	计算方法：（本年度医疗收入-上一年度医疗收入）/上一年度医疗收入×100%。 指标来源：财务年报表。
		38. 门诊次均费用增幅▲	定量	计算方法：（本年度门诊患者次均医药费用-上一年度门诊患者次均医药费用）/上一年度门诊患者次均医药费用×100%。门诊患者次均医药费用=门诊收入/门诊人次数。 指标来源：财务年报表。

一级指标	二级指标	三级指标	指标性质	指标说明
二、运营效率	（七）费用控制	39. 门诊次均药品费用增幅▲	定量	计算方法：（本年度门诊患者次均药品费用–上一年度门诊患者次均药品费用）/上一年度门诊患者次均药品费用×100%。门诊患者次均药品费用=门诊药品收入/门诊人次数。指标来源：财务年报表。
		40. 住院次均费用增幅▲	定量	计算方法：（本年度出院患者次均医药费用–上一年度出院患者次均医药费用）/上一年度出院患者次均医药费用×100%。出院患者次均医药费用=出院患者住院费用/出院人次数。由于整体出院患者平均医药费用受多种因素影响，为使数据尽量可比，通过疾病严重程度（CMI）调整。指标来源：财务年报表。
		41. 住院次均药品费用增幅▲	定量	计算方法：（本年度出院患者次均药品费用–上一年度出院患者次均药品费用）/上一年度出院患者次均药品费用×100%。出院患者次均药品费用=出院患者药品费用/出院人次数。指标来源：财务年报表。
	（八）经济管理	42. 全面预算管理	定性	计算方法：查阅文件资料。指标来源：医院填报。
		43. 规范设立总会计师	定性	计算方法：查阅文件资料。指标来源：医院填报。
三、持续发展	（九）人员结构	44. 卫生技术人员职称结构	定量	计算方法：医院具有高级职称的医务人员数/全院同期医务人员总数×100%。指标来源：医院填报。

一级指标	二级指标	三级指标	指标性质	指标说明
三、持续发展	（九）人员结构	45. 麻醉、儿科、重症、病理、中医医师占比▲	定量	计算方法：医院注册的麻醉、儿科、重症、病理、中医在岗医师数/全院同期医师总数。 指标来源：国家医疗机构、医师、护士电子化注册系统。
		46. 医护比▲	定量	计算方法：医院注册医师总数/全院同期注册护士总数。 指标来源：国家医疗机构、医师、护士电子化注册系统。
	（十）人才培养	47. 医院接受其他医院（尤其是对口支援医院、医联体内医院）进修并返回原医院独立工作人数占比	定量	计算方法：医院接受其他医院（尤其是对口支援医院、医联体内医院）进修半年及以上并返回原医院独立工作人数/医院同期招收进修总人数×100%。 指标来源：医院填报。
		48. 医院住院医师首次参加医师资格考试通过率▲	定量	计算方法：本年度首次参加医师资格考试并通过的住院医师人数/同期首次参加医师资格考试的住院医师总人数×100%。 指标来源：国家卫生健康委。
		49. 医院承担培养医学人才的工作成效	定量	计算方法：统计医院在医学人才培养方面的经费投入、临床带教教师和指导医师接受教育教学培训人次数、承担医学教育的人数和发表教学论文的数量。 指标来源：医院填报。
	（十一）信用建设	50. 每百名卫生技术人员科研项目经费▲	定量	计算方法：本年度科研项目立项经费总金额/同期卫生技术人员总数×100。 指标来源：医院填报。
		51. 每百名卫生技术人员科研成果转化金额	定量	计算方法：本年度科技成果转化总金额/同期医院卫生技术人员总数×100。 指标来源：医院填报。
	（十二）学科建设	52. 公共信用综合评价等级	定性	计算方法：按照公共信用综合评价规范进行评价。 指标来源：国家发展改革委。

一级指标	二级指标	三级指标	指标性质	指标说明
四、满意度评价	（十三）患者满意度	53. 门诊患者满意度▲	定量	计算方法：门诊患者满意度调查得分。指标来源：国家卫生健康委。
		54. 住院患者满意度▲	定量	计算方法：住院患者满意度调查得分。指标来源：国家卫生健康委。
	（十四）医务人员	55. 医务人员满意度▲	定量	计算方法：医务人员满意度调查得分。指标来源：国家卫生健康委。

注：标记"▲"的为国家监测指标。

附表3　二级公立医院绩效考核表

一级指标	二级指标	三级指标	指标性质	指标说明
一、医疗质量	（一）功能定位	1. 出院患者手术占比▲	定量	计算方法：出院患者手术人数/同期出院患者人数×100%。指标来源：病案首页。
		2. 出院患者微创手术占比▲	定量	计算方法：出院患者微创手术人数/同期出院患者手术人数×100%。指标来源：病案首页。
		3. 出院患者三级手术占比▲	定量	计算方法：出院患者三级手术人数/同期出院患者手术人数×100%。指标来源：病案首页。
	（二）质量安全	4. 手术患者并发症发生率▲	定量	计算方法：手术患者并发症发生人数/同期出院患者手术人数×100%。指标来源：病案首页。
		5. 低风险组病例死亡率▲	定量	计算方法：低风险组死亡例数/低风险组病例数×100%。指标来源：病案首页。

一级指标	二级指标	三级指标	指标性质	指标说明
一、医疗质量	（三）合理用药	6. 抗菌药物使用强度（DDDs）▲	定量	计算方法：住院患者抗菌药物消耗量（累计 DDD 数）/同期收治患者人天数×100。收治患者人天数＝出院患者人数×出院患者平均住院天数。 指标来源：医院填报。
		7. 基本药物采购金额占比	定量	计算方法：医院采购基本药物金额数/医院同期采购药物金额总数×100%。 指标来源：省级药品集中采购平台。
		8. 国家组织药品集中采购中标药品金额占比	定量	计算方法：中标药品采购金额数/同期采购同种药品金额总数×100%。 指标来源：医院填报。
		9. 重点监控药品收入占比	定量	计算方法：重点监控药品收入/同期药品总收入×100%。 指标来源：医院填报。
		10. 重点监控高值医用耗材收入占比	定量	计算方法：重点监控高值医用耗材收入/同期耗材总收入×100% 指标来源：医院填报。
	（四）医疗服务	11. 电子病历应用功能水平分级▲	定量	计算方法：按照国家卫生健康委电子病历应用功能水平分级标准评估。 指标来源：国家卫生健康委。
		12. 省级室间质量评价临床检验项目参加率与合格率	定量	计算方法：医院临床检验项目中参加和通过省级（本省份）临床检验中心组织的室间质量评价情况。 指标来源：省级卫生健康委。
		13. 平均住院日▲	定量	计算方法：出院患者占用总床日数/同期出院患者人数。 指标来源：病案首页。

一级指标	二级指标	三级指标	指标性质	指标说明
二、运营效率	（五）收支结构	14. 医疗盈余率▲	定量	计算方法：医疗盈余/同期医疗活动收入×100%。 指标来源：财务年报表。
		15. 资产负债率▲	定量	计算方法：负债合计/同期资产合计×100%。 指标来源：财务年报表。
		16. 人员经费占比▲	定量	计算方法：人员经费/同期医疗活动费用×100%。 指标来源：财务年报表。
		17. 万元收入能耗占比▲	定量	计算方法：总能耗/同期总收入×10000。 指标来源：财务年报表。
		18. 医疗收入中来自医保基金的比例	定量	计算方法： （1）门诊收入中来自医保基金的比例：门诊收入中来自医保基金的收入/门诊收入×100%。 （2）住院收入中来自医保基金的比例：住院收入中来自医保基金的收入/住院收入×100%。 指标来源：财务年报表。
		19. 医疗服务收入（不含药品、耗材、检查检验收入）占医疗收入比例▲	定量	计算方法：医疗服务收入/同期医疗收入×100%。 指标来源：财务年报表。
	（六）费用控制	20. 医疗收入增幅▲	定量	计算方法： （1）门诊收入增幅：（本年度门诊收入-上一年度门诊收入）/上一年度门诊收入×100%。 （2）住院收入增幅：（本年度住院收入-上一年度住院收入）/上一年度住院收入×100%。 指标来源：财务年报表。

一级指标	二级指标	三级指标	指标性质	指标说明
二、运营效率	（六）费用控制	21. 次均费用增幅▲	定量	计算方法： （1）门诊次均费用增幅：（本年度门诊患者次均医药费用−上一年度门诊患者次均医药费用）/上一年度门诊患者次均医药费用×100%。门诊患者次均医药费用=门诊收入/门诊人次数。 （2）住院次均费用增幅：（本年度出院患者次均医药费用−上一年度出院患者次均医药费用）/上一年度出院患者次均医药费用×100%。出院患者次均医药费用=出院患者住院费用/出院人次数。由于整体出院患者平均医药费用受多种因素影响，为使数据尽量可比，通过疾病严重程度（CMI）调整。 指标来源：财务年报表。
		22. 次均药品费用增幅▲	定量	计算方法： （1）门诊次均药品费用增幅：（本年度门诊患者次均药品费用−上一年度门诊患者次均药品费用）/上一年度门诊患者次均药品费用×100%。门诊患者次均药品费用=门诊药品收入/门诊人次数。 （2）住院次均药品费用增幅：（本年度出院患者次均药品费用−上一年度出院患者次均药品费用）/上一年度出院患者次均药品费用×100%。出院患者次均药品费用=出院患者药品费用/出院人次数。 指标来源：财务年报表。
三、持续发展	（七）人员结构	23. 医护比▲	定量	计算方法：医院注册执业（助理）医师总数/全院同期注册护士总数。 指标来源：国家医疗机构、医师、护士电子化注册系统。

续表

一级指标	二级指标	三级指标	指标性质	指标说明
三、持续发展	（七）人员结构	24. 麻醉、儿科、重症、病理、中医医师占比▲	定量	计算方法：医院注册的麻醉、儿科、重症、病理、中医在岗医师数/全院同期医师总数×100%。 指标来源：国家医疗机构、医师、护士电子化注册系统。
	（八）学科建设	25. 人才培养经费投入占比	定量	计算方法：人才培养经费投入/医院当年总经费×100%。 指标来源：医院填报。
		26. 专科能力▲	定量	计算方法：专科病种医疗服务相关指标评价。 指标来源：病案首页。
四、满意度评价	（九）患者满意度	27. 患者满意度▲	定量	计算方法：门诊、住院患者满意度调查得分。 指标来源：国家公立医院满意度调查平台。
	（十）医务人员满意度	28. 医务人员满意度▲	定量	计算方法：医务人员满意度调查得分。 指标来源：国家公立医院满意度调查平台。

注：1. 标记"▲"的为国家监测指标。

2. 二级公立医院绩效考核指标体系共28个指标，其中国家监测指标21个。

3. 国家卫生健康委制定绩效考核国家监测的微创手术目录、三级手术目录、重点监控药品目录和重点监控高值医用耗材目录。

附表4 卫健统1-8表（医疗服务月报）

代号	指标名称	本期
一、月末人员及床位数		
1.1	卫生技术人员（人）	

代号	指标名称	本期
1.1.1	其中：执业（助理）医师	
1.1.1.1.1	其中：注册为全科医学专业的人数	
1.1.1.1.2	取得全科医生培训合格证书的人数	
1.1.2	注册护士	
1.2	实有床位（张）	
1.3.1	实际开放总床日数	
1.3.2	实际占用总床日数	
1.3.3	出院者占用总床日数	
二、本月收入与支出（千元）		
2.1	医疗收入	
2.1.1	门诊收入	
2.1.1.1	其中：检查收入	
2.1.1.2	化验收入	
2.1.1.3	卫生材料收入	
2.1.1.3.1	高值耗材收入	
2.1.1.4	药品收入	
2.1.2	住院收入	
2.1.2.1	其中：检查收入	
2.1.2.2	化验收入	
2.1.2.3	卫生材料收入	
2.1.2.3.1	高值耗材收入	
2.1.2.4	药品收入	
2.1.3	门诊和住院药品收入中：中药饮片收入	
2.1.4	结算差额	
2.2	业务活动费用（医疗卫生支出）	
2.2.1	其中：药品费	
2.2.2	卫生材料费用	
2.3	单位管理费用	
2.3.1	其中：药品费	

代号	指标名称	本期
2.3.2	卫生材料费用	
2.4	公共卫生支出（限基层医疗卫生机构填报）	
三、本月医疗卫生服务质量		
3.1	总诊疗人次数	
3.1.1	其中：门诊和急诊人次数	
3.1.1.1	其中：预约门诊人次数	
3.1.1.1.1	其中：网上预约门诊人次数	
3.1.1.1.2	电话预约门诊人次数	
3.1.1.1.3	通过家庭医生预约门诊人次数	
3.1.1.2	普通门诊人次数	
3.2	互联网诊疗服务人次数	
3.3	出院人数	
3.4	门诊和住院人数中：死亡人数	
四、卫生计生委指定机构代报以下项目（本月数）		
4.1	代报诊所（医务室）诊疗人次数	
4.2	代报村卫生室诊疗人次	
4.3	代报2类机构个数	
五、月末基本公共卫生服务量		
5.1	月末居民健康档案累积建档人数	
5.1.1	其中：规范化电子建档人数	
5.2	月末高血压患者累计管理人数	
5.3	月末糖尿病患者累计管理人数	
5.4	期末肺结核患者健康管理人数	
5.5	月末65岁以上老人健康管理人数	
5.6	中医药健康管理人数	
六、信息化项目		
6.1	是否与区域平台对接	
6.2	是否开展远程医疗服务	
6.2.1	其中：是否与基层医疗卫生机构建立远程医疗服务	

代号	指标名称	本期
6.3	开展远程医疗服务人次数	
七、公立医院填报项目（＊基层医疗机构也需要填报）		
7.1	开展临床路径管理的病种个数	
7.1.1	本月按临床路径管理的出院人数	
7.2	开展按病种付费的病种个数	
7.3	病房数	
7.3.1	其中：提供优质护理服务的病房数	
7.4	药品加成情况	
7.5.1	是否建立理事会等法人治理结构	
7.5.2	是否实行同级医疗机构检查互认	
7.5.3	是否实行总会计师制度	
7.5.4	是否实行成本核算与控制	
7.5.5	是否投保医疗责任险	
7.5.6	是否建立规范化电子病历	
7.5.7	是否实行院长聘任制	
7.5.8	是否开展日间手术	
7.5.9	是否实行门诊药房社会化	
7.6	是否与养老机构建立转诊与合作关系	
7.6.1	服务床位数	
7.6.2	服务人次数	
7.7	是否制定章程（医院填报）	
7.8	是否实行院长年薪制	
7.9	是否建立审计机制	
7.9.1	审计方式	
8.1	是否实行党委领导下的院长负责制	
8.2	是否接入跨省异地就医及时结算系统（医院填报）	
8.3	是否实现院内医疗服务信息互通共享	
8.4	是否提供线上服务	
8.5	是否取消医用耗材加成	
8.6	是否建立药品使用管理规范	
8.7	是否开展绩效考核	

附表5 卫健统2-1表（卫生人力）

代号	指标名称	本期
1.1	姓名	
1.2	身份证件种类	
1.3	身份证件号码	
1.4	出生日期	
1.5	性别代码	
1.6	民族代码	
1.7	参加工作日期	
1.8	办公室电话号码	
1.9	手机号码（单位负责人及应急救治专家填写）	
2.0	所在科室代码	
2.1	科室实际名称	
2.2	从事专业类别代码	
2.3	医师/卫生监督员执业证书编码	
2.4	医师执业类别代码	
2.5	医师执业范围代码（可选3个）	
2.6	是否注册为多地点执业医师	
	第2执业单位的机构类别	
	第3执业单位的机构类别	
2.7	是否获得国家住院医师规范化培训合格证书	
2.8	住院医师规范化培训合格证书编码	
2.9	行政/业务管理职务代码	
3.0	专业技术资格（评）代码	
3.1	专业技术职务（聘）代码	
3.2	第一学历代码	

代号	指标名称	本期
3.3	最高学历代码	
3.4	学位代码	
3.5	一级学科代码	
3.6	所学专业代码	
3.7	专科特长 （仅要求医院主任、副主任医师填写）	
3.8	年内人员流动情况	
3.9	流入/流出时间	
4.0	编制情况	
4.1	是否注册为全科医学专业	
4.2	全科医生取得培训合格证书情况（限参加培训人员填写）	
4.3	是否取得乡村全科执业助理医师证书	
4.4	是否由乡镇卫生院或社区卫生服务机构派驻村卫生室工作	
4.5	是否从事统计信息化业务工作	
4.5.1	统计信息化业务工作	

附表 6　卫健统 3 表（医用设备）

序号	项目	本期
1	设备代号	
2	同批购进相同型号设备台数	
3	设备名称	
4	产地	
5	生产厂家	
6	设备型号	
7	购买日期	
8	购进时新旧情况	

序号	项目	本期
9	购买单价（千元，人民币）	
10	理论设计寿命（年）	
11	使用情况	
13	急救车是否配备车载卫星定位系统（GPS）	

附表7　河南省三级医院"十大指标"运行月报表

指标		单位	当月数值	备注
一、床位规模设置、利用科学合理				
1	编制床位	张		
2	开放病床	张		
3	病床使用率	%		
4	实际开放总床日数	床日		
5	实际占用总床日数	床日		
6	出院者占用总床日数	床日		
二、诊疗服务快捷、优质、高效				
7	《河南省便民惠民医疗服务40条》已落实	条		
8	其中：宣传版面	块		
9	其他创新举措（备注写明）	条		
10	预约挂号人次	人次		
11	平均挂号等候时间	分钟		
12	平均划价等候时间	分钟		
13	平均收费等候时间	分钟		
14	平均取药等候时间	分钟		
15	急诊留观时间	小时		
16	急诊留观人次	人次		
17	门诊人次	人次		

	指标	单位	当月数值	备注
18	急诊人次	人次		
19	入院人次	人次		
20	出院人次	人次		
21	首诊确诊率	%		
22	普通门诊医师人次	人次		
23	普通门诊副主任医师及以上人次	人次		
24	24小时急诊检验	有无		
25	急诊血常规自开始检查到出具结果时间	分钟		
26	急诊尿常规自开始检查到出具结果时间	分钟		
27	急诊粪常规自开始检查到出具结果时间	分钟		
28	急诊心电图自开始检查到出具结果时间（常规检查）	分钟		
29	生化、凝血、免疫等检验项目自开始检查到出具结果时间	分钟		
30	急诊影像自开始检查到出具结果时间（常规检查）	分钟		
31	细菌学检验自开始检查到出具结果时间	天		
32	急诊超声自开始检查到出具结果时间（常规检查）	分钟		
33	术中冰冻病理自送检到出具结果时间	分钟		
34	急救物品完好率	%		
35	急危重症抢救成功率	%		
36	择期手术术前平均住院日	天		
37	平均住院日	天		
38	病床周转次数	次		
三、药品收入比例				
39	合理用药培训人次	人次		
40	处方点评次数	次		
41	合理用药监测、报告与评价制度	有无		
42	临床药师参与查房人数	人数		
43	临床药师查房人次	人次		
44	总收入	元		
45	其中：财政收入	元		

	指标	单位	当月数值	备注
46	上级补助收入	元		
47	医疗收入	元		
48	药品收入	元		
49	其他收入	元		
50	门诊收入	元		
51	其中：门诊药品收入	元		
52	住院收入	元		
53	其中：住院药品收入	元		
54	总支出	元		
55	药品收入占总收入比例	%		
56	药品收入占业务收入比例	%		
57	基本药物使用比例	%		
四、医院管理及医疗内涵质量持续改进和提高				
58	院长接待日次数	次		
59	院长接待日累计时间	小时		
60	院长查房次数	次		
61	院长查房累计时间	小时		
62	甲级病历率（抽查100份）	%		
63	处方合格率（抽查100份）	%		
64	麻醉处方合格率（抽查100份）	%		
五、医院管理及医疗内涵质量持续改进和提高				
65	卫生技术人员数	人		
66	医师数	人		
67	护士数	人		
68	护士占卫生技术人员数	%		
69	实际开放床位数：病房护士数＝	比值		
70	医师：护士＝	比值		
六、医疗安全管理科学				
71	医疗器械临床试验告知率	%		

	指标	单位	当月数值	备注
72	手术告知率	%		
73	麻醉告知率	%		
74	特殊检查（造影等）告知率	%		
75	特殊治疗（介入、关节移植等）告知率	%		
76	医疗纠纷讲评次数	次		
77	医疗纠纷数	起		
78	其中：鉴定一级医疗事故数（备注中注明等次）	起		
79	鉴定二级医疗事故数（备注中注明等次）	起		
80	鉴定三级医疗事故数（备注中注明等次）	起		
81	鉴定四级医疗事故数（备注中注明等次）	起		
82	医疗事故发生责任赔偿金额	元		
83	医疗服务投诉	起		
84	医疗服务投诉处理	起		
85	输血安全事故件数	起		
86	成分输血率	%		
87	医院感染暴发件数	起		
88	出院患者对医疗服务满意度	%		
89	门诊满意度	%		
七、公共卫生及指令性医疗救治任务完成良好				
90	发热门诊接诊人次	人次		
91	感染病房	床位		
92	ICU 总床位	床位		
93	PICU	床位		
94	RICU	床位		
95	传染病报告率	%		
96	传染病漏报率	%		
97	传染病报告人次	%		
八、医院经济运行科学规范				
98	每诊疗人次医疗费用（每门诊人次）	元		

	指标	单位	当月数值	备注
99	其中：门诊患者人均药品费用	元		
100	出院者人均医疗费用	元		
101	其中：住院患者人均药品费用	元		
102	住院床日平均费用	元		
103	出院人均医疗费用药费所占比例	%		
104	门诊人均医疗费用药费所占比例	%		
105	每100张处方使用抗菌药物的比例	%		
106	医院总资产收益率	%		
九、实施"五大工程"有力有效				
107	卫生支农医师人数	人		
108	卫生支农诊疗人次	人次		
109	卫生支农培训人次	人次		
110	卫生支农手术人次	人次		
111	引进创新工程各层次人才	人		
112	培养创新工程各层次人才	人		
113	建立卫生科研团队	个		
114	引进开展医疗卫生新技术项目	个		
115	引智培智投入经费	元		
116	临床学科建设发展水平（文字说明）			
十、医德医风及行风评议成绩优良				
117	行风评议名次（年终）	名次		
118	违规违纪人次	人次		

填报人：　　手机：　　办公电话：

院长签字：

省辖市卫生局签字：

日期：